针灸临证心悟

程海英◎编著

中国健康传媒集团
中国医药科技出版社

图书在版编目（CIP）数据

针灸临证心悟 / 程海英编著 . —北京：中国医药科技出版社，2023.7

ISBN 978-7-5214-4041-6

Ⅰ . ①针… Ⅱ . ①程… Ⅲ . ①针灸疗法—临床应用—经验—中国—现代
Ⅳ . ① R246

中国国家版本馆 CIP 数据核字（2023）第 124114 号

美术编辑　陈君杞
版式设计　南博文化

出版　**中国健康传媒集团** | 中国医药科技出版社

地址　北京市海淀区文慧园北路甲 22 号

邮编　100082

电话　发行：010-62227427　邮购：010-62236938

网址　www.cmstp.com

规格　710 × 1000mm $^1/_{16}$

印张　21 $^1/_4$

字数　283 千字

版次　2023 年 7 月第 1 版

印次　2023 年 7 月第 1 次印刷

印刷　三河市万龙印装有限公司

经销　全国各地新华书店

书号　ISBN 978-7-5214-4041-6

定价　**79.00 元**

获取新书信息、投稿、为图书纠错，请扫码联系我们。

作者简介

程海英，二级主任医师、教授，行医40余年。程海英教授为首届国医大师贺普仁教授代表性学术传承人，也是北京市唯一一位集首批全国优秀中医临床人才、北京市卫生十百千"十"层次人才、北京市中医管理局"125" Ⅰ类人才等称号于一身的知名中医专家。其是恢复高考后首批大学生，1982年12月毕业后被分配到首都著名的北京中医医院工作至今。现任国家和北京市科技进步

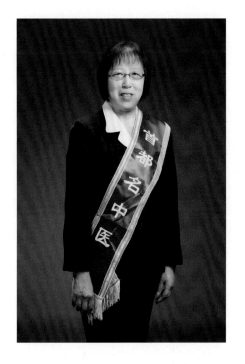

奖评审专家；国家中医药管理局中医师资格认证中心中医实践技能考试国家首席考官、命审题专家；北京针灸学会常务副会长、针法专业委员会主任委员，北京市针灸三通法研究会副会长，北京市第五批、第六批老中医药专家学术经验继承工作指导老师，国家中医药管理局第六批、第七批全国老中医药专家学术经验继承工作指导老师。

多年来坚持工作在医、教、研一线，擅长医针术融合，运用多

种针法治疗疑难顽疾，近些年来将开颅术后神经损伤、肿瘤放化疗后周围神经毒性、运动神经元病以及慢性阻塞性肺疾病、肺纤维化等病症作为重点治疗病种，为拓宽针灸治疗范围开辟了新的途径，有广泛的社会影响力和知名度。在职时常年承担各类针灸教学工作，讲究授课艺术和技巧，形成了独特的教学风格。2006年医院成立教学督导专家组任组长至今，特别是退休以来，利用大量业余时间亲临现场进行教学质控督导，多次荣获部级、院级、校级等不同级别的优秀教师、优秀研究生指导导师、优秀教学督导专家等称号。系统从事科研工作30余年，本着认真负责、踏实诚信的原则，所有数据都是在亲自实践的基础上获取。曾获得北京市科技进步奖三等奖、北京市人民政府科学技术奖三等奖、中国针灸学会科学技术奖二等奖等。2007年荣获中华中医药学会全国首届中医药传承高徒奖，2011年被原北京市卫生局（现北京市卫生健康委员会）确定为首批健康科普专家，同年荣获"贺氏火针针法优秀传承人"称号，2016年荣获"京城好医生"称号，2021年被授予"首都名中医"称号。

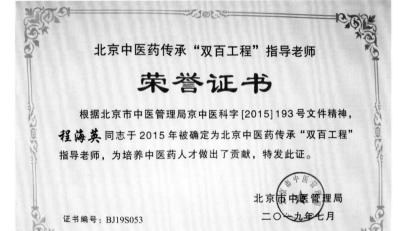

荣誉证书

程海英同志于2004年3月至2007年3月参加全国优秀中医临床人才研修项目，研修期满，考核合格，特授予"全国优秀中医临床人才"称号。

编号：QYYR07006

国家中医药管理局

二○○七年十月

作者荣获首批"全国优秀中医临床人才"称号

北京中医药传承"双百工程"指导老师

荣誉证书

根据北京市中医管理局京中医科字[2015]193号文件精神，**程海英**同志于2015年被确定为北京中医药传承"双百工程"指导老师，为培养中医药人才做出了贡献，特发此证。

北京市中医管理局

二○一九年七月

证书编号：BJ19S053

作者荣获"北京中医药传承'双百工程'指导老师"称号

荣誉证书

授予 _程海英_ 同志

"首都名中医" 荣誉称号

北京市中医管理局
2021年4月

作者荣获首届"首都名中医"荣誉称号

全国老中医药专家学术经验继承指导老师

证书

程海英 同志于 2017 年 12 月被确定为第六批全国老中医药专家学术经验继承指导老师，为培养中医药人才做出贡献，特授此证。

证书编号：ZDLS202101039   二〇二一年十月二十七日

作者荣获"第六批全国老中医药专家学术经验继承指导老师"称号

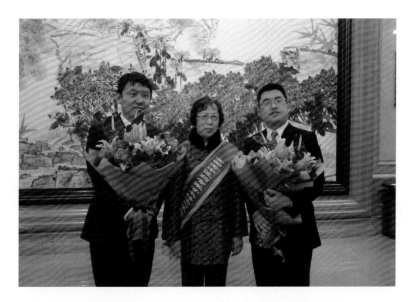

作者与国家中医药管理局第六批全国老中医药专家学术经验继承人李伯华、王鹏在拜师会上

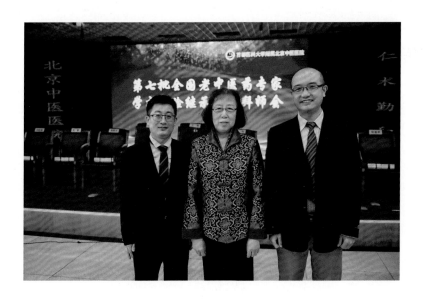

作者与国家中医药管理局第七批全国老中医药专家学术经验继承人陈鹏、姬旭在拜师会上

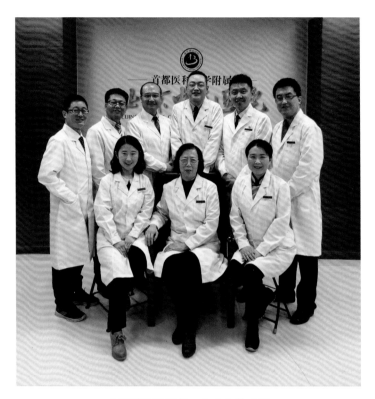

宽街明医程海英工作室全体成员

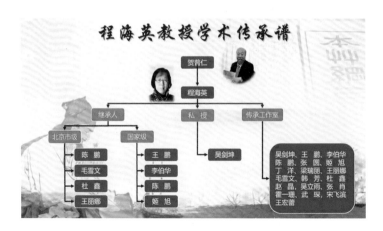

作者学术传承谱

针灸学作为一门实用性极强的学科，在当今的治疗医学中特别是传统非药物治疗中受到越来越广泛的关注，在国际上享有盛誉。笔者从事中医临床40多个春秋，自走进医学院的大门开始，聆听了众多老师的授课、解惑，临床上又有幸跟随许公岩、吉良晨、王为兰、周志成等前辈临诊；在针灸科跟随金针大师王乐亭、三通法鼻祖贺普仁、针灸六治周德安等诸多前辈学习，从他们身上看到了中医博大精深的内涵和效如桴鼓的佳绩。

　　20世纪90年代末，笔者作为首届国医大师贺普仁的学术传承人系统跟师3年，对于腧穴的选择、组方的配穴、针具的选用、古籍的研读水平都得到了长足的提升。特别是入选国家中医药管理局首批优秀中医临床人才研修项目后，得以走出京城，聆听了邓铁涛、朱良春、任继学、王绵之、王雪苔、刘景源、陈可冀、吕仁和、戴希文、郭赛珊、唐由之、周仲瑛、李连达、颜德馨、路志正、颜正华、刘弼臣、吉良晨、庞鹤、李德新、李经纬、马继兴、王永炎、庄增渊、张学文、李曰庆、李乾构、陆广莘、郝万山、晁恩祥、焦树德、钱英等百余位中医大家的成才之道、毕生所悟、临床心得，领悟了名师的学术思想和临床精华，建立和巩固了中医临床的思维模式，从而使中医功底更加扎实牢固，中国传统文化知识进一步加强，为有效地继承和发展中医学术流派奠定了基础，夯实了功底。实事求是地说，笔者是跟名师的受益者，从前辈那里学到了太多书本、教材上没有但临证上却有显著疗效的治法，丰富了知识，积累了经验，为日后的诊疗开辟出更为广阔的天地。基于这些原因，特别是近年来承担了北京市和国家中医药管理局指导老师后，深感薪火传承责无旁贷，立志在今后的岁月里将此作为毕生目标，培养好学生、造福于患者、服务于百姓。

本书的体例有其独特性，分为四个篇章：思维篇重点讲述如何运用中医思维进行诊疗，为一线医生开拓思路；验案篇对代表笔者临证特色的案例进行总结分析，相信会为同道们打开一扇门，开启一扇窗；治疗篇在教学大纲内容的基础上，适当引入名家经验，同时将中西医的相关内容进一步整合，力求让读者耳目一新，既拓宽了视野又节省了学习时间，达到事半功倍的效果；感悟篇筛选笔者学术继承人在跟师中学经典、做临床的学案、医案和心得、月记，每篇均有笔者的点评，让读者从中有新的感悟。

总之，本书通过四个篇章展示笔者在诊疗、思维、传承等多方面的内容，希望对时下的中医文化、中医教育和中医临证有新的推动和启迪作用。本书的写作力求精准反映中医思维模式，紧密结合临证，将医、针、药融入日常临床和病案分析中，不足之处还请读者不吝赐教。

本书书名为赵中南先生所书，在此表示谢意！

程海英

2023年2月

治疗篇

感悟篇

思维篇

四十余年的行医历程，经我诊治的患者不在少数，复杂的病例也见过很多，在临证治疗原则的确立中，我首先考虑的是疗效。尽管我酷爱中医，但遇到不同患者和病种时我会理性地选择适宜的治疗方法。因为我深知中医、西医是完全不同的两个医学体系，尽管他们的着眼点、切入点有不小差异，但关键是医生如何发挥其各自的优势，让患者利益最大化，对此，我们应该科学理性地看待。

审察病机　无失气宜

多年前发生在我身边的真实案例使我切身感受到，在治疗理念上中西医的差异还是不小的。

2016年元旦，家人突发主动脉夹层，在诊断明确后马上转到了一家在全国享有盛名的心血管专科医院。入院后患者持续发热，尽管每天坚持应用抗生素，但体温始终在38.5℃左右，几天过去了，情况没有任何改观。除此之外还伴有口苦纳呆、不欲饮食、数日未解大便、腹胀如鼓、背腰部疼痛、彻夜难眠，舌红苔黄厚腻，脉滑数，当和医生通报病情，希望其给予退热和灌肠通便治疗时，对方的答复是："抗生素已用，开塞露也给了，退热药一般情况是不用的，至于灌肠，我们是从来不用的。"面对这种应答，我只有中医这一条路可走了。于是根据患者的四诊进行辨证分析，考虑其属于湿热内蕴、外邪侵袭之证，我给患者开具了清开灵口服液20ml、连花清瘟颗粒12g，只服用了一次，2个小时以后患者的体温降至36.7℃，尽管次日体温又有波动，但基本维持在37.5℃左右。后来又加用了北京中医医院的院内制剂——除湿丸，很快体温恢复正常，直至出院未有反复。而对于数日未解之大便，我最终选择了给患者用番泻叶15g泡水喝，只喝了3次，总量不过几百毫升，患者在24小时之内排便8次，大便污浊腥臭，全是宿便。自此开始，患者的腹胀明显消失，背腰部疼痛大大减轻，食欲开始恢复，睡眠障碍也大为改观，患者自觉身体逐渐恢复正常。一周以后，患者病情平稳出院，进入保守治疗阶段。

这个病例的经治历程引起了我和周围医生的反思，从表面上看，中医所治疗的仅仅是发热、便秘，所用的中药与主动脉夹层没有任何关联，但是如果不是及时有效的中药干预，患者的全身情况将直接影响到疾病本身。有西医常识的人非常清楚，此时的便秘势必会增高腹压，而腹压的增高对于急性期主动脉夹层的患者来说无疑是有极大威胁的，特别是对于腹主动脉夹层来说，由此引发的血管破裂会把患者推向万劫不复的险境。我庆幸我的当机立断，及时融入中医治疗才扭转了被动局面，使患者转危为安。当然不可否认西医的降压、止痛治疗也发挥了应有的作用。

让我们来分析这个案例：患者高热，口苦纳呆、不欲饮食、腹胀如鼓、大便已经7日未解，背腰部疼痛，彻夜难眠，舌红苔厚腻，脉滑数。对于这个患者，如果把中医的四诊情况告诉大家，相信大家经过辨证都会开出有针对性的治疗方药。但现实是，一旦知晓了西医的诊断后，就被"主动脉夹层"给吓住了，对于用中医治疗这个方案，绝大多数人是不敢想更不敢用的，这是目前中医界共有的问题。患者高热多日，又有明显的阳明腑实之痞、满、燥征象，如果按照仲景的思路，这正是运用承气汤的病证，只是由于患者住在西医医院，没有煎药的条件，因此变通了一下，改为番泻叶代茶饮服下。之前患者虽然每天都在喝蜂蜜水、用开塞露，但是毫无效果。就好比有一口干锅，架在熊熊燃烧的大火上，如果只是一点一点地往上浇水，就是把几桶水耗干，最终也不可避免地会将大锅烧破，如果是人呢，生命自然也就结束了。这就是我们常说的扬汤止沸，无济于事。在整个治疗过程中我所用的中药没有一味是治疗主动脉夹层的，但是用药以后患者顺利排便，腹胀全消，体温正常，最可喜的是有食欲了，随后疼痛全无，夜间也可以保证几个小时的睡眠，精神状态明显改善。在发病2周的影像学复查后，专家明确表示可以继续保守治疗，进一步观察。通过这个病例，我感触最深的是：如果单纯就主动脉夹层来说，中医似乎无从下手，但是在临床上绝不要受西医病名的禁锢，不要让这些可怕的诊断限制中医的思维，而要四诊合参，运用各种辨证手段，时刻牢记中医的精髓所在，只要选方用药准确，消除了病痛，那就是最好的结果。

当然，这是我几十年行医历程中经历的最为惊心动魄的病例，但也就是这个病例让我有了极大的收获和感悟，更加坚定了用中医思维诊病、治病的信心。正如《灵枢·九针十二原》所云："言不可治者，未得其术也。"《素问·至真要大论》言："余锡以方士，而方士用之尚未能十全，余欲令要道必行，桴鼓相应，犹拔刺雪污，工巧神圣，可得闻乎？岐伯曰：审察病机，无失气宜，此之谓也。"

中医精髓 辨证为本

上面的案例让我不得不认真思考很多问题，比如，如何看待中西医不同的内涵，如何把控中医在现代社会中的应用，如何理性地评判和思考中医今后的发展之路，这些问题已经是不可回避的了。在校时学习过《扁鹊仓公列传》，原文记录得很清楚："扁鹊名闻天下，过邯郸，闻贵妇人，即为带下医；过雒阳，闻周人爱老人，即为耳目痹医；来入咸阳，闻秦人爱小儿，即为小儿医；随俗为变。"由此不难看出，古时候的中医是全面掌握中医辨证精髓的。从实行院校教育开始，中医临床采取分科教育的方式，如果说这样做是为了条理清晰便于学习尚可理解，但是到了医院又在内、外、妇、儿的基础上进一步细化科室，恐怕就偏离了中医诊病的主线了。众所周知，历代名医，无论是医圣张仲景，还是药王孙思邈，都不是治疗某一类疾病的专科大夫，张仲景的《伤寒杂病论》、孙思邈的《备急千金要方》几乎无所不治。自古以来，中医通常是医药不分家的，名医通常都是精通药学的，自己开方，自己备药。明代医药学家李时珍，既写出了药学巨著《本草纲目》，也有《奇经八脉考》和《频湖脉学》传世；清代名医汪昂，也著有经典药书《本草备要》。古时候中医治病，针灸和方药常常相互为用，如今内科医生极少有用针灸治病的，而针灸医生除了简单的几个方剂以外也较少开汤药，至于经方就更谈不上了。百姓渴望、期盼的优秀中医，应该是针药兼通、针药并用，切实体现治病求本的整体观的中医思维。

如今，中医医生也已经习惯了分科的模式，往往会不由自主地把疾病分科。这无疑是脱离了整体观，造成了一种局限性思维，容易形成"头痛医头，脚痛医脚"的治标思路，而对中医强调的治病求本的理念逐渐淡忘了。在疾病的诊查中真能分得了科吗？临床常见的咳嗽，虽然看似病位在肺，难道与脾失健运无关？与肾不纳气无关？与木火刑金也无关吗？正如《黄帝内经》所云，"五脏六腑皆令人咳"，如此说来，咳嗽除了涉及呼吸科以外还涉及消化科、肾病科等，难道让患者穿梭在这些科室间吗？其实，真正的好中医是不分科的，也分不了科，否则与盲人摸象又有何异？在众多的分科中，针灸科是唯一不以疾病的学科系统进行分类的，换言之，针灸科是真正意义上的全科。确切地说，中医走向世界，应该是针灸最先走向世界，相比很多国家对中药的法律限制而言，针灸生存的空间无限大，也让世界感受到针灸的魅力。中医针灸走出国门的事实，中医在逆境中得以保留下来的事实，难道不正是她生命力的所在吗？中医生命力中最重要的就是中医学说最核心的部分——整体观念，治病求本。

授业解惑 潜移默化

上个世纪初（1916年12月）蔡元培在《就任北京大学校长之演说》中讲道："师也者，授吾以经验及读书之方法，而养成其自由抉择之能力者也。"从这个角度来说，教会学子如何学中医更为重要。我从师承的20多年的经历体会到：经典是前辈智慧的结晶，是留给我们的信息链条，我们在读经典时已无法还原那个时代的场景，因此许多精髓要靠自己去体会，去感悟，其中最便捷的学习方法就是跟师。学医是要有名师指点的，这样就可以避免学医历程中的无谓重复。中国文化传播中有一个奇特的现象，就是"道重师承，秘由口授""理要自悟，法要口传"，跟师的目的就是少走弯路，名师本身是得到真传之人，在他身上已经完成了几代人的积累，加之其一生的感悟，凝聚、转化成具有其自身特点的医德、医术风格。

2015年，作为北京市中医药传承"双百工程"指导老师，我的座右铭是：耐住寂寞，守住信念，成功就在前方。我常和学生说，作为一名医生，首要的是目标明确，要经受住各种诱惑和考验，在当今社会里要守住一片净土绝非易事。中医遵循大医精诚，中医提倡恬淡虚无，中医讲究普济众生，一个优秀的中医医生没有多年的磨练是无法成才的，诊病的过程是认真分析判断的过程，它要求医生不仅有专业的知识，还要善于去伪存真，抓住疾病的本质。特别是中医诊病，靠的不是所谓检验指标，而是中医辨证论治的整体观念。

时下很多医生习惯将西医诊断与中医治疗挂钩，经常可以看到肺炎就清热解毒、中风就活血化瘀、抑郁症就疏肝解郁等现象，似乎中医的治疗就是在西医诊断的前提下运用相应的中药而已，很多国医大师都呼吁要从根本上改变此种状况。所谓辨病与辨证相结合，就是要在辨证的基础上确立治疗大法和方案。中医的诊断历来比较宽泛，如中风就涵盖了西医学的脑梗死、脑出血等，而痹证既包括了各种颈腰椎病变，又包括各种类型的风湿性关节炎，还包括肩周炎、坐骨神经痛、肱骨外上髁炎等。因此，在临床上是无法将中西医诊断完全对应的，只有按照中医的理论学说来诊病、治病方可奏效，没有捷径可走。我从本世纪初带教研究生开始就认定：把握住传承的精髓，才能真正让中医发扬光大。

2017年，我被确定为国家中医药管理局老中医药专家学术经验继承工作指导老师，为了更广泛地推广针灸技艺，进一步扩大针灸治疗范围，在仅有2个继承人名额的情况下，我选择了1位皮肤科的医生作为继承人，目的就是培养他们用整体思维辨病辨证的理念，使其善于将中医基础理论灵活运用于临床。拓宽学生们的思路，引导培养传授学习方法，以期在临证中面对复杂多变的病证做到游刃有余，得心应手。

承前启后　笃行致远

几千年来，中医为全人类的健康繁衍做出了巨大贡献令世人瞩目，但古代的扁鹊、华佗早已远逝，如今百姓心目中的"明医"又该是怎样的呢？

我作为国医大师贺普仁的代表性学术传承人，在近30年的跟师学习中，对中医针灸的感悟越来越深，负责任地说，我是跟名师的受益者。如今我作为北京市第五批、第六批老中医药专家学术经验继承工作指导老师，国家中医药管理局第六批、第七批老中医药专家学术经验继承工作指导老师，深感责任重大，如何开阔后学的眼界、启迪中医诊病思维、提升诊疗技能和水平是我带教时重点关注的内容。

2016年，北京中医医院为我成立了宽街明医程海英工作室。工作室建设目标：总结程海英教授临床经验与学术思想，建立有效可行的疾病诊疗体系，创新中医药学术传承模式，促进中医药学术经验的共享和传承。建设内容：归纳分析程海英教授临床经验与学术思想、培养继承人的临床诊治疾病能力，制定相关疾病的诊疗常规、制定常用针刺技术的操作规范、构建特色针灸教学体系、助力健康中国做好科普工作。在工作室成员的确定上我有了全新的理念，目的是培养医针药有机融合、善于内外兼施的全科中医师，以应对临证中日益繁杂多变的疾病，从而最大限度地满足患者的就诊需求，提升中医诊疗的质量以及社会对中医学科的信赖度。我率先打破了科室界限，面向全院进行工作室成员遴选，最终除针灸科以外还有药学部、呼吸科、皮肤科、消化科、肿瘤科的9名医生入选。

社会上甚至中医业内很多人认为中医是"慢郎中"，中医学只是对西医学的补充，更多的是以养生保健的角色出现，造成这种认识的原因除了认知的局限外，业内人士自身能力的短板也是重要因素。基于此，近10多年来我已经将临证治疗的重点放在了包括西医学都认为是疑难顽疾的病证上，根据发病率、致残率、影响生活质量的程度等多方面因素综合考量，最终确定了以下几大病证作为我相当长一段时期的主要诊治疾病。

1.开颅术后神经损伤

21世纪以来，由于外伤、颅内占位、脑血管病等的高发，每年开颅手术的数量逐年攀升。特别是颅内占位，患病年龄小到十几岁、几岁甚至几个月；而脑血管病又是我国一直以来的高发病种，无论出血性还是缺血性的病例都逐年攀升，急性期的手术无疑是常用手段；至于外伤较为多见的当属交通事故。如上所述，开颅手术几乎是西医学必不可少的治法。但是开颅术后的神经损伤经常是伴随着手术发生的，这个问题也是患者必须面对的，其中一部分患者可以通过几个月或者半年逐渐修复，但是相当多的病例是不可逆的，这严重影响了的患者生活、工作质量和美观，由此引发的焦虑、抑郁不在少数。为此，从10多年前接诊的首位开颅术后神经损伤病例开始，我便重点关注此类疾病。在诸多病例中出现较多的是面神经、视神经、听神经、动眼神经等损伤。临证中我运用多种针法予以干预，根据具体病情酌情配合汤方饮片，终于看到了曙光，收获了疗效，为患者打开了通向常态生活的一扇窗。

2.肿瘤化疗后神经毒性

我国是肿瘤高发国，肿瘤的治疗不外乎手术、放疗、化疗。其中化疗的应用最为普遍，错过手术时机的患者可以用此法，做了手术的患者也常常需要化疗以辅助。几十年来，业内人士对化疗后消化道反应、骨髓抑制等方面的干预取得了显著的疗效，但是对于神经毒性造成的疼痛、酸胀、麻木似乎收效不佳。为此，从2010年起，我开始有针对性地对这类患者进行针刺干预，先小样本观察，经过1年的临床实践发现了可喜的苗头，针刺治疗不仅改善了症状，还对消化道症状、体力等指标均有作用，于是我将此病作为重点病种逐步扩大治疗，使肿瘤患者在解除肿瘤占位的基础上进一步提高生存质量。

3.肺系病

从2003年传染性非典型肺炎流行，恩师贺老运用针法带头进病房开始，我就对针刺治疗肺系病证产生了浓厚的兴趣。多年来民间和医家每于三伏天、三九天进行的贴敷疗法，无一不是运用经络腧穴理论对肺系病进行干预，而且收到满意效果。自古就有俗语："内科不治喘，外科不治癣。"可见肺系疾病缠绵反复的特性，中医古籍记载的肺胀、肺痿、肺痹，相当于西医学的慢性阻塞性肺疾病、肺纤维化、肺不张、哮喘等疾病，这些都是临床上的疑难顽疾，治疗无外乎抗炎、化痰、平喘，常用激素和氧疗。2015年开始，我每周在呼吸科增设门诊，给予患者针药融合的治疗，收获意想不到的疗效。我本着"五脏六腑皆令人咳，非独肺也"的思路，采用肺肾双补、培土生金、化痰除湿、泻肝清热、养阴润肺等不同治法，多种针法配合、针药配合，为此类患者开辟出一条治疗的新路。

4. 痿证

按照西医学的分类，大凡肌肉萎缩、肢体运动或感觉障碍等病因不明的病症，其诊断大致是肌病、运动神经元病、神经系统变性疾病等，目前此类疾病的发病原因、机制都不明确，尚无完整可靠的治疗方案，而这类疾病对生命有极大的威胁。我从 20 世纪的针刺截瘫患者联想到当今的痿证，针刺不就是这类疾病最有效的治疗手段吗？我确定的目标并不追求治愈，而是将重点放在控制病情延缓发展上，即便是病情相对静止也是对患者的安慰，同时可以为他们争取到医学界破解本病的时间，利用中医治疗改善症状，寻找突破口。痿证自古以来就是针灸的优势病种，多年的临床经验更加证实了这一点。

当然，除了上述病证以外，如顽固性癃闭、频发心律失常、神志病、功能性消化不良、五官病、妇科病、儿科病、皮肤病也是临证中的常见病，同样要予以关注。总之，希望以此推动针灸病种的扩大化，培养后学的中医思维，厚积薄发，造福社会。

在通过第七批全国老中医药专家学术经验继承工作指导老师遴选后，我给自己的职业格言是：初心如磐，笃行致远。对新一批传承人的寄语是：耐住寂寞，坚定信念，不负韶华。

验案篇

开颅术后神经损伤（眼外肌麻痹）

医案

韩某，女，57岁，2019年4月17日初诊。

主诉：右眼睁不开4个月。

现病史：患者因颅内占位于2019年1月13日在304医院进行开颅手术，术后出现右眼睁不开的症状，之后在复兴医院进行高压氧治疗，配合口服神经营养药物，均无效。2019年4月初到北京中医医院眼科住院治疗，静脉给予神经营养药物并配合毫针治疗近3周仍无效。出院后来门诊求治，诊断：①开颅术后神经损伤；②眼外肌麻痹。

查体：神志清楚，右眼不能睁开，右眼球活动欠灵活，外展不及边，有复视，视力大致正常，光反射基本正常，鼻唇沟略浅，伸舌居中。舌质红，舌苔薄黄，脉滑。

西医诊断：①开颅术后神经损伤；①眼外肌麻痹。

中医诊断：风牵偏视（目疾）。

本患者气血受损孔窍失濡，治宜调畅经脉，养血通络。

【针方】运用多种针法综合治之。

①选用细火针点刺眼周围局部。

②水针治疗：取注射用腺苷钴胺注射液1.5ml，以注射用水2ml稀释，分别选择四白、下关、太阳、丝竹空、攒竹、阳白等穴交替进行穴位注射。

③毫针治疗：选择阳白、四白、下关、太阳、丝竹空、攒竹、臂臑、足三里、光明、三阴交、太冲，睡眠不佳时加神庭、神门，腹胀便干时加天枢、丰隆等，留针25分钟，同时用红外线照射局部。

④全部穴位起针后在阳白、四白、下关、丝竹空、攒竹上留置

撤针24小时，每周治疗3次，共计20次。

最终患者右眼可自主睁开，临床痊愈。

☁ 按语

多种针法的联合应用是治疗顽疾的利器，大量的临床实践证明，疑难宿疾非火针不足以祛病，这也是国医大师贺普仁留给后人的宝贵财富，在临床上屡屡奏效。此外，本案中给药途径的变换也值得高度重视，同样的西药，之前用了效果不佳，变换了给药途径，通过经络腧穴的作用使药物的功效发挥到最大，是西药与经络腧穴功用的组合，实现了真正意义上的中西医结合，这也是今后中西医结合的方向和研究的重点。撤针的引入提示针灸同道既要注重针法的选择，又要考虑延长针刺的效应。在腧穴的选择上要重视特定穴、经验穴以及病变部位相结合的原则，真正做到取穴精准，疗效明确。同时，寻找适合的中西医切入点并加以提升、拓展才是今后中西医结合的正确方向。

特发性肺纤维化

☁ 医案

李某，男，68岁，2021年6月9日初诊。

主诉：反复咳嗽咳痰半年，加重1周。

现病史：患者半年前受凉后出现干咳，少痰症状，未予重视，曾自行于药店购买"止咳药"对症治疗，效果不明显。1周前，患者运动后咳嗽咳痰加重，伴轻度呼吸困难，休息后不能缓解，就诊于我院，完善肺部高分辨CT检查后，诊断为"特发性肺纤维化"。

现症：咳嗽，痰少质稀，活动后气短，可耐受平地慢走500米，神疲乏力，喜温饮，活动后汗出，食欲不佳，眠欠安，二便尚调。

既往史：既往体健，否认烟酒嗜好。

查体：双肺呼吸音粗，双下肺可闻及爆裂音，心律齐，各瓣膜区未闻及病理性杂音，双下肢无水肿，杵状指（+）。舌淡黯，苔白微腻，脉细滑。

辅助检查：

肺部CT：双肺胸膜下分布的网格、蜂窝影，以下肺为著，符合寻常性间质性肺炎样改变，特发性肺纤维化可能性大。

肺功能：FVC 50%，DLco-SB 57%，提示限制性通气功能障碍，弥散功能轻度下降。

实验室检查：KL-6 899U/ml。

西医诊断：特发性肺纤维化。

中医诊断：肺痹　肺脾两虚证。

【针方】

①火针治疗：点刺任脉。

②毫针治疗：穴取天突、膻中、中脘、气海、关元、列缺、足三里、三阴交、太溪等，同时配合红外线照射下腹部。

每周2次，10次为1个疗程。

【汤方】

治以温肺止咳，健脾化痰。以补肺汤合二陈汤加减。方药组成：太子参、生黄芪、熟地、款冬花、紫菀、桔梗、化橘红、茯苓、清半夏、紫苏子。7剂，每日1剂，水煎服，日2次。

复诊：患者咳嗽频次较前减少，痰量减少，质稀，气短改善，畏寒减轻，仍神疲乏力，纳眠可，二便调。舌暗红，苔白腻，脉沉细。

针刺在前方基础上加太白、公孙。汤方于上方基础上加生薏苡仁30g、炒白术30g。14剂，煎服法同前。

3个月后随访患者，自觉咳嗽气短等症明显改善，可耐受日常活动，呼吸困难评分由2级变为0级。复查肺部CT示：间质性肺炎，情况稳定无进展。

🌀 按语

患者为老年男性，辨病属肺痹，证属肺脾两虚，治以补肺健脾，肺脾同治，故以补肺汤合二陈汤加减。补肺汤本出自《永类钤方》，由人参、黄芪、熟地、桑白皮、五味子、紫菀等组成，功能为补益肺气，治短气、喘咳、少气不足以息。原方中人参能大补元气，善于补益肺脾，是治疗肺虚咳喘的要药，然而在临床治疗中，本人常以清补之品——太子参取代人参，既避免了人参的温燥，又能发挥出参类药物补气的功效；黄芪甘温，为补中益气之要药，有虚则补其母之意。参芪合用，甘温益气，实卫固表，直补脾肺已虚之气。此患者发病日久，或失治误治，致脾阳虚损，日久母病及子，表现为肺脾两虚证，据脾与肺五行相生关系，通过温补脾阳，可以达到益气温肺之功效，体现了肺脾同治的原则。二陈汤始见于宋代《太平惠民和剂局方》，是治疗湿痰证的经典名方，用药多为温性，味辛、苦、甘，多归脾、肺、胃等经。除半夏、陈皮、茯苓、甘草四味药以外，人参、白术补气健脾，配合厚朴、苍术等燥湿消痰、下气除满，配合桔梗宣肺化痰。现代药理研究亦证明二陈汤具有镇咳化痰的作用，如半夏可以镇咳祛痰，陈皮具有抗氧化、抗菌平喘、抗过敏等作用。湿邪滞脾时，脾升清作用受到限制，故在醒脾化湿时，加用宣发肺气、助化湿药物以行水，助脾升清，使气机升降正常，机体自和。由此可见，针刺治疗配合补肺汤与二陈汤，针药并用，从太阴角度入手，补肺金，健脾土，共奏肺脾同调之功。

水 肿

医案

刘某，男，56岁，2020年11月12日初诊。

主诉：反复水肿10余年，加重1个月。

现病史：患者10余年前无明显诱因出现水肿，以眼睑、双下肢水肿明显，每年入秋后症状加重。刻下症：眼睑、双下肢水肿，多汗，运动后即汗出，白天困倦乏力，饭后胃脘胀满不适，平时思虑较多，时有心慌，双下肢怕凉，眠可，阴部潮热多汗，小便量不多，大便稀，每日2~3次。

查体：双下肢胫骨凹陷性水肿。舌淡暗胖大有齿痕，苔白腻，脉沉滑。

辅助检查：动态心电图、心脏彩超、肝功能、肾功能、甲状腺功能均正常。

中医诊断：水肿　脾肾两虚，水液失调。

［治法］温阳利水。

【针方】

①火针治疗：点刺督脉大椎至腰阳关穴区域，任脉中脘、气海、关元、中极。

②毫针治疗：穴取百会、神庭、神门、中脘、天枢、脾俞、肾俞、水分、蠡沟、三阴交、太溪。针刺每周2次，每次留针20分钟。

【汤方】

桂附地黄汤化裁：制附子10g、茯苓10g、炒白术10g、熟地10g、山萸肉10g、山药10g、泽泻12g、牡丹皮12g、桂枝9g、炙甘草12g。日1剂，饮片煎煮，取400ml汤液，早晚分服，共7剂。

2020年11月19日，患者针药治疗1周后，眼睑水肿明显缓解，下肢仍有轻度水肿，运动后汗出较多。白天精神稍有改善，饭后无明显胃脘胀满，无明显心慌，双下肢怕凉，小便量不多，大便稀，每日1~2次。近日时有鼻干症状。舌淡暗胖大，有齿痕，苔白腻，脉沉滑。辨证同前，中草药继服前方，针刺疗法加尺泽、阴谷调补肺肾。治疗2周后，患者眼睑、双下肢水肿消失，鼻干症状缓解，运动后汗出较前明显减少，精神转佳，饭后无明显胃脘胀满，无明显心慌，双下肢怕凉症状较前明显改善，小便量可，大便成形，每日1~2次。2个月后随访患者情况稳定。

🌀 按语

本例患者脾肾两虚，水液失调。针灸处方中火针点刺督脉大椎至腰阳关穴区域，重在振奋阳气、温通经络，火针点刺任脉中脘、气海、关元、中极，重在温下焦之阳，使水脏得暖，则水道得以通利；毫针治疗选穴中，中脘属任脉，为任脉、手太阳经、手少阳经、足阳明经之会，同时为胃之募穴，八会穴之腑会。具有和胃健脾、降逆利水之功用，与脾肾相配健脾化湿；天枢属足阳明胃经，大肠之募穴，与肾俞相配补肾利水，与中脘相配，调理中焦脾胃，增强其运化水液之功；水分，又名分水，功能温运水湿、利水调腹；水道，《备急千金要方》记录该穴可主肾、膀胱、三焦之患，可以治疗水肿、小便不利；蠡沟属足厥阴肝经，与三阴交相配，补益肝肾、调畅气血，缓解阴部潮热汗出；太溪为足少阴经原穴，肾为水之下源，与诸穴配合调下元，助气化，通调水道；百会、神庭、神门养血安神。在刺法上，针对蠡沟穴，本人常用2~3寸针向阴部方向透刺，以增强循经感传之力。复诊时患者出现鼻干症状，考虑为肺燥之征，加尺泽、阴谷寓泻于补，润肺补肾。中药方中以真武汤合金匮肾气丸加减。方中附子为君药，辛甘大热，温助肾阳，化气行水，兼温脾阳，以运化水湿；以茯苓、炒白术、熟地、山萸肉、山药为臣，健脾气、通脾阳，宣散水湿，既助附子温阳散寒，又可滋肾填精；以泽泻、牡丹皮为佐，清泄肾火，并制约全方温燥之性；以桂枝温经通脉，助附子以温阳化气，补益精血；炙甘草调和诸药，助阳明之功。全方温补脾肾，通阳利水，配合针刺，力雄效捷。

多系统萎缩

医案一

于某，男，75岁，2020年8月7日初诊。

主诉：尿失禁数月。

现病史：患者2020年初开始出现尿失禁，每晚起夜达20余次，最短排尿间隔为20分钟，排尿难以控制，每日尿量达3000ml以上，口渴，每日饮水量大于2000ml。曾于外院就诊，神经系统查体和影像学检查结果考虑为"多系统萎缩"，曾住院予对症治疗，效果平平，遂来诊。现症见：尿频，时有尿失禁，夜间尤甚，每晚起夜20余次，每次尿量30ml左右，严重影响睡眠，白天精神欠佳，常有体位性头晕伴有跌倒，不能独立外出，生活质量下降，伴有焦虑恐惧，纳呆。

既往史：患者2019年年初开始出现尿潴留，排尿困难，有前列腺增生病史，未予重视。2019年3月出现体位性低血压，卧位、站位收缩压相差20~30mmHg，改变体位时曾多次出现晕倒。

查体：舌质红胖大，舌苔黄厚腻，脉沉滑。

西医诊断：多系统萎缩。

中医诊断：①尿频 肾虚不固，湿热下注；②眩晕 髓海不足。

【针方】

①火针治疗：点刺任脉、督脉、足太阴脾经、足阳明胃经、足

少阴肾经。

②毫针治疗：穴取百会（与四神聪交替使用）、手足十二针以调和阴阳、通经活络，气海、中极益气助阳、调经固经，蠡沟（长针平刺）、太冲理气疏肝，丰隆健脾化痰，同时配合红外线照射下腹部。

每周2次，10次为1个疗程。

【汤方】

地黄饮子加佩兰、藿香、竹茹、补骨脂、狗脊、黄芩各10g，清半夏9g，每日一剂。

2020年8月14日复诊：总尿量同前，时感口干，每次尿量增多，起夜次数有所减少，每晚10次左右，睡眠仍受影响，自述排尿时有刺激感，无尿道发热、疼痛感。汤方在前方基础上加太子参30g，针刺在前方基础上加神庭、神门。

2020年8月18日复诊：患者口渴减轻，汗出不明显，夜尿每次间隔1小时，次数较前明显减少，出现轻微排尿刺激、灼热感。舌质红，舌苔黄厚腻，脉沉滑。在前方基础上减太子参，加用萹蓄、瞿麦、滑石、金钱草各15g，针刺方案同前。

2020年8月25日复诊：未再出现尿路刺激症状，体位性低血压有所改善，变换体位后收缩压相差10mmHg，但情绪烦躁不安，夜眠差。前方加用酸枣仁15g，知母、柴胡、郁金、茯苓、泽泻、生白术各10g。针刺方案同前。

2020年9月1日复诊：烦躁好转，饮食可，夜尿减少至每晚3~4次，有完整睡眠，体位变化时血压仍有小幅度波动，大便偏干。改汤方为：补骨脂、桑寄生、竹茹、胆南星、柴胡、郁金、路路通、怀牛膝、地龙、郁李仁、茯苓、泽泻各10g，瓜蒌、鸡血藤、火麻仁各15g，清半夏9g。针刺在前方基础上加天枢。

2020年9月11日复诊：针刺治疗1个疗程，体位性低血压得到纠正，血压逐渐平稳，控制在120~140/70~80mmHg。夜尿次数控制在每晚2次，每次尿量明显增加，针刺治疗周期结束，进入休养阶段。给予汤方治疗：生白术、党参、竹茹、胆南星、补骨脂、桑寄生、柴胡、郁金、杜仲、佩兰、地龙、五味子、火麻仁、瓜蒌各15g，清半夏9g，生薏苡仁30g，服用14剂。3个月后随访患者，夜尿次数稳定，每晚2~3次，血压平稳，体位性低血压情况基本消失，可独立行走，生活可以自理。

🌀 按语

该患者最痛苦的表现在两大方面：体位性低血压导致的眩晕、站立不稳和严重的尿频。体位性低血压是多系统萎缩最常见的自主神经功能障碍，常导致患者头晕甚或晕厥，对其生活质量造成严重的影响。其病因仍为肾虚精亏，脏腑功能失于濡养，致心肺气虚、鼓动无力而发。尿频为肾虚导致三焦气化失司，膀胱气化不利，水液输布失常所致。

火针点刺督脉、任脉、足太阴脾经、足阳明胃经调节脏腑经气。督脉为阳脉之海，行于身后，循脊入脑；任脉为阴脉之海，行于身前，上通于脑。二者相交于脑，阴升阳降，循环往复，才可使阴阳平衡，脑髓得以充养。毫针治疗取百会（与四神聪交替使用）安神定志，手足十二针以调和阴阳、通经活络，气海、中极益气助阳、调经固经，太冲理气疏肝，丰隆健脾化痰，重用肝经络穴蠡沟，因其所在足厥阴肝经循行"过阴器，抵小腹"之故。人体水液代谢责之于肺、脾、肾三脏，此患者肾虚为本，汤方以益肾健脾、清热化湿为法，方选地黄饮子滋补肾之阴阳的同时，加用补肝肾、固精缩尿、燥湿化痰之品。针对患者的兼症，酌情配合益气生津、宁心安神、温阳通淋和疏肝解郁之品。

总之，本病针刺以"通督益髓温肾"为根本，重用火针，精选蠡沟，中药在益肾的基础上兼顾诸脏。针药并用，标本兼治，收效甚佳。

医案二

单某，男，55岁，2022年2月9日初诊。

主诉：头晕伴行走困难2年，遗尿1年余。

现病史：患者2019年初无明显诱因出现头晕，感觉行走发飘，肢体运动大致正常，性功能障碍。在外院就诊，影像学检查提示：腔隙性脑梗。2020年4月出现行走障碍，行走不稳，同年5月在外院就诊，行颈动脉超声等检查，考虑诊断为"多系统萎缩"，给予丁苯酞治疗。2021年开始尿频遗尿加重，近日每夜起夜4~5次，白天有尿不净等症状，体位改变时有头晕、摔倒。近日来晨起体位性低血压明显，卧立位收缩压差大于30mmHg，行走不利加重。曾在北京协和医院、中日友好医院就诊，配合中药治疗。目前行走障碍，夜尿频，尿急，语言謇涩，无吞咽障碍，大便干，2日一行。

既往史：无基础病史。

查体：卧立位收缩压差大于30mmHg，共济试验（＋）。舌质红舌苔黄，脉弦滑。

辅助检查：头颅核磁（2019、2020、2021年）示：①小脑萎缩；②脑桥十字征。肛门括约肌肌电图示：神经源性膀胱。

西医诊断：多系统萎缩（小脑型）。

中医诊断：①眩晕　髓海不足；②遗尿　肾气不足。

【针方】

①火针治疗：点刺任脉、督脉、足太阴脾经、足阳明胃经、足少阴肾经。

②毫针治疗：穴取百会、神庭、通里、照海、合谷、天枢、中脘、气海、中极、三阴交、足三里、蠡沟、照海、太冲、太溪。同时配合红外线照射下腹部，每周2次。

注意事项：嘱患者密切观测卧立位血压变化，变换体位后需要即刻测量血压。

2022年3月2日复诊：针灸治疗近1个月后，患者症状明显缓解，头晕较前减轻，卧立位收缩压差小于20mmHg，言语较前清晰，尿频症状缓解，夜尿由4~5次减到2~3次，白天有尿不净感，仍有行走障碍，继续观察治疗。

按语

本患者曾就诊于多家医院，效果欠佳。对于此类病证，火针疗法是一大特色方法，通过温热刺激穴位或局部，达到鼓舞正气、温通经脉、活血行气的目的，临床上大凡阳气亏损、气血不足、经脉阻滞的病证均可以运用。火针点刺强调刺任脉及足厥阴、足阳明经络，以温通经络使气血调畅，筋脉得以濡养，正气充实，达到治疗疾病的目的。临证中一定要注重"治神"，"凡刺之真，必先治神""凡刺之本，先必本于神"，这是治疗顽疾的基础和前提。应重用少阴经穴，如通里、照海，通里为手少阴心经之络穴，照海为足少阴肾经之穴，通阴跷脉，是八脉交会穴之一，两穴均为特定穴，上下相配，是本人治疗语言障碍的常用对穴。肝经络穴蠡沟，是恩师贺老治疗泌尿系统疾病的必用腧穴，针刺此穴宜采用长针向心性平刺。同时注重经络辨证与脏腑辨证相结合，侧重特定穴，如肝、肾之原穴太冲、太溪，兼顾调补脾胃之足三里、三阴交等，以充其肾气，填其髓海，收效良好。

哮 喘

医案

果某，男，50岁，2017年4月5日就诊。

主诉：咳喘反复发作30年，加重2个月。

现病史：患者慢性支气管炎病史30余年，反复发作，逐渐发展为支气管哮喘，间断使用信必可、孟鲁司特等药物控制病情，病情严重时曾使用糖皮质激素治疗。2个月前，患者劳累后喘憋加重，痰多，就诊于某三甲医院，诊断：①支气管哮喘急性发作；②支气管肺炎。经抗感染治疗及地塞米松10mg静脉点滴3天后，症状减轻。刻下症：咳嗽咳痰，痰白量少质黏，伴气短，活动后喘憋，可耐受平地慢走1000米，恶寒明显，咳喘受凉后加重，纳眠可，尿频，大便溏，每日3次。舌暗，苔白中剥，脉弦滑。

此为肺肾两虚，宣降失司之咳喘，治宜宽胸祛痰，补气平喘。

【针方】毫针、火针、皮内针多种针法联合应用。

首用火针，点刺任脉、肺经、胃经、大肠经，继而针刺天突、膻中、中脘、气海、关元、列缺、鱼际、足三里、太溪、公孙，每次留针25分钟，每周3次。起针后于天突、膻中、足三里、合谷留置揿针，嘱患者每2个小时每穴按压30~60秒（方向垂直于腧穴，不可揉），留针24小时后自行取下。

【汤方】

太子参50g	百　合10g	射　干10g	牛蒡子10g
芦　根10g	瓜　蒌15g	桔　梗10g	贝　母15g
丹　参15g	薤　白10g	百　部10g	

针刺2周后咳嗽喘憋明显减轻，痰少质黏，时有心悸、腰酸，加内关行毫针平刺、皮内针。具体操作同前。调整方药：太子参50g，百合10g，贝母15g，百部10g，桑寄生15g，车前草10g，北沙参15g，黄芩10g，茯苓10g，紫菀10g，生白术10g，款冬花10g。每日1剂，每次20~30ml分次送服，连服2周，4周后痊愈。

按语

毫针刺法作为针灸治疗咳嗽最基础的方法，应用于肺系疾病治疗的全过程，应根据患者的症状、舌脉，结合病因，进行辨证施针。对于病程日久、正气虚弱的内伤咳嗽，如阳虚证或肺肾两虚证，火针具有激发阳气、扶正祛邪的作用。咳喘病程迁延，治疗周期较长，且病情容易反复，而揿针治疗内伤久咳或顽固性咳嗽，不但延长了针刺效应，有助于巩固疗效，且副作用小，容易被患者所接受。

汤方的选择既要注重扶正补肺，又要化痰逐瘀，同时要兼顾脾肺同调，注意肺脾同为太阴经脉，肺肾又母子相关，不可偏废。

癃 闭

医案一

张某，男，91岁，2016年4月11日初诊。

主诉：尿潴留留置尿管多年。

现病史：轮椅入院，患者长期尿潴留，一直用导尿管排尿。曾经历4次手术，因患胃癌、肾癌分别行胃切除、肾切除手术，术后留置尿管，此后出现不能自主排尿。长期导尿使尿管留置局部反复感染，常因尿管堵塞重复插管，此次就诊的主要诉求就是拔掉尿管。

既往史：前列腺增生病史多年。

查体：舌质红，舌苔薄白，脉滑。

此为年老久病，肾元亏虚之癃闭，治宜温通扶阳，益气固本。

【针方】

①火针治疗：点刺任脉、下肢阴经经脉。

②毫针治疗：平刺蠡沟，直刺气海、中极、天枢、三阴交、太溪、足三里，每次留针25分钟，留针时局部配合红外线灯烤下腹

部，每周2次。

③起针后蠡沟、气海、中极揿针留置24小时。

2016年4月11日至5月16日，总计针刺治疗6次。5月16日当日患者应换尿管，嘱家人拔掉尿管后暂不插管，令患者每隔1~1.5小时尝试自行排尿，观察情况。当日患者排尿从开始的点滴不畅到自主排尿成功。后又针刺2次以巩固疗效，临床治愈。

按语

老人年过九十，平素患有严重的前列腺增生，诊疗从经络辨证入手，根据经脉的循行路线与病所的位置选用足厥阴肝经和任脉穴为主，重点选择肝经的络穴蠡沟。该穴位于小腿内侧，足内踝尖上5寸，胫骨内侧面的中央，针刺时采用平刺，由远端向近端刺入，用3寸针进行针刺，其原理是因肝经经脉循行"过阴器，抵小腹"，临床多种男性生殖系统疾患均可选用该穴。其次，选择任脉的气海、中极，气海温振肾阳，有助气化；中极本为膀胱募穴，专攻小便排泄障碍疾患。然后用太溪、三阴交补肾养血。此六穴均为阴经腧穴，属治本之法，在此基础上再配合强壮要穴足三里。纵观全方，坚持以扶正为大法。除此之外，加用揿针，每天反复多次按压，以保持针灸作用的连续性，仅治疗6次患者就撤掉尿管，虽时有排尿点滴不畅之表现，但毕竟可以自主排尿，取得了较好的疗效，之后又巩固治疗2次，患者排尿基本恢复正常。治疗期间嘱咐家属帮助患者养成定时排尿的习惯，不要等到有憋尿感觉的时候再去排尿，否则病情可能反复。这个病例提示我们，对于年老的患者，不管其有无虚损的表现，都要注重年龄的因素，慎用攻邪之法，以补为纲，用药不可用猛烈之品，用针选穴同样以阴经为主。

🌀 医案二

黄某，男，65岁，2022年1月19日初诊。

主诉：尿潴留8个月余。

现病史：患者2021年5月出现尿潴留，在外院就诊，考虑为尿动力不足，随即给予尿管留置操作，患者既往有前列腺病变，尿管时常堵塞，需要反复插管，现残余尿量130ml。平素焦虑、抑郁，服用抗焦虑药物治疗，用药后睡眠尚可。

查体：舌质红，舌苔黄黑，脉弦滑。

此为下焦湿热之癃闭，治宜温通益肾，清利除湿。

【针方】

①火针治疗：点刺任脉、足阳明经、足厥阴经。

②毫针治疗：蠡沟平刺，余穴取气海、中极、天枢、足三里、阴陵泉、丰隆、三阴交、太溪，下腹部红外线照射，留针25分钟。

治疗正值春节期间，患者基本确保每周治疗1次，3月7日七诊返家后拔除尿管，观察2天排尿无异常，特来告知。

🌀 医案三

王某，女，82岁，2022年1月24日初诊。

主诉：尿潴留半年。

现病史：患者2021年6月突发肢体活动不利，影像学检查提示：腔隙性脑梗死。此后出现尿潴留，医院给予尿管留置导尿，泌尿系感染反复发作，排尿时无明显尿急尿痛。

查体：舌质红，舌苔白，脉沉滑。

尿常规检查：红细胞、白细胞均升高，无蛋白，无肉眼血尿。

此为肾气不足之癃闭，气虚血瘀之中风病，治宜温补肾气，清利湿热。

【针方】火针治疗，主穴蠡沟平刺，毫针针刺配合，下腹部红外线照射。

【汤方】

桑寄生15g	萹　蓄10g	萆　薢10g	车前草10g
淡竹叶10g	滑　石10g	小　蓟10g	牡丹皮20g
山萸肉10g	泽　泻10g	茯　苓10g	猪　苓10g

二诊（2022年1月28日）：效不更方，针药同前。

三诊（2022年2月7日）：针方大法不变。汤方：去竹叶，加生地黄10g、石斛10g、通草10g、狗脊10g。

七诊（2022年3月7日）后尿管拔除，恢复自主排尿。

医案四

刘某，男，77岁，2022年2月11日初诊。

主诉：尿潴留5个月。

现病史：2021年9月因心肌梗死进入监护室留置导尿管至今，始终开放导尿。因心功能不全，心功能Ⅱ～Ⅲ级卧床，后出现四肢肌肉萎缩，只能在他人辅助下行走，自感下肢麻木，为安全起见，医生决定持续留置导尿管，卧床期间导尿管拔除后无法自行排尿，再次留置导尿管至今。

既往史：①糖尿病；②糖尿病周围血管病；③下肢动脉闭塞；④冠状动脉粥样硬化性心脏病；⑤冠状动脉支架术后；⑥高脂血症。

查体：舌质红，舌苔黄厚腻，脉弦滑。

此为肾气虚衰、心血不足之癃闭，心悸伴经脉失调之痿证，治宜温补肾气，调血养心，疏通经络。

【针方】

①火针治疗：点刺任脉、手厥阳心包经、足厥阴肝经、足少阴经。

②毫针治疗：主穴内关、蠡沟3寸针平刺，配穴膻中、气海、中极、天枢、足三里、三阴交、太溪、太冲，下腹部红外线照射，留针25分钟。

【汤方】

太子参40g	桑寄生10g	补骨脂10g	炒酸枣仁15g
石 斛10g	柏子仁10g	生地黄15g	生杜仲10g
山萸肉10g	当 归10g	川 芎10g	丹 参10g
薤 白10g	厚 朴10g	竹 茹10g	桃 仁10g

7剂，每日1剂，日2次，温服。

二诊（2022年2月18日）：诸症同前，大便干燥，舌质红，舌苔黄厚腻，脉弦滑。针方不变，汤方调整如下：上方去川芎、薤白、桃仁，加瓜蒌10g、橘红10g、黄芩10g。煎服同前。

三诊治疗同前。

四诊（2022年2月23日）：分析患者除有癃闭、心悸以外，还有痿证导致活动受限，决定配合穴位注射。在上述针方基础上选择注射用腺苷钴胺注射液1.5mg，分别在足三里、阳陵泉、三阴交等穴交替治疗。

之后分别于2月28日、3月2日进行火针、水针、毫针治疗，配合红外线照射腹部，总计就诊6次。家属补充病史：之前很多西医院医生认为患者年事已高，保守治疗恢复可能性小，建议行前列腺全切术，患者及家属因担忧手术风险，未同意手术。六诊返家后患者尝试拔除尿管，恢复自主排尿。

按语

以上4则癃闭案例，虽病因不同，性别、病程、病症各异，但就诊目的一致，故治疗大法不变，根据不同病情选择治疗方案。在针具的选择上也因人而异，除火针、毫针必用以外，还可以酌情配以水针，腧穴的选择仍以蠡沟、任脉腧穴为主，最终均收效良好。

心　悸

医案

刘某，男，74岁，2016年1月25日初诊。

主诉：心悸不宁近3个月。

现病史：患者于2015年10月赴高原，因劳累出现心慌不适，11月初返回北京后到医院就诊，心率大致正常，心律不齐明显，24小时动态心电图检查显示：期前收缩3万余次，房性期前收缩居多，伴有室性期前收缩。医院给予抗心律失常药物治疗1个月。12月初复查，每分钟心率不足60次，动态心电图结果未见明显改观，此后服用活血通络汤方治疗，自感症状似有减轻但不明显，于次年1月下旬请求针灸科会诊。现症见：心慌心悸，心烦少寐，饮食可。

查体：舌质淡红，舌苔薄黄，脉律绝对不齐，脉结代略数。

此为胸阳不振、气虚血瘀之心悸，治宜温振心阳，通络安神。

【针方】

①火针治疗：点刺任脉胸部。

②毫针治疗：3寸毫针平刺左侧内关，平刺膻中，直刺右侧内关、中脘、气海、足三里、三阴交、每次留针30分钟，每周3次。

二诊：患者自述心慌好转，切脉仍为结代脉，但异常脉律每分钟不超过10次。效不更方，针治同前。

三诊：情况大有改观，除运动后略感心悸外，平素自觉无恙。心率每分钟60~70次，期前收缩每分钟2~3次。给予揿针留置双侧内关24小时。

四诊：基本无不适感觉，精神状态极佳，切脉1分钟，未及结代脉，继续当前治疗。

五诊：无任何不适，已无结代脉，针法方穴不变，治疗告一段落。

2016年2月15日家属来电告知，前日再次行24小时动态心电图复查，结果显示：期前收缩仅1次。临床治愈。

按语

心律失常在临床极为常见，西医大多采用抗心律失常药物治疗，但相当一部分患者服药后虽然心率明显下降，但心律失常未见改善，感到更加不适。此患者病因为高原缺氧，导致心阳不振，血脉瘀阻无力推动心气运行，故脉结代，因此治疗应围绕温阳、振奋、通络展开。内关本为络穴，又为八脉交会穴，隶属厥阴心包经，加之心脏在左，故取左侧内关，运用长针平刺加强疏通心气作用，配合气会膻中浅刺，发挥益气通络、振奋宗气之作用。气海隶属任脉，扶正补气，中脘、足三里、三阴交均与脾胃相关，主气血化源，使气血充足，气行血行，火针温阳力大无穷，有助心主血脉之功。全方仍重用阴经穴、特定穴，因而效如桴鼓。

幼儿面瘫

医案一

患儿，男，9月龄，2014年10月20日初诊。

代主诉：左侧面部活动不利2天。

现病史：2天前幼儿突发高热，体温约39℃，伴轻微流涕、精神差、食欲不振，当日就诊于北京儿童医院急诊科，考虑为感冒，给予药物退热对症处理。昨日患儿母亲发现患儿哭闹时嘴角向右侧歪斜，问询儿童医院医生，考虑为面神经炎，但未予特殊药物处理。今日急来本人门诊就诊。

查体：患儿身热，烦躁不安，左侧额纹消失，闭目露睛，鼻唇沟变浅，哭闹时嘴角歪向右侧，喂水时有口角漏水现象。舌质淡红，苔白，脉浮滑略数。

西医诊断：面神经炎。

中医诊断：面瘫。

此为感受外邪，经气阻滞之面瘫，治宜祛风散寒，通经活络为法。

【针方】针刺患侧攒竹、阳白、四白、丝竹空、迎香、颧髎、下关、地仓、颊车，健侧合谷，每次留针25分钟。留针时局部配合红外线照射，隔日1次。

【汤方】

金银花10g	连　翘5g	防　风5g	荆　芥3g
板蓝根6g	菊　花5g	芦　根5g	僵　蚕3g
当归尾3g	桑　叶3g	薄　荷5g	淡竹叶5g

14剂，每日1剂，分次送服，连服2周。

治疗2周后症状明显减轻，左侧额纹较右侧稍浅，左眼基本能闭合，双侧鼻唇沟基本对称，哭笑时嘴角仍稍歪向右侧，但喂水时嘴角已无漏水。连续治疗9次后暂停1周，期间配合揿针留置治疗，选穴：阳白、四白、颧髎、下关、地仓，留置24小时后取下。1周后继续毫针加揿针治疗3次，共治疗12次后痊愈，未遗留任何后遗症。

◎ 按语

本病急性期治疗应以祛风散寒、通经活络为法，所取穴位以三阳经穴为主。阳明为多气多血之经，太阳为多血少气之经，少阳为少血多气之经，取穴重在调节三阳经经气。除局部选穴外，还应特别注重特定穴的运用，合谷为手阳明经之原穴，且为四总穴之一，所谓"面口合谷收"，该穴是面部疾患必选之穴。诸穴配合达到调气活血、疏风散寒、通经活络、牵斜归正之目的。临床对多数幼儿针刺不留针，本案例采用留针处置，效果甚佳。

西医学认为本病与病毒侵犯神经有关，研究表明，具有祛风清热解毒作用的中药，如金银花、连翘、板蓝根等均有抗病毒作用，在急性期配合使用，能起到抑制病毒复制的作用。患儿身有外感，解表不可忽视，防风、荆芥、桑叶、薄荷疏风解表，配合当归尾通络。因患儿年幼，嘱其家长每剂药煎煮2次，兑在一起分数次喂下即可。

本案例针药并用，针刺留针配合汤方治疗，收效甚佳，提示临证无论长幼均应认真综合治疗，不可省略必要的环节。

◎ 医案二

患儿，女，1岁6个月，2022年6月13日初诊。

代主诉：左侧面部活动不利10天。

现病史：家长介绍患儿于2022年5月患疱疹性口炎，在外院就诊，给予对症治疗（具体用药不详），10天后基本痊愈。6月2日发现患儿面部活动异常，几天后症状加重，嘴角向右侧歪斜，于北京儿童医院就诊，当时无发热情况，头颅影像学检查示：额叶脑沟稍明显，未见其他异常，胸部X线片示：肺纹理稍多。查体：左侧面瘫体征。诊断：面神经麻痹。给予激素、营养神经等治疗，饮食、睡眠、二便可。

查体：患儿不配合，哭闹中可见患侧额纹消失，闭目漏睛，鼻唇沟变浅，伸舌居中，喝水时有流出情况。舌质红，舌苔白，脉滑。

【针方】阳白、丝竹空、攒竹、四白、迎香、下关、颧髎、翳风、地仓、颊车、健侧合谷留针。

【汤方】

指导家长对患儿进行患侧面部功能锻炼，避免其受风受寒。

二诊（2022年6月17日）：家长诉患儿抗拒服药，强行灌下后导致其恶心呕吐，暂停汤药，坚持进行针刺治疗。

三诊（2022年6月20日）：症状大致同前，维持原针刺方案。

四诊（2022年6月24日）：查体见左侧额纹较前明显恢复，家长描述其饮水进食基本无口角漏出现象。

五诊（2022年6月27日）：查体见闭目无漏睛，额纹恢复接近正常，有表情活动时可见轻微口角向健侧歪斜，鼻唇沟大致正常。

六诊（2022年7月4日）：查体见左侧面瘫体征基本消失，临床治愈。

按语

本病例的发病特点是先出现疱疹性口炎，之后出现口㖞，根据西医学理论，面神经病变与疱疹感染相关。中医学极为重视"既病防变"的理念，仍建议以汤方治疗，以期最大程度上祛邪外出。由此提示中医同道，遇见类似情形要注意将"治未病"的思想融入治疗过程中。

本病例的特殊性还表现在患儿极度拒绝针刺治疗，但为保证疗效，在取得家长配合的前提下，仍然进行了留针治疗，而非采取简便的快针治疗。从整个治疗过程和最终的结果来看，对于急性期的病症，无论长幼均仍应坚持留针处置，针对小儿病患，需要认真与家长沟通，以获得他们的配合，这也是中医治疗的特点之一。

顽固性胃痛

医案

哈某，女，79岁，2022年6月27日初诊。

主诉：胃痛反复发作半年余，夜间尤甚。

现病史：患者2020年7月出现下肢静脉血栓，在外院治疗期间发现心脏瓣膜反流、二尖瓣重度关闭不全。在阜外医院进行二尖瓣成形手术治疗，此后病情大致平稳。从2020年开始发现D-二聚体异常增高，最高达到8mg/L，此后服抗凝药物控制至今。2022年开始无明显诱因出现胃痛难忍，以晚间为主，持续时间较长，在外院行胶囊胃镜检查，结果提示：①慢性胃炎；②小息肉。给予抑酸、保护胃黏膜、止痛等对症治疗，效果平平，此后住院配合中药治疗，未见明显效果。目前胃痛呃逆，反胃吞酸，喜暖畏寒，严重影响睡眠，需借助药物方可入睡，大便尚调。

查体：舌质红，舌苔白厚腻，脉沉滑弱。

辅助检查：6月份外院住院检查幽门螺杆菌阴性；肠系膜动脉超声未见明显异常；腹部增强CT示：肝钙化灶。

此为脘痞胃痛，脾胃不和，阳虚气逆，治宜健脾和胃，养心宁神。

【汤方】

生白术10g	党　参15g	茯　苓10g	白　芍10g
合欢皮10g	甘　草10g	茯　神10g	佛　手10g
醋香附10g	砂　仁6g	煅瓦楞子10g	盐小茴香10g

3剂，水煎服，每日1剂，1日2次。

【针方】

①火针治疗：点刺任脉、足阳明胃经、足太阴脾经。

②毫针治疗：百会、神门、三阴交、中脘、内关、足三里、丰隆、太溪、太冲。

二诊（2022年7月1日）：首次针刺治疗后白天疼痛有所缓解，傍晚疼痛仍明显，饮用牛奶后腹痛伴明显便意。舌质红，舌苔白厚腻，脉弦滑。针药治疗同前，因患者病症复杂，用药较多，故首诊汤方改为每日只服用1次。

三诊（2022年7月4日）：针药治疗后症状减轻，自述昨日下午5点饮水后突发胃脘剧痛，疼痛持续，后自行将青盐用微波炉加热后温灸腹部，疼痛逐渐缓解。纳呆，不欲饮食，睡眠仍需借助药物。家属反映患者精神负担较重，有焦虑、抑郁倾向，考虑证属不寐之心神不宁证。舌质红，舌苔白厚腻，脉沉滑弱。上方去醋香附，加醋延胡索10g，2剂。

四诊（2022年7月8日）、五诊（2022年7月15日）：针药治疗后疼痛明显减轻，发作时自行温灸即可缓解，吞酸症状亦有缓解，但遇寒仍感胃痛。自述前几日突发眩晕伴恶心呕吐，考虑与椎-基底动脉供血不足有关。当日针刺治疗中加用毫针刺风池、曲池。

六诊（2022年7月18日）、七诊（2022年7月22日）：自述胃痛反复发作半年，经几次治疗后症状明显改善，疼痛大大减轻，食欲改善，自觉大便少而不爽。针方调整：火针仍为首选，毫针刺取神庭、中脘、天枢、内关、神门、足三里、上巨虚、下巨虚、三阴交、太冲、太溪。由于患者自觉消化系统症状改善明显，心血管系统疾病需要复查干预用药，故提出以后暂时停用汤方，每周针刺治疗1次。

此后患者继续治疗1个疗程，胃痛明显改善，特别是剧痛基本消失，每晚睡眠维持5~6小时，质量尚好，精神状态明显转佳，圆满收官。

按语

　　消化系统疾病是中医特别是针刺治疗的优势病种，虽然消化系统疾病出现的症状不尽相同，从食欲不佳、食后胃脘胀满疼痛、吞酸呃逆到排便异常等，针药均可发挥调理脾胃、理气通腑的作用。临证很多患者经西医学相关检查未见明显异常，疾病诊断不明确或不严重，本病例即属于这种情况。尽管进行了较规范的西医治疗，症状却没有得到缓解，而且因为症状加重导致患者睡眠障碍，已经出现焦虑、抑郁表现。因此，用中医思维确定治疗方案尤为重要，这时除了应关注胃部症状以外，调神宁心不可或缺。在四君子汤、芍药甘草汤的基础上加入理气安神之药，针对患者高龄、畏寒喜暖、舌苔厚腻的特点，火针为首选方案，以温中焦，除湿邪，调心神，为治本之法。除此之外，还需要引起重视的是，临证中大凡病程较长的消化系统疾病患者均有健忘失眠、情绪波动的表现，故在重视主症的前提下不可忽视"治神""养心"的理念，在腧穴的选取上也应遵循首选特定穴的原则，力争应用最佳的腧穴组合，实现最好的治疗效果。

耳聋耳鸣

医案

　　王某，男，13 岁，2022 年 9 月 19 日初诊。

　　主诉：左耳突聋伴耳鸣 50 余天。

　　现病史：患者 2022 年 7 月 22 日无明显诱因出现头晕呕吐，即刻到外院就诊，电测听检查示：听力下降明显，以高频为主。随即收入医院住院治疗，给予激素、扩血管药物输液治疗，配合高压氧舱治疗，之后行针刺治疗。治疗至 2022 年 8 月初自觉耳聋有明显改善，但耳鸣仍作，且反复发作。追问病史，患者为初中二年级学生，自述日常课业负担较重，睡眠尚可。

查体：舌质红，舌苔白腻，脉滑数。

中医诊断：耳聋耳鸣　髓海不足。

【汤方】

生地黄10g	瓜　蒌15g	天　麻10g	葛　根10g
五味子10g	菖　蒲10g	远　志10g	牡丹皮10g
野菊花10g	黄　精10g	厚　朴10g	茯　苓10g
珍珠母10g	竹　叶10g	佩　兰10g	清半夏9g

【针方】

①火针治疗：点刺颈部。

②毫针治疗：取百会、神庭、太阳、听宫、翳风、外关、中渚、侠溪、足三里、三阴交、太溪、太冲。

二诊（2022年9月21日）：耳鸣有减轻，睡眠尚可。

三诊（2022年9月23日）：耳鸣声音变小，症状明显减轻。

四诊（2022年9月26日）：经过3次针药治疗后耳鸣基本消失。舌质红，舌苔黄厚腻，脉沉滑。为巩固疗效，效不更方，继续针药治疗。

五诊（2022年9月30日）：一般情况平稳，全天无耳鸣发作，自述左侧卧位压迫时左耳郭有麻木感，其他体位不明显。自述既往耳鸣发作与运动量有关，例如自行车骑行70km后左耳有刮风样声响，睡眠良好。

六诊（2022年10月3日）：自述左耳郭麻木感减轻，余无不适。

七诊（2022年10月7日）：自述目前听力完全恢复，耳鸣消失。自行车试验性骑行50km，未出现之前的耳鸣现象。耳郭麻木感消失，耳腔内触之有轻微麻木感。

经过7次针药治疗，听力恢复，耳鸣临床治愈，嘱咐家长和患者注意保证睡眠时间和质量，避免长时间使用耳机，适度运动。

按语

耳鸣耳聋是常见的临床症状，噪声污染、压力过大、用脑过度、睡眠欠佳等各种复杂因素导致该病发病率不断升高。针灸治疗耳疾的取穴原则有多种，本人较为多用的是循经取穴法。《灵枢·口问》曰："耳者，宗脉之所聚也。"说明全身各大脉络都聚于耳，与耳有联系。手少阳三焦经、足少阳胆经、手太阳小肠经、足太阳膀胱经、手阳明大肠经、足阳明胃经和手厥阴心包经等7条经脉，还有手太阴肺经、足太阴脾经、手少阴心经、足少阴肾经、足阳明胃经5条经脉的络脉循行于耳。由此可见，所有的阳经都与耳部有关，而一些阴经也通过络脉与耳部发生联系。所有阴经的经别都会合入阳经的经别而注入六阳经脉，加强了阴经与头面部的联系。可见，十二经脉都与耳部有着密切的联系，因此临证中多以循经取穴为原则。此外，应注重近端与远端配穴、局部与整体配穴，同时强调辨经取穴与辨证取穴相结合。耳所在的位置是足少阳胆经循行的部位，局部穴位以听宫、翳风为主，远端穴位以中渚、外关、丘墟、侠溪为主，再根据疾病特点、病机转化规律，选配足少阴肾经、督脉等经穴。百会为手、足三阳经和督脉、足厥阴肝经的交会穴，益气升阳，百病皆治，故名百会。足少阴肾经原穴太溪有滋阴补肾填精之功，肾经经脉出于涌泉，流经然谷，至此则聚留而成太溪，针刺此穴则可养阴益肾，肾精充足则耳窍得养，耳窍聪利则能听五音。

本病例患者为中学生，课业重，精神紧张，因此在上述针刺治疗的基础上配合汤方，依据舌脉判断其有内湿征象，治疗原则以潜镇除湿、疏通脉络为法。纵观针药阴阳结合、远近相配、标本同治，共奏补益肝肾、聪耳活络、潜镇通窍之功，突出经络辨证和临证经验，取得满意的疗效。需要强调的是，本例患者为青少年，睡眠质量较好，但临床上大多数耳疾患者原本睡眠质量就差，或是患病后病情影响睡眠，以致出现焦虑、抑郁情绪。因此，治疗中也要应用调神养心解郁之法，心理疏导亦不可忽视，只有多方兼顾，才能缩短病程，提升疗效。

阿斯伯格综合征

医案

患儿，男，7岁6个月，2017年8月9日初诊。

代主诉：行为、言语、情感异常4年。

现病史：患儿从小怕声响（如鞭炮、锣鼓声），3岁半上幼儿园后难以融入集体。5岁半上学前班，老师发现患儿不耐静坐，课堂上时常自由走动，平素性情偏急躁，爱发脾气，时有挤眉弄眼、清嗓子的表现，不爱听批评的话，不喜参加集体活动，但患儿很聪明，学习成绩优良。2016年4月第一次到安定医院儿科就诊，诊断为：①抽动症；②多动症；③阿斯伯格综合征。开了1个月的对症治疗口服药，因家长考虑患儿还在生长发育期，担心药物有副作用，因而始终未予其服用。同年6月到北京大学第六医院儿科就诊，诊断为"社交障碍"。2016年7月到我国台湾省就医，进行了综合评估，仍考虑诊断为"阿斯伯格综合征"，进行了10天左右的感统训练。今年再次行感统训练，家长感觉有效。幼儿在校有时过激言行，例如倒地不起，自述"活着没意思"，老师要求家长陪读。考试时常只作答一半的题目，但准确率极高。平素睡眠较晚，入睡时间长，睡眠过程不安宁、来回翻滚等。为改善上述症状，今日带患儿前来就诊。

查体：舌质红，舌苔黄腻，脉沉滑。

西医诊断：①阿斯伯格综合征；②多动症。

中医诊断：情感障碍（郁证）。

【针方】

首次开始治疗前患儿哭闹不休近20分钟，之后在反复沟通协调后同意接受针刺治疗，为避免针感过强，易于耐受，故选穴不多，取百会、神门、合谷、足三里、三阴交、太冲，留针30分钟，期间运针2次，患儿有得气感。患儿家属下午来电反馈，既往基本不午睡的患儿，当日午睡了2个小时。

二诊（2017年8月12日）：患儿比较配合，基本没有耗时沟通即接受针刺治疗，因其家属诉患儿排便2~3日一次，观舌苔白厚，故针方加用天枢、中脘，余穴同前。

2017年8月13日、28日、30日复诊治疗。

六诊（2017年9月6日）：开学后首次就诊，老师反映其课堂表现明显好转，主动举手回答问题，精神状态较好。鉴于疗效显著，加之新学期的开始，治疗暂告一段落。

按语

本病属于精神类疾患，儿童多见，与自闭症相比，阿斯伯格症患者没有显著的语言迟缓表现，并不完全缺乏理解和表达的能力，不像自闭症患者那么冷漠。患病的孩子经常被认为是"以我为中心""我行我素"。大部分患儿进入学龄期后，就会表现出融入社会和交往朋友的愿望，有正常的语言表达能力，此类患儿的智力常在正常范围，个别患儿的学业能力超出同龄人水平，尤其在识字和算术方面表现优异。

所谓感统训练就是感觉统合训练，人们通常认为感觉是指视觉、听觉、味觉及嗅觉，但实际上人类生存需要的最基本而且最重要的感觉是触觉、前庭觉及运动觉。感统训练就是将人体器官各部分感觉信息输入组合起来，经大脑统合作用作出反应。经过感觉统合，神经系统的不同部分才能协调整体工作，使个体顺利融入环境。为了确保疗效，应提倡一对一的训练。

本案的选方配穴原则仍然坚持以调神为主，既有常规腧穴神门、三阴交为主穴养心宁神，又有合谷、太冲作为神志病的常规用穴，同时选配百脉聚会、穴居巅顶正中、为三阳五会之百会穴。脑为奇恒之腑，主人体的精神活动，而足三里身兼多种属性——五输穴之合（土）穴、下合穴、四总穴等，对于儿童病患来说不可或缺。针对大便燥结不通的问题，选用募穴通腑亦是治本之法。诸穴配合共奏宁心调神、培土通腑之功。特别提示：中医诊病重在四诊辨证，辨病与辨证相结合，不要幻想某些穴可以专治某些西医学的病，所谓寻找对应关系，并不会收到理想的效果。

伽马刀后肢痛

医案

陈某，女，15岁，2023年2月27日初诊。

主诉：四肢阵发性疼痛一年半。

患者于2021年5月无明显诱因出现半身麻木伴头晕，到医院就诊，头颅影像学检查示：丘脑、环池内有异常信号。考虑为"脑血管畸形"，在天坛医院进行伽马刀治疗。治疗后患者出现四肢阵发性触电样疼痛，且剧烈难忍，疼痛发作无规律，神经外科诊断考虑"丘脑痛"，疼痛科诊断考虑"中枢神经痛"，给予普瑞巴林治疗，每日1次，每次1粒，但效果不佳。2023年春节后症状加重，患者自述疼痛难忍，"想拿刀捅自己"，之后求诊于心理医生，心理医生建议配合舍曲林片口服，每日1次，每次半粒，疗效不明显。患者正值高中一年级，疼痛极度影响情绪和学业，2023年2月27日来我处就诊。

查体：意识清醒，对答切题，但显疲惫精神弱，简易疼痛测试结果为7。舌质红，舌苔白，脉沉滑数（脉搏100次/分）。

西医诊断：放疗后神经损伤。

中医诊断：痹证。

此证为瘀血阻络经脉不通，治宜通经活络调血宁心。

【汤方】

羌 活10g	独 活10g	伸筋草10g	鸡血藤10g
当 归10g	茯 神10g	柏子仁10g	五味子10g
天 麻10g	木 瓜10g	青风藤10g	路路通10g
牛 膝10g	苏 木10g	秦 艽10g	炒酸枣仁10g

【针方】

手足十二针，神庭、太阳、神门、太溪、太冲。

2023年3月1日二诊：患者针药治疗后，近两日未再出现疼痛，自述简易疼痛测试结果为0，疗效满意，之后电话追访疼痛未作。

按语

本人十余年来一直进行肿瘤化疗后神经毒性临床研究和治疗，运用针药融合方法治疗，取得满意效果。对于放疗后患者的治疗，本例为首例，相对于化疗而言，放疗对病灶部位的治疗更直接、更精准，但由于病变发生在头颅，因此随之而来的损伤也更直接。本案治疗大法的确立，仍然遵循辨证与辨经相结合，且本着治神调神之目的，汤方中茯神、柏子仁、五味子、炒酸枣仁等宁心安神，住痛移痛，当归、羌活、独活、牛膝、苏木、伸筋草、鸡血藤等疏通气血，调畅经络，天麻、木瓜、青风藤、路路通、秦艽祛风止痛，专治疼痛游走之行痹。

针方中神庭、神门、三阴交宁心安神，除烦解郁，其他腧穴基本都是五输穴、原穴、络穴，调和气血，调畅血脉之功尤著，原穴主脏腑之本，络穴联络表里两经，五输阴阳相合，针药并用，效如桴鼓。本案例再一次说明：针灸的治疗范围是多学科、多领域的，针药融合是治疗顽疾的正确方向和利器，必将引领中医治疗学的不断发展和创新。

治疗篇

第一章　治疗总论

针灸的治疗作用是多方面的，归根结底是调整作用。所谓调整作用是机体在针灸刺激下，使特定的病理变化总是向着有利于机体的方向发生转化，这种作用对于机体的正常生理活动一般无影响，但对于亢进或者低下、兴奋或者抑制等病理性的功能改变，却可使之趋向正常，见图3-1。

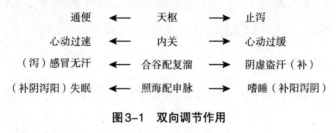

通便	←	天枢	→	止泻
心动过速	←	内关	→	心动过缓
（泻）感冒无汗	←	合谷配复溜	→	阴虚盗汗（补）
（补阴泻阳）失眠	←	照海配申脉	→	嗜睡（补阳泻阴）

图3-1　双向调节作用

针灸的作用也可以称为针灸的效应，这一效应主要是受机体状态（体质的强弱、病情的轻重、病程的长短）、穴位的选择、刺激的质量这三大因素的影响。

第一节　针灸治疗原则

一、补虚与泻实

针灸是通过手法的强弱来实现补泻的不同作用的，一般情况下，较弱（强）的刺激量易于补虚（泻实），但是患者体质的差异和机体对针刺的敏感力不同，对刺激强度的需要也会有显著差别。

例：废用性肌萎缩和神经麻痹引起的肌萎缩同属于虚证。但前者用中、弱刺激即可发挥作用，而后者往往需要用较强的刺激量才能起到补虚的作用。又如：内脏炎症引起的疼痛（肾炎）和功能性绞痛（肾结石）同是实证，但前者在单位时间内的刺激量不能过强（间歇运针），而后者在单位时间内的刺激量要强。

总之，针刺补虚泻实与患者的体质、病情的轻重、针刺的深浅和方向、刺激的轻重、时间的长短以及感应的扩散情况等因素有着密切的联系。

二、清热与温寒

热证用清法，寒证用温法。凡热证针刺应浅刺而疾出，或放血，若热邪入里，热闭清窍，亦可采用深刺久留；凡寒证针刺应深刺而久留，并可酌情加艾灸以温阳散寒，若寒邪在表，壅遏络脉而致肢体痹痛者，也可浅刺疾出。

三、治标与治本

《素问·标本病传论》："知标本者，万举万当，不知标本，是谓妄行。"

标本是一个相对的概念。从正气双方来说，正气是本，邪气是标；从病因症状来说，病因是本，症状是标；从病变部位来说，内脏是本，体表是标；从疾病先后来说，旧病是本，新病是标。

（一）缓则治本

针对病因进行治疗，症状也就自然缓解或消失了，这是最常用的方法。

（二）急则治标

在特殊情况下，标病甚急，不及时解决可影响本病治疗或危及生命，则应采取该原则。

例：对大出血的患者，不论病因为何，均应采取应急措施，先止血治标。待血止后，再治本病。又如：一些慢性病的患者，原有宿疾，复感外邪，当新病较急时，亦应先治新病，待病愈后再治宿疾。

（三）标本兼治

例：因里实不解而阴液大伤，出现腹满硬痛，大便燥结，身热，舌苔焦燥等正虚邪实标本俱急的证候时，治疗应标本同治，清热泻实以治本，滋阴增液以治标。若仅用泻下则有进一步耗竭津液之弊，单用滋阴又不足以泻在里之实热，而两法同用，则泻下实热可存阴，滋阴润燥、增水行舟亦有利于通下，即可达到邪去液复之目的。

四、同病异治与异病同治

此二法在临床运用时，均是以病机为治疗依据的。

（一）同病异治

同一疾病，由于病因、病机不同而分别采用不同的方法治疗。

例：

风寒头痛：祛风散寒——风池、头维、百会、太阳。

肝阳头痛：平肝潜阳——太冲、悬颅、侠溪。

痰浊头痛：化痰降浊——中脘、丰隆。

虚性头痛：益气养血——血海、气海、足三里、三阴交。

（二）异病同治

不同的疾病，由于病因、病机相同而采用相同的方法治疗。

例：对于耳鸣、耳聋、腰痛、癃闭等病证，虽然他们的发病部位及症状截然不同，但是如果病机均为肾气不足，那么在临床上均可选用肾经的穴位及肾脏有关腧穴进行治疗。

五、局部与整体

（一）局部治疗

一般指针对局部症状的治疗而言，亦是腧穴之共有作用。

（二）整体治疗

即针对病因进行治疗。

例：

失眠——神门、三阴交，偏于心脾两虚者可加心俞、脾俞补益心脾。

癫狂——大陵、丰隆、印堂，调气化痰，清心安神。

（三）局部与整体兼治

即重视病因，又重视症状的治疗，二者结合施治。

例： 脱肛——既取长强、大肠俞调节肛门括约肌的收缩力，又取百会益气升提。

总之，针灸治病，要从整体观念出发，掌握好局部与整体的关系进行选方配穴，方可收到较好的疗效。

纵观以上叙述，针灸治疗原则概括如下。

《灵枢·始终论》："脉实者，深刺之……脉虚者，浅刺之。"

《灵枢·阴阳清浊论》："刺阴者，深而留之；刺阳者，浅而疾之。"

具体描述见图3-2、图3-3。

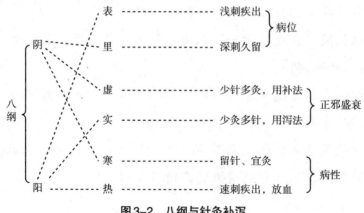

图3-2 八纲与针灸补泻

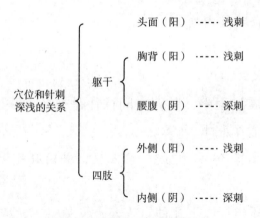

图3-3 穴位部位与针刺深浅

第二节　配穴处方

针灸治病时，腧穴的组成配伍亦应有君臣佐使之别，同时还应注意选用和配合其他施治方法，以期达到《素问·异法方宜论》中所说的"杂合以治，各得其所宜"的目的。

一、选穴原则

（一）近部取穴

近部取穴即在受病的部位，就近选取腧穴进行针灸治疗的方法，此法在临床上应用较广。本法多用于四肢、五官部位的疾患或较局限的症状，临床常用的阿是穴的选用也属本法。

（二）远部取穴

远部取穴即在远离病所部位取穴，本原则多用于内脏疾患，在具体应用时，又有本经取穴和异经取穴之分。

1.本经取穴

疾病属何脏何经，即取该经有关穴位进行治疗。

例：

咯血——尺泽。

牙痛——合谷或内庭。

急性腰痛——水沟。

2.异经取穴

疾病在发展过程中，脏腑之间往往是彼此关联，相互影响的，因此治疗上须统筹兼顾。

例：呕吐属胃肠——中脘、足三里，若因肝气上逆所致则应同取太冲、肝俞。

远部取穴还包括以下几种。

上病下取：耳聋、耳鸣——太溪、太冲。

下病上取：阴挺——百会。

左（右）病右（左）取：面瘫、牙痛——合谷。

历代医家在异经取穴方面积累了丰富的经验，如《肘后歌》中对此的记载，至今仍对临床有指导意义。

"头面之疾针至阴，腿脚有疾风府寻；

心胸有病少府泻，脐腹有病曲泉针。

肩背诸疾中渚下，腰膝强痛交信凭；

胁肋腿痛后溪妙，股膝肿起泻太冲。

阴核发来如升大，百会妙穴真可骇；

顶心头痛眼不开，涌泉下针定安泰。"

（三）对症选穴

即针对个别症状进行治疗的方法。

例：大椎退热，水沟苏厥，神门安神，足三里降逆，阿是穴的运用。

此外，在特定穴中很多穴位均有对应的主治病证。

八会穴（气、血、筋、脉、脏、腑、骨、髓）有各自对应的症状。

五输穴：井主心下满，荥主身热，俞主体重节痛，经主喘咳寒热，合主逆气而泄。

例：

发热——大椎、曲池、合谷。 吞咽困难——天突、内关、廉泉。

昏迷——水沟、十宣。 恶心呕吐——天突、足三里。

休克——百会、神阙、关元。 呃逆——天突、膈俞。

失眠——神门、三阴交。 腹胀——气枢、天枢、足三里。

舌肌麻痹——哑门、廉泉。 癃闭——三阴交、阴陵泉。

流涎——水沟、颊车。 尿失禁——三阴交、曲骨。

心悸——内关、郄门。 便秘——天枢、大肠俞。

心痛——内关、膻中。 脱肛——长强、承山。

咳嗽——天突、列缺。 皮肤瘙痒——血海、曲池、三阴交。

遗精、阳痿、早泄——关元、三阴交。

（四）按神经走行选穴

这是中西医结合的一种取穴方法，按神经分布来选取相应的穴位。

例：

坐骨神经痛——环跳、阳陵泉。

枕神经痛——风池。

三叉神经痛：Ⅰ支——鱼腰、阳白；Ⅱ支——四白、颧髎；Ⅲ支——颊车、下关、夹承浆。

手指病症——正中神经上的内关，桡神经上的曲池，臂丛神经上的相关穴位。

小腿病症——腓神经上的阳陵泉、胫神经上的委中，也可取坐骨神经及骶丛上的一些穴位。

二、配穴方法

配穴是将主治相同或相近似的腧穴配合应用，以发挥其协同作用，使其相得益彰，配穴方法多种多样，分述如下。

（一）单侧配穴法

只取患侧穴位，适用于经络病证（包括痹证、痿证、痛证、麻木等）。

例：面瘫、半身不遂、风湿。

（二）本经配穴法

即某一脏腑经络发生病变时，就取该脏腑经脉的腧穴。

例：

胃火牙痛——下关、颊车，也可取足部内庭。

肾虚耳鸣——肾经太溪、复溜。

（三）表里配穴法

本法是脏腑经脉的阴阳表里关系为配穴依据的。即阴（阳）经的病变，可同时在其阳（阴）经取穴，阴阳两经表现相贯，表里配穴能增强穴位的协同作用。

例：胃病——足三里、公孙。咳嗽——太渊、合谷。

除了一般的表里经穴配用外，古籍中还特别提出原络配穴法。

即某经的病证，取其本经的原穴为主，配用与其相表里经的络穴为辅，以原为主，以络为客，故亦称主客原络配穴法。

例：

肺经病证累及大肠经，取肺之原太渊，配大肠之络偏历。

大肠经病证累及肺经，取大肠之原合谷，配肺之络列缺。

此外，表里配穴还包括表经病证取里经穴、里经病证取表经穴。

（四）前后配穴法

前指胸腹，后指背腰。本法是以前后部位所在的腧穴配伍成方的方法。

《灵枢·官针》："偶刺者，以手直心若背，直痛所，一刺前，一刺后，以治心痹，刺此者，傍针之也。"

俞募配穴法可作为前后配穴的代表。但取穴不限于俞募，其他经也可采用。一般对脏腑疾病来说，配合俞募为近部选穴；对五官四肢病来说，配合俞募是对症选穴。临床上本法可以前后同用，也可根据病情分别选用，或与其他方法配合同用。

例：

胃病——中脘、胃俞。

遗尿、癃闭——中极、膀胱俞。

便秘、泄泻——天枢、大肠俞。

（五）上下配穴法

上指人体上肢和腰部以上的穴位、部位；下指人体下肢和腰部以下的穴位、部位。本法广泛应用于临床。

例：

噎膈——天突、膻中配足三里。

脱肛——百会配长强、承山。

胁痛——期门、肝俞配太冲、侠溪。

滞产——合谷配三阴交。

落枕——后溪配绝骨。

此外，古人提出以八脉交会穴治疗相关奇经八脉的病证。八个穴分属上下肢，应用时可上下配合，是特定穴中典型的上下配穴法。

（六）左右配穴法

即双侧配穴法，有两层含义。

其一，选取左右对称的穴位进行治疗，这是最常用的方法，临床上对于内脏病证一般均左右取穴以加强作用。其二，根据《黄帝内经》所说的"巨刺""缪刺"采用的配穴法，正如《灵枢·九针十二原》所说："巨刺者，左取右，右取左也。"

（七）远近配穴法

即选穴原则中的"近部选穴"与"远部选穴"配合使用的方法。

例：

胃痛——近取中脘、胃脘，远取内关、公孙。

乳少——近取乳根、膻中，远取少泽、内关。

三、临床应用

针灸疗法在临床上可以单独应用，又可与其他疗法配合，作为综合治疗的组成部分。在针灸治疗中，还应根据病情有所选择，使其发挥更好的疗效。针灸的刺激量必须适合机体的机能状态，随时进行变换和调节，以免机体对某一治法敏感性降低而影响疗效。

（一）穴位的更换

穴位各有特性，经过一段时间治疗后，须根据病情作适当调整化裁。调整的原则是：病情较复杂者，急者先治，缓者后治，分次治疗；病情较单纯者，不宜长时间用某一方，须以具有相类似作用的穴位做适当加减，或分几个处方轮流使用。

例：

痿证：①髀关、阴市、足三里、解溪。

　　　②承扶、委中、承山、昆仑。

　　　③环跳、风市、阳陵泉、绝骨。

痹证：①腕部：阳池、阳溪、腕骨、外关。

　　　②肘部：曲池、天井、尺泽、肘髎。

　　　③膝部：犊鼻、梁丘、膝阳关、阳陵泉。

　　　④踝部：解溪、昆仑、太溪。

（二）针具的选用

《灵枢·官针》曰："九针之宜，各有所为，长短大小，各有所施，不得其用，病弗能移。"《灵枢·官能》曰："针所不为，灸之所宜。"《医学入门》曰："药之不及，针之不到，必须灸之。"以上经文说明针法、灸法各有特点，临床上均根据各自特点，参考病情选择使用，或交换使用。

四、针灸处方的变化规律

前文讲了针灸处方的原则、配穴的方法，但仅掌握这些还不够，还必须结合针灸的特点灵活运用，方能在临证时"左右逢源"，疗效确切，即所谓"师其法而不泥其方"。因此，必须掌握针灸配穴处方中的几个较为重要的变化规律。

（一）病有浮沉，刺有深浅

针刺的深浅与针灸作用的正常发挥有着极为密切的关系。因此，在临床应用时，既要考虑针刺深浅所引起的不同效果，又要因病、因时、因人而异，灵活施术。《素问·刺要论》曰："病有浮沉，刺有浅深，各至其理，无过其道。"以上这些内容，对于指导临床实践是非常重要的，而且也是应该切实掌握的。

（二）取穴有主次，施术有先后

处方用穴有主次之分，施术有先后之别，在临床上用同一组腧穴处方，由于施术的先后不同，所产生的效果就各异。一般来说，临床上针灸的施术顺序为：先上后下，先阳后阴。

山东中医学院（现山东中医药大学）张善枕多年前曾报道治疗一例急性胃痛患者，取内关、中脘、足三里，并依此顺序施术，顷刻病减痛止，但在留针过程中给予相反的手法运针，结果其病又作，后又施术如前，才告痛止。由此不难设想，《黄帝内经》指出施治有先后，是有一定实践依据的。我们应该从中吸取经验，否则会影响处方的效果。

（三）针所不为，灸之所宜

针与灸的作用不尽相同，在临床上同一处方由于施针与用灸的作用不同，其效果也有较大的区别。《素问·调经》曰："络满经虚，灸阴刺阳，经满络虚，刺阴灸阳。"这说明针灸的不同作用和针灸的施术应有所区别。因此，临床上应结合两者的不同作用，考虑用针、用灸，或是针灸并施，或是多针少灸，或是多灸少针等，酌情施术。

（四）腧穴处方的加减

处方中的腧穴加减愈灵活，其作用、疗效就愈广泛，举例见图3-4。

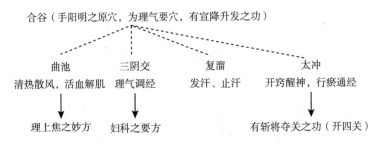

合谷（手阳明之原穴，为理气要穴，有宣降升发之功）

曲池	三阴交	复溜	太冲
清热散风，活血解肌	理气调经	发汗、止汗	开窍醒神，行瘀通经
↓	↓		↓
理上焦之妙方	妇科之要方		有斩将夺关之功（开四关）

图3-4　合谷与不同腧穴配合的不同作用

这些不同的作用产生于腧穴的加减，或因配伍而效专力宏，或因加减变化而治疗面增宽。因此，有时常用处方中的一穴之差，常于功效有千里之别。所以腧穴处方的加减变化是值得研究和重视的。

总之，在临床上形成处方变化的原因是多种多样的，以上四个因素都是对处方作用影响较大的因素。这些因素与中药方剂中药物的剂量、药物的炮制、药物的加减等类似，都有一定规律。因此在临床上必须对此非常熟悉，否则将难以实现针灸治疗的效果。

第三节　特定穴的应用

特定穴是指十四经中具有特殊治疗作用，并有特定称号的腧穴。特定穴的分布如下。

肘膝以下：五输穴、原穴、郄穴、下合穴、八脉交会穴。

躯干部：募穴、背俞穴。

四肢、躯干均有：络穴、八会穴。

一、五输穴

指十二经的井、荥、输、经、合穴，脏腑经络有病均可取之。

（一）如何理解五输穴的脉气流注与经脉走向相矛盾

五输穴的排列顺序既不分阴阳经的差别，也无手足经的不同，一律是自远端向心性排列，气血灌注均为由浅渐深，对于这一点应如何理解？

五输穴均始于四末，向上逐步深入，可用水流来形容这种从小到大、由浅入深的关系。《灵枢·经脉》论述了十二经脉的流注顺序，《灵枢·营气》论述了营气运行的顺序，两者内容是一致的。《灵枢·逆顺肥瘦》概括了这种关系，称之为"脉行之逆顺"，也就是说经脉的走向是有"顺""逆"之分的，而五输穴的排列却不分顺逆。

我认为，两者论述的主要意义不同，前者说的是气血运行循环往复，区分顺逆；后者则是说五输穴的位置和作用，只有从远端到近端的向上联系，不必区分顺逆。关于以四肢末端为"根"的认识，在经脉根结、标本理论中均有论述，用来说明经脉之气在治疗上有上下、内外的远治作用，五输穴能作用于头面部、躯干部病证，其排列方向与根结、标本理论是一致的。因此，《灵枢》中既有从穴位治疗作用提出来的以四肢为根、为本和五输穴的理论，又有从气血运行方面提出来的十二经脉的理论。可以看出，前者说的是脉气流注，后者说的是气血运行和经脉走向，其意义是不相同的。

（二）五输穴的五行属性

根据经气由小到大、由浅入深、由窄到宽的过程，五输穴按照出、溜、注、行、入的顺序向心性排列。阴经受五脏之气，为经气发生的供应者；阳经则需倚仗阴血的供应才能进行生发气化。各经自身的五输穴都是以相生的顺序排列，阴阳经之间各五输穴则为相克的关系。

经脉和腧穴的正常关系应该是阴阳相合、刚柔相济，例如，阳井庚金是阴之乙木之刚，阴井乙木是阳之庚金之柔。（《难经·六十四难》）五输与五行、天干对应关系表见表3-1。

表3-1 五输穴与五行、天干对应关系表

	木	火	土	金	水
阳经	甲	丙	戊	庚	壬
阴经	乙	丁	己	辛	癸

（三）五输穴的配穴规律

临床上常用的配穴方法有两种。

1.本经配穴

根据证候的虚实，结合五输穴的五行属配穴本经的母穴和子穴来达到补虚泻实治疗目的的配穴方法。

例：脾土虚则取脾土母穴大都（荥火）补之；

脾土实则取脾土子穴商丘（经金）泻之。

2.他经配穴

在母子补泻的基础上，结合脏腑的相互联系及五行属性，选取母经或子经的母穴、子穴进行补泻的配穴方法。

例：脾土虚，选取母经（心经）的母穴（荥火穴）少府补之。

胃土实，选取子经（大肠）的子穴（井金穴）商阳泻之。

两种配穴法列表见表3-2。

表3-2　五输穴配穴表

经脉	虚实	本经选穴	他经选穴
手太阴	虚	太渊	太白
手太阴	实	尺泽	阴谷
手少阴	虚	少冲	大敦
手少阴	实	神门	太白
手厥阴	虚	中冲	大敦
手厥阴	实	大陵	太白
手阳明	虚	曲池	足三里
手阳明	实	二间	足通谷
手太阳	虚	后溪	足临泣
手太阳	实	少海	足三里
手少阳	虚	中渚	足临泣
手少阳	实	天井	足三里
足太阴	虚	大都	少府
足太阴	实	商丘	经渠
足少阴	虚	复溜	经渠
足少阴	实	涌泉	大敦
足厥阴	虚	曲泉	阴谷
足厥阴	实	行间	少府
足阳明	虚	解溪	阳谷
足阳明	实	厉兑	商阳
足太阳	虚	至阴	商阳
足太阳	实	束骨	足临泣
足少阳	虚	侠溪	足通谷
足少阳	实	阳辅	阳谷

（四）五输穴的临床应用

1.井穴的应用范围

井穴是阴阳进行交会、转换的部位，是气血运行的终点和起点，可以直接影响本经气血的转化、疏通。因此，刺激该穴具有宣通阴阳，促进行气化血的作用。临床上凡是遇到某经气血的壅盛或闭结都可以通过刺激该经的井穴，达到泻实祛瘀滞，宣痹开结的作用。

例：

隐白——崩漏不止。

少泽——乳汁不畅。

少冲——悲恐喜惊等证。

2.荥穴的应用范围

荥穴大都位于本节，其作用可概括为清热、育阴，所谓"荥主身热"是指治疗伤寒、热病汗不出一类的身热，同时荥穴也治疗阴虚潮热。

3.输穴的应用范围

输穴有益气化湿的作用，"输主体重节痛"是指经气不足、湿邪留滞引起的倦怠、胖满、咳喘、肢体关节疼痛一类证候。

4.经穴的应用范围

经穴位于臂胫之处，经脉已由浅入深，应用经穴治疗，既有针对病所的作用，又有鼓动经脉之气逐邪外出的作用。

5.合穴的应用范围

合穴可调理脏腑，补益经气。凡因脏腑失调出现胀满、逆气、结滞、泄泻等证，使用合穴大多有效。

上述五类穴位的主治病证，是基于它们各自的主治共性讨论的，在一定条件下，井穴有升发脉气的作用；荥穴有养育阴血的作用；输穴有疏泄湿邪的作用；经穴有宣泄疏利的作用；合穴有调节阴阳的作用。

二、背俞穴

背俞穴是脏腑经气输注于背部的腧穴。

（一）背俞穴的理论讨论

《灵枢·背俞》曰："黄帝问于岐伯曰：愿闻五脏之腧，出于背者……皆挟脊相去三寸所，则欲得而验之，按其处，应在中而痛解，乃其输也。灸之则可刺之则不可。气盛则泻之，虚则补之。以火补者，毋吹其火，须自灭也；以火泻之，疾吹其火，传其艾，须其火灭也。"

这一段经文叙述的内容可拆解为以下几点。

1. 阐述了用手按压穴位的诊查方法

凡以手指按压该处，患者感到胀痛酸沉或者原来痛楚得到缓解，便是正确的穴位所在之处。手指按压是确定穴位的手段，也是医者对患者进行经络检查的一种方法。

2. 指出背俞穴在临床应以灸法为宜，不可妄用针刺

"腹如井，背如饼"，针刺背俞穴时切勿深刺，以防刺中要害而发生危险，故要注意针刺深度。但也不能刺而不中，那样等于不刺，故要求取穴准确，针刺深度在1寸以内。

3. 详细介绍了灸法有补泻之分

补法：将艾炷点燃后，熏烤穴位，治疗完毕后，须等燃烧的艾炷慢慢地自然熄灭，不可吹灭艾火。

泻法：将艾炷迅速燃烧，达到治疗效果后，将艾火快速熄灭，以不伤皮肤为度。

（二）背俞穴的临床应用

1. 五脏俞加膈俞

功能：益气固肺，补心健脾，滋肾柔肝，养血安神。

主治：虚损，不寐，月经不调，咯血，便血，妇人脏躁等。

刺法：直刺0.5~1寸。

2. 六腑俞加膈俞

功能：通调腑气，消食利水，疏导经脉，益气养血。

主治：腑气不通，消化不良，腰骶疼痛，六腑热病。

刺法：直刺1~1.5寸。

3. 背部老十针

取穴：脾俞、胃俞、肝俞、胆俞、大肠俞。

功能：健脾益胃，疏肝理气，通调腑气，宽中降逆。

主治：慢性脾胃病。

刺法：直刺1~1.5寸。

在针刺背俞穴时，加艾灸则其补虚作用更强，可治五脏六腑阳虚阴盛之证，有温经散寒、回阳固脱之功能。

三、募穴

募穴是脏腑经脉之气结聚于胸腹部的腧穴。

背俞穴、募穴的位置集中在躯干部，这主要是因为躯干部接近于内脏，和内脏有较为直接的联系，所以背俞穴、募穴是脏腑经气聚结与转输的枢纽，也是内脏与体表病邪出入的孔道。在治疗上，内脏和阴经的疾病，可以针刺腰背部的背俞穴；体表和阳经的疾病，可以针刺胸腹部的募穴，以调整和发挥经气的作用，达到治疗的目的，即"从阴引阳，从阳引阴"的治疗方法。

例：肺经发生病变时，可针刺背俞穴——肺俞；胃经发生病变时，可针刺胃经之募穴——中脘。

这种取穴方法还可用于治疗与脏腑相关的组织器官的疾患。

例：肝开窍于目，针刺肝俞治疗目疾；心开窍于舌，针刺心俞治疗口舌糜烂。

此外，目前在临床上，根据背俞穴与募穴的特点，还可将其运用于诊断方面。

例：胃的募穴中脘有压痛时，诊胃俞时一般也有压痛；又根据他们与经络的关系，在中脘有压痛时，诊查足三里也会有反应。

四、原穴

原穴即人体经络与脏腑之间交通的必经之路，又是人体气血、经络之气汇聚之处。因此原穴和脏腑、经络有着非常密切的联系。所以《灵枢·九针十二原》说："十二原者，五脏之所以禀三百六十五节气味也。"

《灵枢·九针十二原》曰："五脏有疾者，应出十二原，十二原各有所出，明知其原，睹其应，而知五脏之害矣。"从经络现象来看，五脏六腑有病，常在该经原穴处的压痛点有反应。当五脏六腑有病时，取十二原穴，较为敏感，正如《灵枢·九针十二原》曰："凡此十二原者，主治五脏六腑之有疾者也。"

为什么五脏六腑有病都可以取原穴呢？因为原穴为三焦之气运行和留止的所在，原气即脐下肾间动气，是人体维持生命的动力，也是十二经的根本。三焦通行原气以达周身，能促进脏腑的功能。针刺原穴，可调整脏腑的活动，以达到治疗疾病的目的。

（一）原穴的临床应用

1.用于内脏病的治疗

脏腑病，尤其是五脏病可取其原穴治疗。《灵枢·九针十二原》曰："凡此十二原者，主治五脏六腑之有疾者也。"

2.用于脏腑病的诊断

临床常用经络测定仪测定原穴的电位差，以此确定脏腑经络的虚实，可取相应原穴进行治疗，并将该穴作为有关疾病的"定性穴"。

例：心肌炎患者多在大陵上出现压痛；肾炎患者多在太溪上出现压痛。

（二）原穴的应用方法

1. 原络相配

可表现为表里原络相配、同经原络相配等形式。

此法适用于某经有病，兼有表（里）经病证者，具体方法是：某经的病证，先取该经的原穴为主，再配用有关表里经的络穴为辅。因以原为主，络为客，故又称主客原络配穴法。此外，还可根据"初病在经，久病在络"及"久病多虚"之理，分析沉疴痼疾，每每正气耗损，其气血、痰湿等积聚多由经入络。故凡因外感、内伤演变成的多种慢性疾病，在取用原穴的同时，常可配合各本经络穴以协同治疗，均收良效。

例：久咳不愈取肺经之原穴太渊透络穴列缺；心悸、胸闷取心包经之原穴大陵透络穴内关。

2. 脏腑原穴相配

此为五脏原穴与六腑原穴阴阳上下的配穴法，适用于内脏有病而症状主要反映在体表器官的病变。从部位上讲，内为阴，外为阳。阴经经穴主治偏重内脏疾患；阳经经穴主治偏重体表疾患。在内脏有病主要反映在体表器官的情况下，取阴经原穴的同时，需要配以阳经原穴以增强疗效。

例：阴虚肝旺所致的头晕目眩，或郁怒伤肝之手足拘挛，其病位主要责之于肝，症状大都反映在头目及四肢，故取肝之原太冲，配大肠之原合谷，二穴相合，阴阳上下，称"四关"，是临床上常用的一种有效的配穴方法。

五、络穴

络穴是络脉由经脉别出部位的腧穴，也是表里两经联络之处。

（一）十五络脉的内容

《灵枢·经脉》所记载的十五络是十二经之络加上任络、督络和脾之大络。《难经·二十六难》所记载的十五络为十二经络加上阴跷之络、阳跷之络和脾之大络。

足太阴脾经已有络穴公孙，为何又有脾之大络——大包呢？

公孙是四肢部的络穴，别走于阳明，沟通足太阴与足阳明表里两经。而大包是躯干部的络穴，通于"脏"，布胸胁，实则身尽痛，虚则百节皆纵，突出了脾与四肢百节的联系，所以称之为"大络"，是为了与四肢之络相区分。此外，人体前有任络，沟通腹部经气；后有督络，沟通背部经气；侧有脾之大络，沟通胸胁部经气，加上四肢部的十二络，使人体上下左右、内外前后组成一个有机整体。所以，足太阴脾经既有四肢部的一络，又有躯干部的一络。十五络脉对全身无数细小络脉起着主导作用，细小分支称为"孙络"；分布于皮肤表面者称"浮络"；在浮络中能见到的细小血管则称为"血络"。

（二）络脉的生理功能

1.加强十二经脉表里两经的联系

络脉无固定的络属关系，其主要作用是沟通表里两经，具体的联络途径是阴经络脉走向阳经，阳经络脉走向阴经，阴阳经的络脉相互交通，从而进一步加强了表里经的双重联系。

2.统率作用

十五络脉是络脉体系之主体，对全身的浮络、孙络及血络起主导和统率作用。

例：任之络有统率腹部诸阴经络脉的作用；督之络有统率头背部诸阳经络脉的作用；脾之大络对血络有统率作用等。

3.输送气血

络脉从大到小，分成无数细支遍及全身，故可营养和濡润组织器官，维持人体正常生理活动。《灵枢·经脉》："卫气先行于皮肤，先充络脉。"所以络脉是营卫气血能够在全身内外渗透灌注的重要通路。

六、郄穴

郄穴的名称和位置，首载于《针灸甲乙经》，共16个。除胃经的郄穴梁丘在膝上以外，其余均分布在肘膝关节以下。

（一）郄穴诊察疾病的方法

由于许多疾病可在郄穴上有反应点，故可用此来诊察疾病。

例：

急性胃痛——梁丘有压痛。

胆腑病——外丘有压痛。

心悸——郄门常有压痛。

（二）郄穴的主治特点

郄穴多用于脏腑经络的急性病证，阳经郄穴多治急性疼痛，阴经郄穴多治血证。

1.阳经郄穴多治痛证

梁丘——胃痛。　　　　养老——肩背痛。

会宗——肌肉痛。　　　外丘——胸胁胀痛。

金门——头风头痛。　　阳交——喉痹、膝痛。

跗阳——腰痛。　　　　温溜——上肢痛、压痛。

2.阴经郄穴多治血证

孔最——咳血、吐血。　　地机——癥瘕、月经不调、便血、崩漏。

阴郄——吐血、衄血。　　郄门——衄血、呕血、唾血。

中都——崩漏、恶露不绝。水泉——月经量少、闭经、崩漏。

筑宾——小儿胎疝。　　　交信——赤白漏血、月经不调、闭经。

七、八会穴

八会穴具有治疗八类疾病的作用。

1.脏会章门

章门为肝经腧穴，脾之募穴，故章门与心脾关系甚密。章门位于横膈之下，上临于肺，下居肝肾，故上可治肺之痰饮，下可医肾之水肿。脾胃为升降之枢纽，升降适宜，气血调达，五脏之疾可愈。章门尤以治肝、脾疾患为重点。

2.腑会中脘

中脘为胃、小肠、三焦经的交会穴，说明中脘与三者关系密切。中脘为胃之募穴，又正当胃的部位，有调节脾胃的功能，六腑以通为顺，中脘可升清降浊，保证六腑正常功能。

3.髓会绝骨

绝骨为胆经穴，胆经"主骨所生病"，骨与髓同源，骨赖髓以滋养，因脑为髓之海，故该穴为治脑病的主穴，有补肾健脑之功，多用于治疗中风、半身不遂。

4.筋会阳陵泉

阳陵泉为胆经穴，又是胆经之下合穴，主治腑病，而肝与胆相表里，肝主筋，故该穴与筋有密切的关系。再者，该穴位于膝部，足三阴、足三阳经筋结聚之处，该穴同时有舒筋活络、通利关节的作用。

5.骨会大杼

大杼为足太阳膀胱经之穴，具有强健筋骨之功，可用于骨病的治疗，诸如上肢瘫痪、颈项强、腰背痛、膝痛不可屈伸等。

6.血会膈俞

膈俞位于膈部，上有心肺，下有肝脾。心居上焦而主血，肺为胸中而朝百脉，脾胃位居中焦，为生化之源，脾统血，肝藏血，故从位置上，膈俞与心、肺、肝、脾关系密切。此外，该穴为治疗血证的总穴。

7.气会膻中

膻中作为气穴，其原因可从四个方面理解：①膻中属任脉，位于胸部正中，属肺之范围，肺主一身之气，故凡肺气不宣或肺失肃降之证均可取之；②肺主气，朝百脉，膻中为心包之募，可调气活血，益气通脉，治疗心痛；③三焦与心包相表里，三焦行一身之气化，膻中可治疗肺气上逆之咳喘，胃气上逆之呕吐、呃逆，水气凌心之心悸、胸闷；④足厥阴肝经布于胸，肝气郁结引起的病证也可取该穴治疗。

8. 脉会太渊

太渊为肺经穴，具有理气、通脉、活血的功效，主治胸痹、脉涩、喘息等心、肺有关病证。还可治疗血脉痹阻引起的无脉证，血脉失于固摄引起的咳血、呕血等证。近来临床上用该穴治疗半身不遂之中风病，以通脉调经。

八、八脉交会穴

八脉交会穴与奇经八脉存在着特殊的交会关系，有调节十二正经和奇经八脉的作用，治疗范围广，主治全身疾病，作用显著，为临床所常用。在大多数情况下，以上下肢配合应用较好，具体配合方法如下。

1. 内关与公孙

内关是手厥阴心包经之络脉，通于阴维脉，手厥阴心包经循行于胸胁，有调节三阴经的作用。因此，内关可维系三阴经，主治心、肝、脾胃病证。公孙是足太阴脾经之络，通于冲脉，冲脉循行于腹、胸、咽喉等部位，和胞宫、足阳明胃经、足少阴肾经等相联系，为"十二经之海"，可用于治疗胃、心、肝、脾胃病证。

根据"经脉所通，主治所及"的原理，内关、公孙相配在治疗上有协同作用。可治疗胃、心、胸、肝、脾病证。

2. 外关与足临泣

足临泣是足少阳胆经之穴，通于带脉，带脉约束诸脉，在十四椎与肾相联系。因此，足临泣可治疗筋脉弛缓证、筋脉拘紧证、胁肋胀痛和风邪引起的各种病证。外关是手少阳三焦经之络穴，通于阳维脉，阳维脉循行于下肢外侧、胁肋部、头部，和少阳经、太阳经、督脉相联系。

足临泣与外关同属少阳经，两者相配有协同作用，主治肝、胆、肾及外感风邪引起的各种病证，又治经脉所过之目外眦、颊、颈、耳后、肩的病证。

3. 后溪与申脉

后溪是手太阳小肠经之穴，通于督脉，督脉循行于后正中线，与诸阳经相联系。申脉是足太阳膀胱经之穴，通于阳跷脉，阳跷脉循行于下肢外侧、胁肋部、目内眦，入络于脑，与足少阳胆经、阴跷脉相联系。

后溪与申脉同属太阳经，两者相配有协同作用，主治心、脑、太阳经病证。

4. 列缺与照海

列缺为手太阴肺经之络穴，通于任脉。照海属足少阴肾经，通于阴跷脉，阴跷脉为少阴之别，行于下肢内侧，经腹、胸、咽喉，会于目内眦，所以照海主肝、肾、肺、心之病证。

列缺与照海相配，因其联系部位基本相同，故有协同作用，主治肾、肺、心、膈、喉之病证。

九、下合穴

下合穴，又称六腑下合穴，是根据《灵枢·邪气脏腑病形》"合治内府"的理论所提出的。因大肠、小肠、三焦三经在上肢上原有合穴，而六腑的下合穴均在下肢，为了加以区分，故以"下合"命名。

（一）六腑出于足三阳

胃、胆、膀胱三者构成足三阳经，其下合穴和合穴相同，故易理解。下面着重讲手三阳经。

《灵枢·本输》曰："大肠、小肠皆属于胃，是足阳明也。"大肠、小肠皆承受从胃腑传化而来的水谷之气，在生理上有着直接的联系。而且三腑在解剖上是相连接的，小肠主受盛，大肠主传导，皆在胃之下。由此说明，足阳明胃经与大、小肠有密切关系。因而大、小肠的下合穴皆在足阳明胃经上。《灵枢·本输》曰："三焦者……属膀胱"；"三焦下俞，出于腘中外廉，名曰委阳，是太阳络也"。三焦为决渎之官，水道出焉，主通行三气；膀胱为州都之官，主藏津液。二者参与水液的调节，故三焦与膀胱关系尤为密切，因此便将三焦的下合穴列在足太阳膀胱经上。

（二）六腑为何要"上合于手"

"上合于手"即指大肠上合于手阳明，小肠上合于手太阳，三焦上合于手少阳。因六腑均位于腹部，故除下出于足三阳之外，还有"上合"于手三阳的关系，从六腑与六阳经的关系来分析，其与足三阳的联系是主要的，与手三阳的联系是次要的。"上合于手"是指足三阳与手三阳相合，是经脉之间的扩大联系。下合穴治疗六腑病，特别是对急腹证均能起到即刻缓解疼痛的作用，为针灸治疗急腹症提供了理论依据。

十、交会穴

交会穴具有主治范围广泛的特点，不但能治疗本经的疾病，还能兼治其所交会经脉的疾病。如三阴交属足太阴脾经，肝、肾经又在此交会，所以它能治疗足三阴经的病证。大椎是督脉经穴，又与手足三阳经相交会，故其既可治疗督脉的疾患，又可治疗诸阳经的疾患。此外，风池、风门、中脘、申脉、照海、关元、中极等，都是主治范围非常广泛的交会穴。

第二章 治疗各论

融入名家经验是治疗篇的一大特色。为了拓展治疗方法，在不同疾病中将不同医家的治疗方法、选穴特点及组方经验有机融合，力图让读者耳目一新，既拓宽了视野，又节省了时间，达到事半功倍的效果。这种内容的组合方便了读者，可以使他们利用有限的时间了解更多的内容，为临床实践提供了很多信息。这样编排的优势就是使读者对某个疾病的针灸治疗有比较全面的了解，能根据临床不同情况进行选取。

横向贯穿是本篇又一大特色。针灸临床的特点是病种多，各个系统疾病的患者都会寻求针灸的治疗。对于一名优秀的针灸医生来说，对于疾病的了解必须是全方位的，其认知不必精深但必须广泛，尤其是中医的病症更多的时候只是一个症状，因此，要求针灸医师的专业视野一定要广要宽。为此，在治疗各论中我刻意强化了这一点。

以上内容可以使学生对所学知识有一个横向的贯穿，使他们在学习和实践中善于总结、寻找规律，以提高临证能力。目前来针灸科就诊的患者所患病种很杂，故对医生的诊断水平有较高的要求，特别是对西医疾病的诊断知识要有基本的掌握和了解。

第一节　内科病证

一、中风

（一）概述

中风作为一个病名首见于《灵枢·邪气脏腑病形》，又称为"大厥""薄厥""偏枯""风痱"等。中风在西医学中属脑血管疾患，常见于脑出血、脑梗死、脑供血不足等。

1.特点

中风是临床最常见的急性病之一，因其发病急骤变化迅速，与自然界之风邪"善行而数变"的特性相似，古代医家遂类比而命名为"中风"，又因其发病突然，亦称之为"卒中"。

2.主症

以猝然昏仆、不省人事、口眼㖞斜、语言不利、半身不遂或未曾昏仆但以半身不遂、口㖞为主症。

3.名称鉴别

《伤寒论》中多次出现"中风"一词，应注意与本节所讲之中风鉴别。《伤寒论》中的中风是太阳表证的一种，该证因素体卫气不固，感受风寒之邪，导致营卫失调而发病。两者名同质异，在阅读古代文献时应注意鉴别。

（二）沿革

关于中风的病因，唐宋以前多以"外风"立论，《金匮要略》据其病因为风云："风之为病，当半身不遂。"自唐宋以后对中风有了新的认识，为区别各种外风而致的真中风证，如面瘫、外感、肢痛等，将上述卒中列入"内风"范围，称为"类中风"，简称"卒中"。金元四大家将其病因大致分为风、火、痰、虚四种。清代王清任对本病以瘀血而论，治以活血化瘀之法，往往取效，故后世多将中风的病因概括为风、火、痰、虚、瘀五种类型。

（三）辨证

1. 经络辨证

临床按其病位深浅及病情轻重，分为中经络及中脏腑两大类。这种分类方法首见于《金匮要略》："邪在于络，肌肤不仁；邪在于经，即重不胜；邪入于腑，即不识人；邪入于脏，舌即难言，口吐涎。"中经络者病情较轻，多为头晕、手足麻木、口眼㖞斜、语言謇涩、半身不遂。中脏腑者，病情危急、突然仆倒、不省人事，半身不遂。若伴牙关紧闭、舌强失语、面赤气粗，双手紧握，此为闭证。更有甚者目合口开、鼻鼾息微、手撒尿遗、四肢厥冷，此为脱证，预后不良。

2. 病因辨证

本病产生机制颇为复杂，病因多与虚、风、火、痰、瘀五大因素有关，且与心、肝、肾三脏阴阳失调有十分密切的联系，加之忧思恼怒、劳累过度，以致风火相煽，心火暴盛，肝阳上逆；或因饮食不调，暴食肥甘以致脾虚痰热化火生风，蒙蔽清窍致上实下虚、气血逆乱、阴阳不能维系的危急之候。急症期过后，气血瘀滞，经脉不通，经筋拘挛而导致偏瘫久治不愈。

（1）诱因：忧思、恼怒、房劳。

（2）病因：

①虚：正气不足，脉络空虚，风邪侵袭，年老体弱，阴阳失调。

②风：肝阳暴张，阳化风动。

③火：五志过极，心火暴盛，暴怒伤肝，肝阳暴动。

④湿：饮食不节，脾失健运，聚湿生痰。

3.中医学辨证

（1）虚证：头目眩晕、纳呆、尿频、失眠多梦、喜卧少动、半身不遂。

（2）风证：突发头晕、头痛、肢体麻木、头面及舌头麻木、半身不遂。

（3）火证：头痛、头晕、面红目赤、口渴、尿黄、半身不遂。

（4）痰证：肢体偏瘫、静而不烦、体多肥胖。

（5）瘀证：突发偏瘫、肢体疼痛、口唇瘀斑。

4.西医学辨证

（1）缺血性

1）脑梗死：多在睡眠中、夜间发病，此时血流相对缓慢（睡眠时血压较白天下降约10%）。血管壁增厚，管腔变小，血液黏稠度增加，血流缓慢（血小板与纤维蛋白易于沉积）而致脑血管梗死。

2）脑栓塞：由于异常物体（固体、液体、气体）沿血液进入脑血管造成血流阻塞，而发生脑栓塞。常见于风湿性心脏病、心房颤动、心肌梗死、羊水栓塞、静脉注射排气不彻底。

（2）出血性

1）脑出血：活动用力、便秘努力排便、发怒时易发病，血压骤升血管破裂而致出血。

2）蛛网膜下腔出血：多为颅内动脉瘤、脑血管畸形等破裂，血液流入蛛网膜下腔。

3）动脉硬化：动脉硬化后血管脆性增加，血压骤升（用力、发怒等），导致血管破裂。

（四）分型

1.中医学分型

根据有无昏迷分为两大类。

（1）中经络：表现为半身不遂，口角㖞斜。病机为正虚不固，风邪乘虚入中经络，气血痹阻，运行不畅，筋脉失养。

（2）中脏腑：突然昏倒，不省人事。

1）闭证：牙关紧闭，两手紧握，二便不通。

①阳闭：肝风内动气血上逆，风火相夹，上蔽清窍，面赤，口臭，身热气粗，舌红苔黄，脉数。

②阴闭：风夹湿痰，上壅清窍，面白，痰涎壅盛，四肢欠温，舌苔白，脉滑缓。

2）脱证：元气衰微，阴阳离决，目合口张，手撒遗尿，脉微欲绝。

2.西医学分型

（1）缺血性——脑梗死

1）大脑前动脉（支配额叶顶叶）：以下肢重为主，可有吸吮反射，强握现象，嗅觉障碍。

2）大脑中动脉（支配内囊基底节）：以上肢重为主，可有三偏征（偏瘫、偏盲、偏身感觉障碍）。

3）大脑后动脉：症状较轻。

（2）出血性

1）脑出血：

①内囊出血：三偏征（偏瘫、偏盲、偏身感觉障碍）。

②脑桥出血：针尖样瞳孔，交叉性瘫痪，构音困难。

③小脑出血：枕部剧痛，呕吐，水平性眼震，平衡障碍，无肢体瘫痪。

④脑室出血：肢体阵发性强直性痉挛，呕吐咖啡色物，柏油便。

2）蛛网膜下腔出血：剧烈头痛呕吐，多伴有血压升高，一般无肢体瘫痪。

（五）治疗

对于中风，急性期发作治疗宜早不宜迟，选穴宜少不宜多。急性期发作多以强通放血配以微通毫针治疗；恢复期多以微通毫针治疗；后遗症期多以微通毫针配以温通火针灸法治疗。

急性期取穴多用四神聪、十宣、井穴、金津、玉液、合谷、太冲等穴。四神聪位于头之巅顶，令其出血，可使上逆血气下降，暴张之阳得平，瘀滞经脉通畅。方法多以三棱针点刺出血，其出血量宜多。神志意识不清者取井穴点刺出血，调和阴阳之气以醒脑开窍；身热面赤者取十宣点刺出血，以泻其经脉气血之热；语言不清者应以金津、玉液点刺出血，自尽为度，以通利舌脉气血瘀滞。毫针针刺合谷、太冲，施用泻法，以开四关之经气，使周身气血调达，经脉通畅，可每日治疗1~2次。如病情危笃，发病急骤，其症手撒遗尿、鼻鼾、口张、目合、瞳仁散大，此为脱证，则应急予灸法治疗。

急性期过后症状稳定时，根据病情之虚实寒热选用不同的腧穴，给予微通法毫针持久治之，不能操之过急。虚证多选太溪、太冲、气海、足三里等，以阴经腧穴为主；实证多用环跳、阳陵泉、曲池、合谷、绝骨、四神聪等，以阳经腧穴为主，加强通经活络之作用。同时施以补泻手法，给予适当的刺激量，宜守方而治。

中风的产生，不论脑出血或是脑梗死，虽然病因及机制各有不同，但究其根源，经络瘀而不通是最根本的病机所在。经络是运行气血的通路，气血是荣养四肢百骸、五脏六腑的物质。在生理上气血相互依存，"气为血帅，血为气母"，两者相互为用。无论何种病因，最终不外乎导致经络气血不通，经气瘀滞。因此，采用强通法——强制经脉通畅的放血方法是治疗中风急性期发作的重要一环。气行则血行，血行则气畅，气血通畅而达到清心开窍、平肝潜阳、滋阴息风、通经活络的效果。

　　脑卒中在急性期过后半年仍然遗留症状称为中风后遗症，中风后遗症临床较难治疗，常使人丧失工作能力，甚至生活不能自理。中风后遗症患者患侧上下肢多肌张力高，迈步困难，关节屈伸困难，手指不能伸开，形成"挎篮""划圈"姿态。中医学认为四肢拘紧，屈伸不利实属经筋之病，多为寒凝脉阻，气血瘀滞，经筋失荣以致拘紧不伸、肿胀不用等。

　　治疗中风后遗症主要采用温通法和微通法。火针是治疗经筋病最好的方法。首先要根据其应刺部位选择粗细相当的火针，要求将针烧红、烧透，趁针具极热之时迅速刺入皮肤肌肉，随即拔出即可。其选用腧穴多以局部阿是穴为主，配用相应经穴。例如：肩关节疼痛僵硬、肘关节疼痛僵硬发紧，应用火针速刺阳明经循行部位；指关节肿胀僵硬不能伸屈应用火针速刺掌指关节、指关节、八邪及阳经循行部位；不能抬步、膝关节活动不利，可用犊鼻及局部腧穴。除火针温通病变局部腧穴外，太溪、太冲、环跳、听宫、阳陵泉、合谷等穴位亦可酌情选用。太溪、太冲可培本补益肝肾，使气血有生化之源；环跳为人之躯体贯通上下阴阳气血之大穴，可疏导周身气血，以阳行阴，以中而行上下，是通畅气血经脉的主要腧穴，针刺时针感要麻窜至下肢，针感不宜过分强烈；听宫是手太阳经腧穴，相续足太阳经，太阳主筋，太阳经气通达，周身经脉得以充润；听宫的应用源于长期临床经验的总结，与环跳合用可通畅全身气血经脉，是治疗中风急性期中经络与中风后遗症的腧穴之一。中风后遗症病情顽固，治疗除掌握上述要点外，坚持守方而治是很重要的，只要取穴正确，就不能频繁更换穴法，且不可急于求成，否则欲速不达。

　　1.常规治疗

　　（1）中经络

　　①半身不遂：疏通经络，调和气血，以阳明经穴为主，辅以太

阳、少阳经穴。初病宜泻，单针患侧；久病宜补，可针双侧。

②口角㖞斜：祛风牵正，通经活络，以阳明经穴为主，酌情辅以他经穴位。

［方解］阳主动，肢体运动障碍病在阳，口角部是阳明经脉所过之处，阳明为多气多血之经，阳明经气血通畅，正气旺盛，则运动功能易于恢复，故取穴以阳明经穴为主。

（2）中脏腑

1）闭证：开窍启闭。

①阳闭者取督脉、十二井穴为主，用泻法、放血。

［方解］井穴放血，接通三阴、三阳经气，协调阴阳之平衡，具有开闭泄热，醒脑开窍的作用；督脉连贯脑髓，水沟是其要穴，泻之能改善督脉气血的运行，以收启闭开窍之效。

②阴闭者针中脘、丰隆、水沟。

［方解］中脘胃之募，丰隆胃之络，共奏健脾化痰祛湿之功。

2）脱证：回阳固脱。取任脉穴，大艾炷灸，壮数宜多。

［方解］任脉为阴脉之海，根据阴阳互根的原理，元阳外脱，必以阴救阳。关元为任脉与足三阴经之交会穴，三焦元气聚会之处，并联系命门真阳，为阴中含阳之穴，重灸有壮元阳复脉之效；神阙位于脐中，为真气所系，故二穴同用回阳固脱。足三里益后天之本，加强气血的运行，可以使正气早日恢复。

2.手足十二针法（王乐亭经验方）

本方精选五输穴而成，为治疗半身不遂的首选方。

［处方］曲池、内关、合谷、阳陵泉、足三里、三阴交，双侧针十二针，故名。

［方解］曲池为手阳明大肠经的合穴，气血流注于此，阳明为多气多血之经，肺与大肠相表里，故能调理肺气，宣气行血，搜风透邪，凡经络客邪，气血阻滞，均可取之；合谷为手阳明大肠经

之原穴，原气是推动人体生命活动的基本动力，亦是推动经络进行各种生理活动的动力，与曲池合用，可加强行气血、通经络的作用；阳陵泉为足少阳胆经合穴，八会穴中的筋会穴，胆与肝相表里，肝又主筋，此穴可舒筋利节；足三里为足阳明胃经之合穴，且为土穴，又为土中之真土，脾胃相表里，主水谷之运化与受纳，为气血生化之源。以上四穴均为阳经穴，且均为特定穴。根据"阴阳互根""孤阴不生，孤阳不长"的理论，又可选用内关、三阴交两穴。内关为手厥阴心包经的络穴，通三焦，有通调三焦气化的作用，且心包为心之外围，代心受邪，代心行令，故内关有通脉活血之效；三阴交为肝、脾、肾三经之交会穴，补脾中兼顾肝肾之阴，肝藏血、脾统血（化源）、肾藏精，精血互生，故有培补精血，益阴固阳之功，与阳陵泉、足三里相配可调节足三阴经与足阳明、足少阳经之气血阴阳。六穴相伍，可达行气活血，通经活络，舒筋利节之功。

［组方特点］

（1）穴位均在肘、膝以下，操作上简便易行，患者易于接受，且能避免伤及内脏。

（2）穴位少而精，运用起来较灵活，利用五输穴的特殊作用，可单独运用，也可组合用于其他治疗方案之中。

（3）此方除用于半身不遂外，还可用于痿痪、痹证等病。

3.十二透刺法（王乐亭经验方）

本组处方均行长针透刺，强刺，适用于中风日久，出现肌肉萎缩、痉挛等顽固病症，功能通经活络，舒筋利节。

［处方］肩髃→臂臑、腋缝→胛缝、曲池→少海、外关→内关、阳池→大陵、合谷→劳宫、环跳→风市、阳关→曲泉、阳陵泉→阴陵泉、绝骨→三阴交、丘墟→申脉、太冲→涌泉。

［透刺要点］

（1）掌握好适应证：主要是针对病程日久，病情顽固，难以治疗的病症。

（2）正确理解透刺的功能：透刺可通经活络，调补气血，舒筋利节，穴位选择患侧。

（3）补泻手法要适宜：透刺的刺激量大，如使用不当，易伤气血，所以体虚时应在进针后首先使之得气，然后再透刺到对侧穴位，体壮证实者可直达对侧穴位。

4.督脉十三针方（王乐亭经验方）

［处方］百会、风府、大椎、陶道、身柱、神道、至阳、筋缩、脊中、悬枢、命门、腰阳关、长强。

［方解］本方多用于病程已长，功能仍未完全恢复的中风患者，其创方用意在于强腰壮脊，补肾助阳，以促进中风瘫痪患者早日康复。

5.老十针方（王乐亭经验方）

［处方］上脘、中脘、下脘、气海、天枢、内关、足三里。

［方解］本方目的在于健脾胃，促运化，临床多用于由于长期卧床而导致食欲不振、肢体功能恢复不全的患者。

6.三棱针放血方（贺普仁经验方）

［处方］百会、四神聪、十宣、十二井等穴。

［方解］中风病位在脑，百会、四神聪均位于头部，以三棱针点刺出血，可泻其气血并逆于上的邪热及其瘀滞现象，况百会及四神聪均有镇静安神之效，可减少中风中脏腑之闭证的躁动现象；十宣、十二井均位于四肢末端，具有泻热开窍，镇静安神之功。总之，三棱针放血法的主要作用为清热泻火，镇静安神。

7.火针疗法的应用（贺普仁经验方）

［处方］肢体关节的阳侧面。

［方解］由于肢体关节的功能长期不能恢复，而形成关节只能屈而不能伸的状态。以火针刺于关节的阳侧面，可缓解肢体关节的拘挛状态，即所谓舒筋利节的作用。适用于肌张力高的患者。

8.补中益气方（周德安经验方）

［处方］百会、中脘、气海、太渊、足三里、三阴交。

［方解］李中梓认为，中风病机为本虚标实。我科国家级名老中医周德安主任据此以扶正健脾为治则创立此方。百会位于巅顶，具有升提阳气，鼓动全身之气的作用；气海为人体元气之海，主人体一身之气；两穴合用，益后天之气，补先天之气，以其达到以气带血之目的。太渊为肺经原穴，又为八会穴中的脉会穴，肺主一身之气，血液在脉管中运行，补太渊既可益气补血，又可行气活血。中脘为胃之募穴，又为腑会穴，可健脾胃而益后天之气；足三里为胃之合穴及下合穴，是人体强壮穴之一，有补益人体后天之本的作用；三阴交为脾经穴，是足三阴经的交会穴，临床用之偏于治血，血虚可补，血瘀可通。三者补益脾胃，益气培本。后天之本强壮，气血化源充盛。诸穴相伍，可共奏益气养血，通经活络之效，多用于气虚血瘀的中经络患者。

9.醒脑开窍方（石学敏经验方）

［处方］

①主穴：内关、水沟。操作时先刺内关1~1.5寸，用泻法，行针1分钟后刺水沟5分，用雀啄法至流泪或眼球湿润为度。

②配穴：委中进针1~1.5寸，用泻法，提插到患者下肢抽动3次为度；三阴交向后斜刺1~1.5寸，用补法，提插到患者下肢抽动3次为度；极泉、尺泽直刺1~1.5寸，用泻法，提插到患者下肢抽动3次为度。

［方解］水沟调督脉，使阳经上亢之风痰气火得以清泄；内关开窍启闭，疏通气血，二穴共用息风豁痰，醒脑开窍。据脑电图、

脑血流图观察，本组配穴有镇静、解痉、降压、促苏的作用。

10.解语方

［处方］

①廉泉、天容、内关、通里、照海。

②风府、哑门、风池、翳风。

两组穴可交替使用。

［方解］上述两组穴中的廉泉、天容、风府、哑门、风池、翳风均位于颈项部，是舌根部的邻近穴，具有解语通络之功；内关为心包之络穴，有宽胸利膈，开窍解语之效；通里为心经络穴，照海为肾经穴，心肾二经循行均与舌相关，为舌强不语之常用穴。

11.理气化痰方

［处方］中脘、内关、丰隆、公孙。

［方解］中脘为胃之募穴，脾与胃相表里，脾胃功能失运，则易聚湿生痰，中脘可健胃而化痰；痰湿之邪阻遏胸中则胸闷，内关具有化痰理气，宽胸利膈之功；丰隆为历代医家所喜用的化痰通便验穴；公孙为脾之络穴，有健脾和胃，理气化痰之效。临床多用于风痰阻络型之中风。

12.启闭方

［处方］水沟、内关、涌泉。

［方解］水沟醒脑开窍；内关为心包之络穴，痰浊上蒙，内关强刺可达启闭之功；涌泉为肾经井穴，与其他井穴相同，既具镇静安神之功，又有宣窍启闭之效。三穴相伍，均行强刺，可治疗中风昏迷、不省人事而又躁动不安的患者，因此称其为启闭方。

13.通便方（用于实证）

［处方］阳陵泉、足三里、丰隆。

［方解］阳陵泉为胆经合穴，足三里为胃经合穴，合治内腑，由于内腑郁热，兼之活动不能，形成便结，故以其合治之，可获良

效；丰隆为古今医家常用的通便泻热之经验效穴。三穴合而用之，可治疗较顽固之大便秘结。

14.回阳固脱方

［处方］神阙艾炷灸5~7壮、关元艾炷灸5~7壮、足三里温针灸。

［方解］神阙、关元均为人体元气汇聚之所，灸之有回阳固脱之功，足三里温针灸可补益后天之气，以达助先天之阳的效力。三穴相伍，共用温补之法，可望力挽将脱之阳气，以救阳将辞人世之体。

（六）预防

病情严重，中风变化较快，一部分患者预后不佳。有些患者虽然经过抢救后遗症亦往往不能很快恢复，且有复发可能，故当注意治未病。部分患者有中风先兆，当加强预防。

中风先兆：眩晕、肢麻、疲乏。正如《证治汇补》所言："平人手指麻木，不时晕眩，乃中风先兆，须预防之，宜慎起居，节饮食，远房帏，调情志。"

二、眩晕

（一）概述

眩晕作为一个症状，可见于不同年龄段的人群。眩指眼花，晕指头晕，轻者闭目则止，重则如坐舟船旋转不定，二者常并见，临床上的表现因疾病的不同而各有差异。西医学中的内耳性眩晕、高血压病、动脉硬化症、贫血、神经官能症以及某些脑部疾患等可出现眩晕。

（二）病因辨证

1.中医学辨证

关于眩晕的病因，古代医籍历来论述颇多，《黄帝内经》中有"诸风掉眩，皆属于肝""髓海不足"等记载，朱丹溪有"无痰不作眩"的主张，张景岳则强调"无虚不作眩"。总因素体虚弱，病后体虚，忧思恼怒，气郁化火，风阳升动，过食辛辣肥甘，脾失健运等，而致肾精亏损，气血不足，风阳上亢或痰湿中阻、清空失养，眩晕发作。

（1）肝阳上亢

素体阳盛，肝阳上亢，或因忧郁恼怒，气郁化火，风阳升动，上扰清空而发；或肾阴素亏，不能养肝，致肝阴不足，肝阳上亢而发。症见：眩晕耳鸣，头痛目胀，急躁易怒，多因烦劳和恼怒而头晕，口苦，舌红苔黄，脉弦。

（2）气血亏虚

久病不愈，耗伤气血，或失血之后，或脾胃虚弱不能化生气血，以致气血两虚，脑失所养而发。症见：动则加剧，劳累即发，面色苍白，唇甲不华，心悸失眠，神疲懒言，舌质淡，脉细弱。

（3）肾精不足

先天不足，肾阴不充，或年老肾亏，或房劳过度，使肾精亏耗，髓海不足，上下俱虚而发。症见：神疲健忘，腰膝酸软，遗精耳鸣。偏于阴虚者五心烦热，舌质红，脉弦细；偏于阳虚者四肢不温，舌质淡，脉沉细。阴虚宜滋补肾阴；阳虚宜补肾助阳。

（4）痰浊中阻

恣食肥甘，劳倦太过，伤于脾胃，健运失司，聚湿生痰，痰湿中阻，则清阳不升，浊阴不降而发。症见：头重如裹，胸闷恶心，少食多寐，神疲困倦，舌胖苔白腻，脉濡滑。

眩晕的证型如上所述，但临床上各种病机往往彼此影响，互相转化，如肾精亏虚本属阴虚，若因阴损及阳势必转为阳虚之证；如因痰浊中阻，初起多为湿痰偏盛，日久痰郁化火，又能形成痰火为患。在临证中需认真辨证，正确判断。

2.西医学辨证

（1）高血压病

此类患者有明确的高血压病史，血压在140/90mmHg以上，且血压的波动受气候、情绪、劳累等因素的影响，因此，不同的患者表现的形式就不尽相同。根据临床经验，高血压病患者经常是头晕与头痛同时或交替出现，症状的严重程度往往与血压波动的幅度有关。血压的过高过低均会发生头晕，血压过高时头晕伴头痛，甚至伴有恶心呕吐，面色红赤；血压过低会出现头晕，站立时尤其明显，平卧体位时症状会有不同程度的缓解。

（2）椎-基底动脉供血不足

此病多见于高血压病患者，具体表现为头晕伴乏力，精力欠佳，偶有一过性眼前黑矇，视物模糊，可伴有血压异常或肢体麻木，但临床也有血压正常而出现头晕者，查体时可以出现眼震和锥体束征阳性体征，脑血流图检查可帮助诊断。在临床上本类患者的表现形式各有差异，有些患者症状持续时间很短，且可自行缓解；有些患者症状会在体位改变时出现，突出表现在由卧位变为站位，或由坐位变为站位，尤其是动作过于猛烈迅速时表现更加明显。

（3）短暂性脑缺血发作

本病就是我们常说的TIA（transient ischemic attack），本病的特点是起病迅速突然，一部分患者可在情绪激动、暴怒或生气后发病，表现为头晕、头痛，伴肢体功能和语言障碍，非常像脑血管病，有些患者甚至不能行走，活动严重受限，颅脑影像学检查无阳性表现，可有血压的异常。本病的最大特点是在24小时之内可自行缓解，不留任何后遗症。

（4）颈椎病

本病的一个突出特点是头晕与体位变化有关，即头晕的程度常常与头部转动的位置有关，临床上经常可以听到患者就诊时描述在某一个体位时症状明显加重，这一点是判定本病的重要标志。

（5）贫血

正常人的血红蛋白为110~160g/L，男女之间略有差异。不论何种原因，血红蛋白低于正常值在临床上就可以诊断为贫血。主要的表现为经常头晕，面色淡白，体倦乏力，动作过猛过快时尤为显著。很多女性由于患子宫肌瘤、功能性子宫出血等病，容易合并贫血。另外，肾病患者尿血、胃溃疡患者胃出血、痔疮患者便血等都可以因为反复出血而造成血容量降低，继发贫血。本病所导致的头晕程度常常与贫血程度有关，与患者的活动量也有关。

（6）梅尼埃病

本病应该属于五官科的范畴，也属于神经内科的范畴。本病的特点是头晕以眩晕为主。患者自觉头晕眼花，视物旋转，轻者闭目即止，重者如坐车船，旋转不定，不能站立，或伴有恶心呕吐，汗出，甚则昏倒等症状。严重者发作时不能睁眼，经常反复发作后可伴有听力减退。本病的特点是发作迅速，症状也比较突出，患者完全不能控制，一般需要1~2天的时间方能缓解，也有一部分患者不进行任何治疗亦可自行缓解。本病与其他疾病导致的头晕有相似之处，临床上很难鉴别，患者应及时就诊，以免贻误病情。

此外，脑出血、脑血栓等病也会出现不同程度的眩晕，临床需行CT或MRI检查辅助诊断。

（三）治疗

1.常规治疗

（1）肝阳上亢

［治则］平肝潜阳，清火息风。

［处方］风池、肝俞、肾俞、行间、侠溪。

［方解］肝胆两经，同为风木所寄，取风池、行间、侠溪平泻肝胆上亢之阳；肝俞平肝潜阳，肾俞滋水涵木，乃治本之法。

［随证配穴］耳鸣配翳风；头胀痛配太阳。

［操作］毫针刺，风池、肝俞、行间、侠溪用泻法，肾俞用补法，每日1次，每次留针20~30分钟，10次为1个疗程。

（2）气血虚弱

［治则］调理脾胃，补益气血。

［处方］百会、足三里、脾俞、胃俞。

［方解］气血不足，脑脉失养，当补足三里、脾俞、胃俞调理脾胃，以资气血生化之源；百会升提气血，使之充溢髓海，脑髓得养则眩晕自除。

［随证配穴］心悸失眠配神门；纳呆配中脘。

［操作］毫针刺，用补法，每日1次，每次留针30分钟，10次为1个疗程，可灸。

（3）肾精不足

［治则］补益肾精，培元固本。

［处方］百会、悬钟、肾俞、太溪。

［方解］百会属督脉，入络于脑以止眩晕；悬钟为髓会，补益精髓；肾俞、太溪俞原相配，补肾益精，培元固本。

［随证配穴］遗精配关元、三阴交，耳鸣配翳风。偏于阴虚者加照海、涌泉、神门，偏于阳虚者加命门、关元。

［操作］毫针刺，均用补法，每日1次，每次留针30分钟，10次为1个疗程。偏于阳虚者可灸。

（4）痰湿中阻

［治则］健脾和胃，燥湿化痰。

［处方］头维、内关、中脘、丰隆、阴陵泉。

［方解］头维为足阳明、足少阳经之交会穴，为治目眩要穴；内关宽胸止呕，中脘和中；丰隆降逆祛痰；阴陵泉为脾经合穴，利湿降浊。

［随证配穴］胸闷者配膻中；纳差者配足三里。

［操作］毫针刺，头维、丰隆、阴陵泉均用泻法，内关、中脘用平补平泻法，每日1次，每次留针15~20分钟，10次为1个疗程。

2.贺普仁大师用温和灸法

取穴神庭，手持艾条，温和悬灸神庭穴，以局部灼热感为度，灸30分钟，配合针刺中脘、风池。每日1次，连治10天。

3.温针灸大杼治疗颈性眩晕

将双侧大杼穴消毒，用指切进针法，将28号2寸毫针刺入，行三进三退先泻后补法，根据患者体态胖瘦选择进针深度，从0.5~1寸不等。使针感向头顶传导，或向肩臂放散，针后再取1寸长灸炷点燃插于针尾，离皮肤0.8~1寸，灸2壮，约30分钟，以皮肤潮红为度，每天1次，5次为1个疗程。

（四）预防

及时治疗，适当休息，症状严重者必须卧床。避免过度劳累，忌暴饮暴食和过食肥甘或过咸之品，尽可能戒除烟酒。

三、头痛

（一）概述

头痛是以反复发作性头痛为主要症状的一种常见疾病，具有发病率高且反复发作的特点，发病可有诱因，未发前常有先兆症状。

（二）病因病机

头痛一词首见于《黄帝内经》，由风寒之气入留经脉则引起头痛；张仲景将头痛分太阳、阳明、少阳、厥阴经论治；李杲则将其分为外感与内伤头痛；朱丹溪在李杲基础上强调了痰、火在发病中的重要性。

1.外感六淫

起居不慎，风寒湿热之邪外袭，头部经脉绌急而引起头痛。其中风为百病之长；寒易伤阳气，凝涩经脉；热上犯清空，壅滞不畅；湿邪蒙蔽清窍，气机不畅。

2. 内伤

虽病位在脑，但脑为髓之海，有赖五脏精血、六腑清气的濡养。内伤头痛与肝、脾、肾关系密切。病机有肝郁化火，上扰清空；痰浊内生，上蒙清窍；气血亏虚，脑脉失养等。

（三）辨经

头痛按部位分经，后头痛属太阳经；前额痛属阳明经；偏头痛属少阳经；巅顶痛为厥阴经。头痛的部位不同，反映了不同的经脉所病，在临床治疗上可以根据所患疾病选穴治疗。通常实证、新病、年轻患者伴随的脏腑病变较少；虚证、久病、老年患者伴随的脏腑病变较多。

（四）治疗

1. 辨证分型治疗

（1）风邪袭络

[主证] 头痛呈阵发性，痛如锥刺，痛无定处，反复发作，舌淡苔白，脉浮。亦名头风。

[立法] 疏风通络，近部取穴为主，远部取穴为辅。

[处方]

前额痛：上星、阳白。

头顶痛：百会、前顶。

后头痛：天柱、后顶。

侧头痛：

率谷、太白疏风，疏散太阳 ⎫ 通调三阳经气，使络
　　　　　风池和解少阳 ⎬ 脉通畅，气血和顺，
头维、合谷清泻阳明 ⎭ 则头痛可止

（2）肝阳上亢

［主证］头痛目眩，疼痛呈抽痛，多偏于一侧，常因精神紧张而发病，心烦善怒，面赤口苦，夜眠不宁，或兼胁痛，舌红苔黄，脉弦有力。

［立法］平肝降逆，息风止痛。

［处方］

悬颅、颌厌：使针感达病所，有清热息风镇痛之功。

太冲：平肝 ⎫
           ⎬ 育阴潜阳
太溪：补肾 ⎭

［随证配穴］少阳头痛者加外关、阳陵泉、太阳；便秘者加天枢。

（3）气血不足

［主证］痛势较缓，头目昏重，神疲乏力，面色不华，劳累过度时症状加重，心悸不宁，汗出气短，畏风怕冷，舌质淡苔薄白，脉细弱。

［立法］益气养血，通络止痛。

［处方］上星疏导督脉，和络止痛。足三里、血海补脾健胃，益气养血，使髓海得以濡养而痛可止。头痛缓解后，酌灸肝俞、脾俞、肾俞、气海以益气养血。

［随证配穴］伴有失眠者加四神聪、神门。

（4）瘀血阻络

［主证］头痛迁延日久，痛处固定不移，痛如锥刺，或有外伤史，舌紫黯或见瘀斑，脉紧或细涩。

［立法］活血化瘀，行气止痛。

［处方］

阿是穴：以痛为俞。

补合谷：行气。

泻三阴交：活血化瘀定痛。

［随证配穴］阳明头痛加内庭；厥阴头痛加太冲、丘墟；太阳头痛加昆仑、后溪；头痛与经期相关者加关元、大赫或水道。

贺普仁大师认为瘀血头痛是为久病入络血瘀气滞、瘀血内停阻塞脉络所致，临床上多见于前额、巅顶部，采用局部放血或火针点刺常可使祛除瘀血，经络疏通而痛止。在具体应用时结合临证表现和病证之所，酌情配合相应腧穴。

（5）痰浊上扰

［主证］头痛沉重如裹，胸脘满闷，恶心呕吐，便溏，苔白腻，脉滑。

［立法］化痰降浊，通络止痛。

［处方］中脘、丰隆健脾化痰以治本；百会、印堂宣发清阳，通络止痛治标。

［随证配穴］呕恶者加内关。

（6）肾精不足

［主证］头痛且空，每兼眩晕，腰痛酸软，神疲乏力，遗精带下，耳鸣少寐，舌红少苔，脉细无力。

［立法］滋阴补肾，养血止痛。

［处方］百会、神庭濡养脑髓；太溪、肾俞滋阴补肾。

［随证配穴］心烦加印堂、膻中。

2.辨经治疗

（1）太阳头痛（后头痛）

后头痛为风寒之邪侵袭足太阳经所致，痛于后脑，连及项背，并伴有一系列风寒表证的症状，多见于颈椎病患者。治疗以疏风散寒，调和气血，通达经络为大法，依上病下取的理论，取足太阳膀胱经经气所出之井穴至阴、原穴昆仑以及后溪、申脉以止头痛，局部选用天柱、风池、风府等穴。

（2）阳明头痛（前额痛）

痛于前额，下连面颊。前额痛一般由阳明胃热所致，如素有胃火炽热，嗜食辛辣者，可伴有口臭、牙龈肿痛等症状，治疗均以泻阳明胃热，清理气血为法，取中脘用毫针泻法。前额痛为足阳明经之患，中脘虽属任脉之穴，但为胃之募穴，是胃腑之气注输于胸腹之处，故泻中脘可清胃腑之热，调理阳明之气血，从而止前额痛。此外，常可配合胃经荥穴内庭和前额部上星、印堂治之，以清解胃热。

（3）少阳头痛（偏头痛）

偏头痛的病因虽比较复杂，但其病位均在少阳痛于头侧上及头角。著名针灸大师贺普仁教授集多年临床经验，选出宣散手足少阳经气，疏风止痛的一组有效穴位：丝竹空透率谷、合谷、列缺、足临泣。这组穴位可以作为治疗各型偏头痛的基本处方。此外，还可加头维、曲鬓。

（4）厥阴头痛（巅顶痛）

痛在巅顶，连于目系。巅顶痛为足厥阴肝经感受风寒所致，肝阳上亢亦可出现。肝经与督脉会于巅顶，阴寒随经上逆，清阳被扰或阳独亢于上，两者均能造成气血受阻，临床上常见于高血压病患者和情绪激动者，治疗以四神聪、合谷、太冲相配，合谷具有和胃化湿之功，太冲为肝经原气所汇聚，可疏肝理气，通经活络，局部取穴加百会。

3.王乐亭"头痛八针"

［处方］百会、风府、风池、太阳、合谷。

［功用］通经活络，扶正祛邪，疏风止痛。

［方解］

疏通经络
调畅气血
- 百会——阳经皆交会于头，有升阳健脑之功
- 风府——疏风散邪
- 风池——手足少阳经、阳维、阳跷之会，平降肝胆逆气，清泻肝胆郁火，为疏风之要穴

疏风解表
通经活络
- 太阳——手足少阳经、手太阳经之会，疏通三焦之经气
- 合谷——清气分之热

4.耳针疗法

［处方］额、枕、神门、皮质下、枕小神经。

［操作］以胶布固定王不留行籽贴压于上述穴位，每次保留3天。

5.火针或点刺放血（适合痛定不移者）

［处方］局部取穴。

［操作］火针点刺或放血。

（五）证候特点

1.辨头痛性质

中医学非常重视头痛的性质，不同的头痛性质反映了不同的病候特点。如空痛为虚，刺痛为实；跳痛在表，胀痛属里；灼痛为热，冷痛为寒；走窜为气滞，固定为血瘀等。西医学对头痛性质的描述有搏动痛、放射痛、刺痛、绞痛、锯齿痛、烧灼痛、隐痛、触痛、撕裂痛等。

2.辨伴发症状

头痛作为主病（指原发性头痛）时，会伴有其他症状，伴发症状有如下特点。

（1）伴恶心呕吐：偏头痛伴恶心呕吐是少阳之气上逆所致。

（2）伴头昏乏力、喜静喜卧：头痛的发生时伴有头昏疲倦、活动后加重、休息后减轻，是气机不利，痰浊上扰，经脉阻滞所致。

（3）伴月经失调：头痛与月经有关，为气机不利，血行不畅，肝郁气滞，气血不调所致。治疗时应兼顾调经，对减少头痛发生频率有一定意义。

（4）伴失眠郁闷烦躁：头痛日久，耗伤正气或气郁不舒，上扰心神或气机不利，均可出现睡眠障碍或心境障碍，辨证治疗时应综合考虑予以调整。

3.辨诱发因素

（1）头痛的发生与外邪相关：临床上偏头痛或紧张型头痛的发生均可与外界的气候变化相关。如温度、风力等，风、寒、湿、热等四气的变化均可成为诱发头痛的外邪。既要在辨证治疗中给予调整，祛邪外出，又要叮嘱患者注意避免因感受外邪而引发疾病。

（2）头痛的发生与压力、情绪相关：近年来，年轻女性、青年白领的偏头痛发生明显增多，工作紧张和压力增大造成失眠，心境不佳等情绪因素也加重了头痛的发生。临床治疗时要考虑上述因素，并结合中医的证候特点予以治疗调整。

（六）鉴别诊断

头痛作为一个症状，可见于多种疾病中，应加以鉴别。

（1）高血压病：疼痛常位于额部、枕部，血压增高可使头痛加重。

（2）脑膜炎：持续发作，常伴有颈肌强直与呕吐，在转动头位、咳嗽、用力时，头痛明显加剧，且伴有发热，末梢血指标升高，脑脊液异常。

（3）蛛网膜下腔出血：起病急骤，剧烈头痛，恶心，呕吐，逐渐出现脑膜刺激征，脑脊液呈血性。

（4）颅脑占位性病变：头痛部位固定不移，伴有神经系统体征，头颅CT检查可协助诊断。

（5）颞动脉炎：头痛有烧灼感或搏动感，多限于颞动脉分布区域，体位改变、转动头位对头痛均无影响，可伴有低热、乏力、食欲减退及眼疼羞明、视力减退。

（6）脑外伤：可有意识障碍或昏迷，有外伤史。

（7）神经性头痛：每于劳累、用脑过度、情绪波动时发作，伴夜寐不佳。

（七）调护

外感头痛者生活应有规律，起居定时，参加体育锻炼，以增强体质，抵御外邪；阳亢者应避免精神刺激，注意休息，并少食或不食蟹、虾等发物，以免动风使病情加重；痰浊者宜食清淡之品，勿进肥甘之品，以免助湿生痰。此外，对患有西医学有关疾病者，应针对病因行降压、抗感染、止血、降颅压等治疗。

四、面痛

（一）概述

本病即是西医学之"三叉神经痛"，是指在三叉神经分布区内发生阵发性烧灼样（或电击样）剧痛，多见于成年人，女性略多，分为原发性和继发性两类。针灸主要针对原发性三叉神经痛治疗，而继发性三叉神经痛原则上需治疗其原发病。局部不良刺激等原因引起的三叉神经痛，针灸可以取得较好的疗效。

（二）临床表现

1.症状特点

神经分布区出现阵发性、放射性的电击样、刀割样或撕裂样剧痛，每次疼痛时间为十几秒至数分钟。初起疼痛时间较短，发作间隔时间较长，以后疼痛时间逐渐延长且间隔时间逐渐缩短，严重影响饮食及睡眠，少数人因疼痛严重常用力擦按或搓揉患部，致使皮肤擦伤、眉毛脱落甚至感染。

2.发作诱因

说话、吃饭、洗脸、受风。

3.体征

神经系统检查无局部体征，少数人久病后疼痛区呈现感觉减退。

（三）病因病机

1.中医学病因病机

面痛多与外感邪气、情志不调、外伤等因素有关。风寒之邪侵犯面部阳明、太阳经脉，寒性收引，凝滞经脉，气血痹阻；或因风热毒邪，浸淫面部，经脉气血壅滞，运行不畅；外伤或情志不调，或久病成瘀，使气血壅滞。

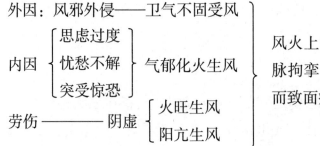

三叉神经痛与以下经络有密切关系。

胃经：入上齿中，还出挟口，环唇。

大肠经：入下齿中，还出挟口。

肝经：从目系，下颊车，环唇内。

胆经：抵于𬱖（眼眶下面的骨），下加颊。

2.西医学病因病机

（1）原发性三叉神经痛：指无明确病因者，即在该神经找不到器质性病变。

（2）继发性三叉神经痛：三叉神经分支所经过的骨孔及管腔因

骨膜炎、骨折等引起狭窄而压迫神经，动脉硬化导致的神经节硬化及神经组织营养不良，局部硬脑膜增厚对神经节的压迫。

（四）辨证分型治疗

1.检查经穴反应

（1）经穴反应规律

凡诊为肝气郁结或气郁化火者，绝大多数会出现经穴压痛反应，气海、玉堂、期门3个反应点，将各穴画线联系起来，即呈菱形，称为"菱形反应"。

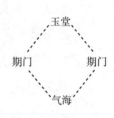

（2）经穴反应与辨证

①气海：反应内脏气机之变化，肝郁、气郁化火，按之胀痛。

②期门：肝之募，为肝病反应点，肝郁、气郁化火，按之必痛。

③玉堂：肝之结穴，为肝病反应点，肝郁、气郁化火，按之必痛。

（3）经穴反应与转归

针刺时，经穴反应消失或减轻，且复诊时反应减轻，症状随之减轻者较为易治；若复诊时，经穴反应不见消失或症状无减轻者，较为难治。

2.辨证治疗取穴

（1）外感风寒（风热）

恶寒遇冷吹面则痛，一侧面部三叉神经分布区内出现阵发性、电灼样剧痛，持续1~2分钟，常伴有面部发红，结膜充血、流泪、流涎等，严重者有同侧面肌抽搐，兼见恶风畏寒，鼻塞流涕，舌苔白，脉沉迟。外感风热遇热则痛甚，舌苔薄黄，脉弦滑。

［治法］祛风通络止痛。

［处方］太阳、攒竹、四白、下关、夹承浆、合谷、外关、列

缺。风寒加临泣；风热加水沟、大椎。

（2）肝气郁结

胸闷，善太息，胸胁胀满，烦躁易怒，舌红苔黄，脉弦。

[治法] 疏肝解郁止痛。

[处方] 内关、章门、阳陵泉、丘墟、太冲、内庭。

（3）阴液虚损

心烦不寐，头晕，舌淡苔少，脉弦细。

[治法] 滋阴通络止痛。

[处方] 神门、三阴交、太冲、照海、太溪。

3. 分部位取穴

根据三叉神经分支取穴。

第1支：攒竹、阳白、鱼腰
第2支：四白、巨髎、颧髎 ｝合谷、三间、内庭
第3支：夹承浆、承浆、下关

五、面瘫

（一）概述

面瘫，即口眼㖞斜，可发生于任何年龄，无明显的季节性，男性多于女性。本病相当于西医学的面神经炎，其主要临床表现为病侧面部肌肉运动障碍，发生口眼㖞斜，亦称为"周围性面神经麻痹"。

（二）病因病机

1. 中医学病因病机

本病多由于正气不足，脉络空虚，卫外不固，风邪乘虚入中经络，导致气血痹阻，面部少阳脉络、阳明经筋失于濡养，以致肌肉纵缓不收而发。

2.西医学病因病机

病因不明，一般认为与病毒感染有关。本病可因风寒导致面神经血管痉挛、缺血、水肿，使面神经受压，神经营养缺乏，甚至引起神经变性而致病，亦有因病毒感染引起非化脓性炎症所致者。

（三）临床表现

本病通常急性发作，患者常在晨起漱口时发现面瘫，突然一侧面部表情肌麻痹，额纹消失，眼裂变大，露睛流泪，鼻唇沟变浅，口角下垂歪向健侧，患侧不能做皱眉、蹙额、闭目、露齿、鼓颊和噘嘴等动作，部分患者初起时有面部、耳后、耳下疼痛，还可出现患侧舌前2/3味觉减退或消失，听觉过敏等症。部分患者发病前有外感病史或接触史，可自觉耳内、耳后、下颌角疼痛，病变多为单侧，瘫痪可在1~7天发展到完全程度。病程迁延日久可因瘫痪而致肌肉挛缩，口角反牵向患侧，形成"倒错"现象。

（四）鉴别诊断

1.周围性面瘫

单纯面部症状，神志清楚，无脑血管病变，无肢体功能障碍。患侧表情肌瘫痪，额纹消失，不能皱眉、闭眼，鼻唇沟变浅，口角偏向健侧，不能鼓腮、示齿，伸舌居中。由于颊肌麻痹，食物易存留在面颊与牙齿之间，还出现角膜反射消失等。部分患者初起时有耳后疼痛，还可出现患侧舌前2/3味觉减退或消失、听觉过敏等症。部分患者病程迁延日久，可因瘫痪肌肉出现挛缩，口角反牵向患侧，甚则出现面肌痉挛，形成"倒错"现象。

2.中枢性面瘫

患侧颊舌肌萎缩，健侧将收缩，将舌推向患侧，额纹正常，常伴有脑血管病变和肢体活动障碍。

（五）辨证施治

1.常规治疗

[治法] 祛风牵正，通经活络。

[处方] 阳白、丝竹空、攒竹、四白、迎香、下关、颧髎、水沟、地仓、颊车，以上均针刺患侧，健侧取合谷，日久加气海。

[操作] 毫针浅刺，因于寒者可用温灸或红外线烤灯，每次20分钟。

[方解] 本病与三阳经关系密切，取穴以三阳经穴为主。阳明为多气多血之经，太阳为多血少气之经，少阳为少血多气之经，督脉总督一身之阳，任脉统摄一身之阴。本方重在调三阳经及督脉的同时，配合任脉之穴，旨在调阳之中理其阴，使阴平阳和，达到调气活血，疏风散寒，通经活络，牵歪归正之目的。

2.牵正透刺法

对于中风后遗症，或久治不愈的患者，可采用透刺法，以加强刺激量和增强治疗作用。

[治法] 通经活络，祛风牵正。

[处方] 阳白透鱼腰，攒竹透丝竹空，四白透承泣，迎香透睛明，地仓透颊车。

[特点] 一穴贯两经，沟通经气，治疗作用就更加广泛和明显，透刺与一般针刺有所不同，进针深，刺激重，用不同手法达到一定的治疗作用。

[注意事项] 病程短者不宜用本法。

3.火针刺法

对于面瘫后遗症，或久治不愈的患者，可采用火针刺法，以增强益气扶正的治疗作用。

操作方法：选择单头细火针（直径为0.5mm）在患部进行点刺（即将针烧红后迅速刺入选定部位，只点刺不留针，点刺后用消毒干棉球按压针孔片刻），每次约点刺10个穴，进针深度为1~2分，然后再行毫针刺法，隔日1次。

4.其他治疗

（1）根据辨证给予中药汤剂，急性期中药治疗尤为重要。

（2）维生素B_{12} 1.5mg、维生素B_1 100mg肌肉注射，恢复期可以配合穴位注射。

（3）红外线照射。

（六）注意事项

1.注意鉴别周围性和中枢性面瘫。

2.严格按适应证使用激素。

3.针刺操作注意手法，针刺强度不宜过大，以防面肌痉挛。

4.治疗期间注意避风寒，面部可做适度按摩和热敷。

5.防止眼部感染，可用眼罩保护眼部，或眼药水滴眼，每日2~3次。

6.注意休息，勿用眼过度，以防眼肌疲劳。勿去嘈杂处和使用耳机，以防耳鸣发生。

7.忌饮酒及食辛辣、姜、蒜、葱等刺激食物。

六、痹证

（一）概述

痹有闭阻不通之意。凡外邪侵入肢体的经络、肌肉、关节、气血运行不畅，引起疼痛、肿大、重胀、麻木等证，甚至影响肢体运动功能者，统称痹证。

本病包括西医学中风湿热、风湿性关节炎、肩周炎、肱骨外上髁炎、坐骨神经痛、腰肌劳损等疾病。

（二）病因病机

卫气不固，腠理空疏
劳累之后，汗出当风　　　｝风寒湿之邪乘虚侵入，
涉水冒寒，久卧湿地　　　经络痹阻，发为痹证

阳盛之体，复感风寒湿邪，郁而化热，发为热痹。

（三）辨证分型治疗

1. 行痹（风痹）

风邪偏盛，肢体关节走窜疼痛，痛无定处，或一处作痛，向远处放射，牵掣疼痛麻木，舌淡苔薄白，脉浮。

［立法］疏散风邪，活血养血。

［处方］风门、肝俞、膈俞、血海。

［方解］治风先治血，血行风自灭，有活血养血之意。

［操作］泻法浅刺，可用皮肤针叩刺。

2. 痛痹（寒痹）

寒邪偏盛，疼痛剧烈难忍，痛处有冷感，得热痛减，遇寒则甚，喜按喜揉，局部无红肿热胀，苔薄白，脉弦紧。

［立法］温阳散寒。

［处方］肾俞、关元。

［方解］益火之源，振奋阳气，祛散寒邪。

［操作］针灸并用，深刺久留。

3. 着痹（湿痹）

湿邪偏盛，肢体关节酸痛，重着不移，或肿胀，肌肤麻木不仁，阴雨天加重或发作，苔白腻，脉濡缓。

［立法］健脾燥湿。

［处方］脾俞、足三里、阴陵泉。

［方解］水湿内停，中土不运，运脾为燥湿之本。

［操作］温针拔罐。

4.热痹

素有蓄热，复感风寒湿邪，寒从热化。四肢关节酸痛、肿大、痛不可近，活动受限，局部红肿灼热，痛不可触，关节活动不利，可累及多个关节，伴有发热恶风，口渴烦闷，苔黄燥，脉滑数。

［立法］清热祛风，通络止痛。

［处方］大椎、曲池。

［操作］可用皮肤针重扣脊背两侧，或关节局部加血罐。

疼痛局部循经取穴，可疏通经络气血，使营卫调和而风寒湿热等邪无所依附，痹痛遂解。风邪偏盛为行痹，取膈俞、血海以活血，遵"治风先治血，血行风自灭"之义。寒邪偏盛为痛痹，取肾俞、关元，益火之源，振奋阳气而祛寒邪。湿邪偏盛为着痹，取阴陵泉、足三里健脾除湿。热痹取大椎、曲池泻热疏风，利气消肿。

七、痿证

（一）概述

痿证是指肢体痿弱无力，肌肉萎缩，甚至运动功能丧失而成瘫痪。

《素问玄机原病式·五运主病》曰："痿，谓手足痿弱，无力以运行也。"临床上以下肢痿弱较为多见，故称"痿躄"。"痿"指肢体痿弱不用；"躄"指下肢软弱无力，不能步履之意。

（二）病因

《黄帝内经》对痿证的记载颇详。在《素问·痿论》中将其作为专题论述，指出本病主要病理为"肺热叶焦"，肺燥不能输精于五脏，因而五体失养，产生痿软证候。《素问·生气通天论》曰："因于湿，首如裹，湿热不攘，大筋缩短，小筋弛长，缩短为拘，弛长为痿。"说明湿热也是本病病因之一。《三因极一病证方论·五痿叙论》指出人体五体内属五脏，"随情妄用，喜怒不节……使皮毛、筋骨、肌肉痿弱无力以运动，故致痿躄"，并直接点明"痿躄证属内脏气不足之所为也"的病机特点。《景岳全书·痿证》指出痿证非尽为火证，认为"元气败伤则精虚不能灌溉，血虚不能营养者，亦不少矣，若概从火论则恐真阳衰败，及土衰火涸者有不能堪"，补充了痿证悉从阴虚火旺之所未备。《临证指南医案·痿》更总括前论，明确指出本病为"肝肾肺胃四经"之病，说明四脏气血津精不足是导致痿证的直接因素。

（三）病机

导致肢体痿软的原因十分繁杂。《素问·痿论》曰："大经空虚，发为肌痹，传为脉痿。思想无穷，所愿不得，意淫于外，入房太甚，宗筋弛纵，发为筋痿……有渐于湿，以水为事，居处相湿……发为肉痿……有所远行劳倦，逢大热而渴……发为骨痿。"可见不论内伤情志，外感湿热，还是劳倦色欲，都能损伤内脏精气导致筋脉失养，产生痿证，正如《证治准绳·痿》所说："若会通八十篇言，便见五劳五志六淫尽得成五脏之热以为痿也。"痿证的主要病机常常相互转变，如肺热叶焦，津失敷布，久则五脏失濡，内热互起；肾水下亏，水不制火，则火烁肺金，导致肺热津伤；脾虚与湿热更是互为因果；湿热亦能下注于肾，伤及肾阴。所以本病病证常常涉及诸脏，而不局限于一经一脏。

总体来说，肝藏血主筋，肾藏精生髓，津生于胃，散布于肺，本病与肝、肾、肺、胃关系最为密切。

临床上应注意：

①痿多属五脏内伤，精血受损，阴虚火旺。一般是热证、虚证居多，虚实夹杂者亦不鲜见。但毕竟多由脾胃虚弱内伤引起，湿热伤筋多是发病机制的一个层次。

②痿虽以内热为本，又多肺热有关，但由于以上病因均可伤及

五脏而致痿，所以对本病兼夹之证也不可等闲视之，常见的痰湿、湿热、寒邪、积滞均要兼顾。

③内伤成痿，渐至百节缓纵不收，脏气损伤亦可见，故本病多属难治沉疴。

（四）类证鉴别

痿证须与痹证鉴别。痹证为邪气痹阻经络，气血运行受阻，关键在于"痹而不通"。痿证为五脏精血亏损，无以灌溉周流，经脉失养，关键在于"痿弱不用"。有类似痿证之瘦削枯痿者，但痿证的肢体关节一般无疼痛，而以痿弱无力，运动功能障碍为主，故二者不能混淆。

（五）鉴别诊断

本证常见于运动神经元病、肌病、多发性神经炎，小儿麻痹后遗症、重症肌无力、癔病性瘫痪、周期性瘫痪。

1.吉兰-巴雷综合征

（1）病因

尚不十分明确，有以下常见假说。

①病毒感染：发病前有感染病史，多为上呼吸道感染，部分患者可继发于某病毒性疾病，如流行性感冒、带状疱疹、水痘。

②自体免疫学说：免疫途径推测本病原因为病毒感染损伤周围神经的鞘膜细胞，而释放出具有抗原的物质。

（2）临床表现

①运动障碍：四肢远端瘫痪迅速向近端发展，表现为软瘫，肌张力低，腱反射减弱或消失，可累及膈肌，引起呼吸肌麻痹或侵及延髓引起呼吸困难而危及生命，晚期可出现肌肉萎缩。

②感觉障碍：肢体远端麻木、烧灼感，神经根性痛，部分病例出现手、袜套型感觉障碍，肌肉压痛，感觉敏感（轻微刺激而有强烈的感觉）。

③自主神经障碍：血压升高，多汗，心动过速或过缓（律齐），皮肤营养障碍。

（3）实验室检查

脑脊液呈蛋白-细胞分离现象，即蛋白细胞数升高，白细胞数量正常或仅轻度升高。

2.重症肌无力

（1）病因

学界公认此病为自身免疫性疾病。

（2）临床表现

①面神经损伤：最常见和最先出现的症状常为眼睑下垂、复视、眼球运动障碍，其次为面肌、咽喉肌无力、饮水呛咳、构音障碍，患者笑容不自然，闭眼无力，吹气、示齿动作受限。

②肌肉受累：随病情发展，颈肌、上肢带肌等全身骨骼肌均受累，重者呼吸肌无力，呼吸困难，平卧抬头不能，坐位需手撑下颌才能抬头，一般上肢发病早于下肢，近端重于远端。轻者为四肢无力。肌肉萎缩多以口周、颈、上肢、小腿肌肉常见。

3.低钾性周期性麻痹

（1）病因

尚不十分明确。发病分布男性多于女性，以20~40岁发病多见，多在剧烈运动后、寒冷、情绪激动、月经期等情况下发作。

（2）临床表现

典型表现为肢体软瘫，不能翻身，双下肢近端向远端进展，部分患者可向上发展至双上肢躯干，极少累及头、面肌、呼吸肌，发作早期伴有肢体酸胀、麻木、多汗、少尿等，一般随年龄增长，发作次数减少，中年后常停止发作，发作频繁者可在很长时间后肌肉萎缩。肌张力下降，腱反射减弱，余神经系统检查无异常。

（3）实验室检查

血钾明显低于正常值，补钾后症状很快消失。

4.截瘫

（1）病因

有明确外伤史。

（2）临床表现

①软瘫：肌张力低，明显肌肉萎缩，腱反射消失，病理反射呈阴性。

②硬瘫：肌张力高，无肌肉萎缩，腱反射亢进，病理反射呈阳性。

前者多见于低位脊髓及马尾神经损害，后者多见于高位脊髓神经损害。

5.运动神经元病

（1）病因

尚不十分明确，可能与感染、遗传、金属中毒、免疫、营养障碍、神经递质等因素有关。

（2）临床表现

因受损部位不同，临床表现较为多样，主要为肌无力、肌肉萎缩、发音不清、饮水呛咳等多种症状的不同组合。

（3）实验室检查：

肌电图、头颅影像学检查是确诊的重要依据。

（4）鉴别诊断

①肌萎缩侧索硬化：俗称"渐冻症"，上、下运动神经元同时受损，是运动神经元病中最多见的类型。常以一侧或双侧手指僵硬无力、活动笨拙为首发症状，随后肌萎缩累及手部小肌肉群，手变形似鹰爪，病变可逐渐累及前臂、上臂等部位肌肉。少数患者从下肢肌无力、萎缩开始。有延髓麻痹症状，如舌肌萎缩、伸舌无力、

发音不清、咀嚼无力、吞咽困难等，一般发生在疾病晚期，也有少数患者以此为首发症状。

②进行性肌萎缩：表现为下运动神经元损害的症状。常以单手或双手小肌肉群萎缩、僵硬无力为首发症状，随后累及前臂、上臂及肩胛带等部位肌群。少数患者肌萎缩从下肢开始。疾病后期，患者可出现上运动神经元损害的表现，可逐渐发展至全身肌肉萎缩、无力，生活难以自理。

③进行性延髓麻痹：以延髓麻痹为首发症状，主要表现有进行性发音不清、声音嘶哑、饮水呛咳、咀嚼无力、吞咽困难、咽反射消失。舌肌萎缩明显，并可伴有肌肉不自主跳动。

（5）并发症

累及呼吸肌时，可导致呼吸肌麻痹，患者出现呼吸无力、胸闷、咳嗽无力等症状，严重时甚至可导致呼吸衰竭，危及患者生命。

病情进展至晚期，患者呼吸肌无力逐渐严重，由于咳嗽无力，难以将痰等分泌物咳出，增加了肺部感染的风险。

（六）辨证分型

痿证以患肢筋肉弛缓、萎缩、运动无力甚至瘫痪为主证，四肢均可出现，但以下肢为多见，一侧或两侧同病。轻症运动功能减弱，重症完全不能活动，渐至肌肉萎缩软瘫。

1.早期

（1）肺胃热盛

发热，咳嗽，心烦，口渴，小便短赤，大便干燥。舌红苔黄。脉洪数。

（2）湿热浸淫

肢体酸重，发热多汗，胸闷，患肢恶热，小便混浊。舌苔黄腻，脉濡数。

（3）肝肾阴虚

头晕，目涩，夜寐不佳，盗汗。舌红苔少，脉细弱。

2.后期

（1）气血亏虚

面色少华，腰背酸软，头晕目眩，心悸，汗出。舌红少苔，脉细弱。

（2）脾胃虚弱

面色萎黄，气短，自汗，食少，便溏，患肢浮肿。舌淡苔白，脉濡缓。

（七）治疗

根据《黄帝内经》"治痿独取阳明"的治疗原则，取阳明经穴为主。

［主穴］

上肢：肩髃、曲池、阳溪、合谷。

下肢：髀关、梁丘、足三里、解溪。

腕下垂：外关、阳池、阳溪、腕骨。

足下垂：解溪、昆仑、申脉、照海、足三里。

指趾活动不利：八风、八邪、合谷。

［配穴］

肺热：尺泽、肺俞。

发热：大椎。

胃热：内庭、中脘。

湿热：脾俞、阴陵泉。

多汗：太溪、阴郄。

肝肾阴虚：肝俞、肾俞、绝骨、阳陵泉。

［方解］阳明与太阴相表里，肺主治节，脾主运化，故取尺泽、肺俞清肺热以生津液；脾俞、阴陵泉化湿热以健中州。肝肾阴虚，

取肝俞、肾俞调补二脏精气；肝主筋，故取筋会阳陵泉；肾主骨生髓，故取髓会绝骨，四穴相配有坚强筋骨的功效。胃热盛者泻中脘、内庭（荥穴）、大椎（督脉穴）泻热；汗多阴虚取太溪、阴郄滋补阴血、津液。

肢体功能障碍患者用督脉十三针：百会、风府、大椎、陶道、身柱、神道、至阳、筋缩、脊中、悬枢、命门、腰阳关、长强。

毫针治疗前，首先进行火针点刺，然后选择维生素 B_{12} 注射液 1.5mg 在萎缩部位进行穴位注射（水针），每穴 0.5ml 左右。

八、腰痛

（一）概述

腰痛又称"腰脊痛"，是以自觉腰部疼痛为主症的一类病证。本证常见于西医学的腰部软组织损伤、腰椎病变及部分内脏病变。另外，妇女的盆腔疾患及肾脏病变常可放散到腰部引起腰痛，风湿热可影响到腰部软组织引起腰痛。

（二）病因病机

腰痛主要与感受外邪、跌仆损伤和劳欲太过等因素有关。感受风寒，或坐卧湿地，风寒水湿之邪浸渍经络，经络之气阻滞；或长期从事较重的体力劳动；或腰部闪挫撞击伤，经筋、络脉受损，瘀血阻络，均可导致腰部经络气血阻滞，不通则痛。素体禀赋不足，或年老精血亏虚，或房劳过度，损伐肾气，"腰为肾之府"，腰部经络失于温煦、濡养，可发生腰痛。从经脉循行上看，腰部主要由足太阳膀胱经、督脉、带脉和足少阴肾经（贯脊属肾）所主，故腰脊部经脉、经筋、络脉的不通和失荣是腰痛的主要病机。

西医学认为腰部的肌肉、韧带和关节损伤或病变均可导致腰痛。由于脊柱外周肌肉群是带动骨关节运动的动力源，又是加强骨关节稳定的重要因素，其位置关系亦受外力作用和自然环境的影响，腰部姿势不当或长期过度用力可导致腰部软组织慢性劳损；外力可引起脊柱小关节周围韧带的撕裂、关节损伤、椎间盘脱出或突出；年老腰椎退形变常可导致腰椎骨质增生，这些都是引起腰痛的主要原因。

（三）鉴别诊断

1.腰肌劳损

长期从事站立操作的工作者，腰部肌腱、韧带伸展能力减弱，可导致腰肌劳损而引起的腰痛。经常背重物，腰部负担过重，易发生脊椎侧弯，也可造成腰肌劳损而出现腰痛。

2.腰椎病变

多见于老年人，因退行性病变引起的脊椎滑脱容易引起椎管狭窄，压迫脊髓和神经根，导致腰痛和下肢放射痛。老年人的骨赘形成可引起脊椎僵硬，也可导致持续性腰痛，影像学检查可以帮助确诊。

3.肾结石

腰痛较剧烈，且多向大腿内侧放射，严重时会伴有大汗及恶心，不同人群中可见血尿，B超检查可帮助诊断。随着结石的排出，腰痛会即刻缓解、消失。

4.泌尿系统感染

腰痛以急、慢性肾盂肾炎所致者很多，表现为腰部胀痛，严重者沿输尿管放射至会阴部。肾盂肾炎的腰痛多为一侧，此外，还伴有发热、肾区叩击疼痛、血尿、尿频、尿急、尿痛等症状，尿常规检查有助于诊断。肾炎和肾病综合征的腰痛为隐隐作痛，但远不如肾结石引起的疼痛强烈。

5.生殖器官疾病

盆腔炎容易并发腰痛，子宫后倾也是腰痛的原因之一，子宫肌瘤、子宫颈癌、卵巢囊肿等生殖器官疾患，都会引起压迫性牵连性腰痛。

6.妊娠期及产褥期劳累

妊娠期间孕妇骨质软化脱钙，亦会引起腰痛。产褥期出血过多，或劳动过早、过累以及受凉等，也可导致腰痛。

（四）辨证分型

1.外感腰痛

（1）寒湿腰痛：有腰部受寒史，值天气变化或阴雨风冷时加重，腰部冷痛重着、酸麻，或拘挛不可俯仰，或痛连臀腿者，得温则舒，肢末欠温。

（2）湿热腰痛：腰腿重滞胀痛，痛处伴有热感，梅雨季节或暑热时节腰痛加重，或见肢节红肿，口渴不欲饮，小便黄赤。

2.内伤腰痛

（1）瘀血腰痛：腰痛如刺，痛有定处，轻则俯仰不便，重则因痛剧则不能转侧，日轻夜重或持续不解，痛处拒按，常有外伤劳损史，劳累、晨起、久坐症状加重，腰部两侧肌肉触之有僵硬感。

（2）肾虚腰痛：腰痛以酸软隐痛为主，喜按喜揉，腿膝无力，遇劳更甚，卧则减轻，常反复发作。

（五）治疗

1.常规治疗

［治法］散寒祛湿，活血止痛，以局部阿是穴及足太阳经穴为主。

［处方］阿是穴、大肠俞、委中。

［随证配穴］寒湿腰痛者，加命门、腰阳关，配合艾灸；瘀血腰痛者加膈俞，局部加血罐；肾虚腰痛者加肾俞、志室。

［操作］主穴均采用泻法。寒湿证加艾灸；瘀血证加刺络拔罐；肾虚证配穴用补法，肾阳虚加灸法。

［方解］阿是穴、大肠俞可疏通局部经脉、络脉及经筋之气血，通经止痛。委中为足太阳经穴，"腰背委中求"，可疏调腰背部膀胱经之气血。

2.腰痛八针

本方是金针王乐亭治疗腰痛或腰腿痛的经验方。

组成：腰阳关、命门、肾俞（双）、大肠俞（双）、委中（双）。

对于肾气不足，寒邪内乘者，常加灸命门、肾俞温经助阳，温经散寒；对于风寒阻络或脾肾不足，经脉失养所致腰痛者，常加用环跳疏通经气（环跳为治疗腰腿痛之要穴）。足三里、阳陵泉合用舒筋活血，强壮筋骨。

3.其他治疗

（1）火针疗法：选择腰痛部位在局部用火针点刺，适用于寒湿、肾虚、瘀血腰痛。

（2）耳针法：取患侧腰骶椎、肾、神门，毫针刺后嘱患者活动腰部。或用揿针埋藏，或用王不留行籽贴压。

（六）注意事项

1.针灸治疗腰痛的疗效与引起腰痛的原因密切相关，对腰肌劳损及肌肉风湿病疗效最好，对腰椎关节病疗效较好，而对韧带撕裂所致腰痛疗效较差，盆腔疾患及肾脏疾患引起的腰痛则应以治疗原发病为主。因脊柱结核、肿瘤引起的腰痛，不属针灸治疗范围。

2.平时常用两手掌根部揉擦腰部，早晚各1次，可减轻和防止腰痛。

3.对于腰椎间盘突出引起的腰痛可配合推拿、牵引等方法。

4.避免寒湿、湿热侵袭，避免坐卧湿地和冒雨涉水，注意坐卧行走保持正确姿势，注意活动腰部。

附：坐骨神经痛

坐骨神经痛是指多种病因所致的沿坐骨神经通路（腰、臀、大腿后侧、小腿后外侧及足外侧）以疼痛为主要症状的综合征，是各种原因引起坐骨神经受压等而出现的炎性病变。通常分为根性坐骨神经痛和干性坐骨神经痛两种，临床上以根性坐骨神经痛多见，中医称"腰腿痛"。在《灵枢·经脉》中记载足太阳膀胱经的病候为"腰似拔……腘如结，踹如裂"，形象地描述了本病的临床表现。

（一）病因病机

中医认为因腰部闪挫、劳损、外伤等原因，可损伤筋脉，导致气血瘀滞，不通则痛；久居湿地，或涉水冒雨，汗出当风，衣着单薄等，风寒湿邪入侵，痹阻腰腿部；或湿热邪气浸淫，或湿浊郁久化热，或机体内蕴湿热，流注膀胱经者，均可导致腰腿痛。本病以腰或臀、大腿后侧、小腿后外侧及足外侧的放射性、电击样、烧灼样疼痛为主症，主要属足太阳、足少阳经脉和经筋病证。

（二）鉴别

表3-3　根性、干性坐骨神经痛的鉴别

	根性坐骨神经痛	干性坐骨神经痛
病变部位	椎管内脊神经根处	椎管外沿坐骨神经走行部
常见疾患	腰椎间盘突出、腰椎管狭窄、脊柱炎、脊柱裂（结核）等	骶髂关节炎、髋关节炎、腰部损伤、盆腔炎及肿物、梨状肌综合征等
疼痛部位	自腰向一侧臀部、大腿后侧、小腿外侧直至足背外侧放射	腰痛不明显，臀部以下沿坐骨神经走行方向有压痛点
压痛点	腰骶部、脊柱部有固定而明显的压痛、叩痛	坐骨孔上缘、坐骨结节与大转子之间、腘窝中央、腓骨小头下、外踝等有压痛
感觉障碍	小腿外侧足背感觉减退	小腿外侧足背感觉减退

续表

	根性坐骨神经痛	干性坐骨神经痛
腱反射	膝腱、跟腱反射减退或消失	跟腱反射减退或消失
腹压增加	疼痛加重	无影响
肌肉	无萎缩	无力或轻度萎缩

（三）治疗

［治法］通经活络行气止痛。以足太阳、足少阳经穴为主。

［处方］大肠俞、腰夹脊、环跳、委中、阳陵泉、悬钟、丘墟。

［操作］诸穴均用捻转提插泻法，环跳和委中针感以沿腰腿部足太阳、足少阳经产生向下放射感为度。

（四）注意事项

急性期应卧床休息，腰椎间盘突出症者应睡硬板床。平时应注意保暖，劳动时注意正确姿势。

九、痫证

（一）概述

痫证，即癫痫，俗称"羊痫疯"，是一种发作性神智异常的疾病。本病具有突然性、短暂性、反复发作的特点。发作时，突然昏仆，口吐涎沫，两目上视，四肢抽搐，或有鸣声，醒后神智如常人，是一种短暂的意识和精神障碍性疾病。

（二）病因病机

发病之因，多与先天因素有关，或有家族遗传史，或母孕受惊、高热、服药不慎，或产程胎儿头部受损，均可导致发病。亦有情志刺激，肝郁不舒，肝、脾、肾等脏气机失调，骤然阳升风动，痰气上涌，闭阻络窍而发病。或脑部外伤，气血瘀阻，脉络不和，遂发痫证。

西医学认为痫证发作是脑部神经元兴奋性增高而产生异常放电的结果，而脑缺氧、低血糖、脑血管病等对诱发脑部神经元的异常放电有很大影响。

（三）辨证分型

中医学认为本病一般多属实证，但经年反复发作亦可致正气虚弱。发作前常有头晕头痛，胸闷不舒，神疲乏力等预兆，旋即突然昏仆，不省人事，面色苍白，两目上视，牙关紧闭，四肢抽搐，口吐白沫，甚则尖叫，二便失禁，苔白腻，脉弦滑。短暂即清醒，发作过后则觉头昏，精神恍惚，乏力欲寐。

西医学认为癫痫可分为两类。

1. 原发性癫痫

又称真性或特发性癫痫，病因不明。

2. 继发性癫痫

（1）大发作：又称全身性发作，半数患者发作前有先兆，发作时有些患者先发出尖锐叫声，而后意识丧失而跌倒，全身肌肉强直，头眼可偏向一侧，有阵挛性抽搐，抽搐逐渐加重，历时数十秒，阵挛期呼吸恢复，口吐白沫（如舌被咬破出现血沫）。部分患者有大小便失禁、抽搐后全身松弛或进入昏睡（昏睡期），此后意识逐渐恢复。

（2）小发作：有短暂（5~10秒）意识障碍或丧失，而无全身痉挛现象。每日可有多次发作，有时可有节律性眨眼、低头、两眼直视、上肢抽动。

（3）精神运动性发作（又称复杂部分性发作）：可表现为发作突然，意识模糊，有不规则及不协调动作（如吮吸、咀嚼、寻找、叫喊、奔跑、挣扎等）。发作可持续数小时，有时长达数天，患者本人对发作经过毫无记忆。

（4）局限性发作：一侧口角、手指或足趾的发作性抽动或感觉异常，可扩散至身体一侧。当发作累及身体两侧，则可表现为大发作。

（四）治疗

1. 常规治疗

［治则］涤痰息风，开窍定痫。

［处方］

发作时：百会、水沟、后溪。

间歇期：印堂、鸠尾、间使、太冲。

［方解］发作时取百会宁神定志；水沟醒脑开窍；后溪通督脉，统督阳气，驾御神机。间歇期间取印堂、鸠尾交通督任，协调阴阳，梳理逆乱；间使疏通心气；太冲平肝息风。

［随证配穴］痰浊壅盛配丰隆，肝肾阴虚配太溪，脾胃虚弱配足三里，昏迷配涌泉。

［操作］毫针刺，用泻法，发作时水沟向上刺雀啄捻转，以眼球充满泪水为度，每日1次，每次留针30分钟，10次为1个疗程。

2. 特色疗法

我科继承针灸前辈的经验，如王乐亭的"老十针"方、"督脉十三针"方及周德安的"治神十法"，在治疗痫证和癫狂时采用以下方法。

治疗痫证时常用穴位有鸠尾、中脘、气海、内关、三阴交，以及"督脉十三针"方，发作时用泻法，平时用补法。选用"老十针"方加减以宽胸降痰，调理脾胃；选用"督脉十三针"方，旨在清泄风阳，使之气逆和降，醒脑安神。

随证加减：发作神昏用水沟、太冲、合谷醒神开窍；抽搐不止用涌泉、劳宫清泄心火，凉血息风；突然昏仆、气闭、面白、脉乱用回阳九针急救，使之复苏。

十、癫狂

（一）概述

癫狂是精神失常的病证，根据临床症状表现，癫与狂有所区别。癫证表现沉默呆静，属阴；狂证表现急躁狂动不安，属阳；所谓"重阴者癫，重阳者狂"，两者病因和病机相似，又可互相转化，故临床癫狂并称，本症多见于青壮年。

（二）病因病机

癫狂的发生以内伤七情，痰气上扰，气血凝滞为主要因素，其病变在肝、胆、心、脾。

癫证多有思虑太过，所愿不遂，以致肝失条达，心脾受损，心虚神耗，脾失健运，神无所养，痰涎内生，蒙蔽心窍，神明失常，发为本证。

狂证多由情志所伤，肝失条达，气机郁滞，久则化火，灼津为痰，肝胃火盛，夹痰上扰，神无所主，神明逆乱，痰湿互结，上蒙心窍，发为本证。

癫证日久，郁而化热难以宣泄，转化为狂；狂证日久，火热渐得发越，亦可转化为癫。此外，癫狂与先天禀赋和体质强弱有密切关系，与家族遗传亦有一定关系。

（三）辨证分型

癫狂初病体实，病理因素不离乎痰，癫因痰气，狂由痰火。癫证症见精神抑郁，表情淡漠，沉默痴呆，或多疑虑，喃喃独语，语无伦次，或时悲时喜，哭笑无常，少食不眠，不知秽洁，动作离奇，甚至忿不欲生，苔白腻，脉弦滑。狂证症见性情急躁，头痛失眠，面红目赤，突然狂乱无知，喧扰不宁，逾垣上屋，妄言责骂，不分亲疏，披头散发，或毁物伤人，渴喜冷饮，便秘溲赤，舌质红绛，苔黄腻，脉弦大滑数。

（四）治疗

1. 常规刺法

（1）癫证

［治则］豁痰开窍，理气解郁。

［处方］心俞、肝俞、脾俞、丰隆、神门。

［方解］本证由于肝气郁滞，脾气不升，气郁痰结，神明逆乱，取肝俞疏肝解郁；脾俞、丰隆健运脾气，以化痰浊；心俞、神门养心安神以苏神明。

［随证配穴］癫证日久，心脾亏损者配足三里、三阴交。

［操作］毫针刺，用泻法，每日1次，每次留针30分钟，10次为1个疗程。

（2）狂证

［治则］清心泻热，醒脑定志。

［处方］上星透百会、水沟、内关、曲池、丰隆。

［方解］本证由于气火痰浊上扰神明而发病，取上星、百会醒脑定志，镇静安神；水沟醒脑开窍，内关宽胸利气解郁，曲池清泄阳明热邪，丰隆和胃化痰，使神明有主而狂躁自平。

［随证配穴］狂躁日久，耗气伤阴配太溪。

［操作］毫针刺，用泻法，每日1次，每次留针30分钟，10次为1个疗程。

2. 特色疗法

（1）癫证：合谷透劳宫，太冲透涌泉，刺水沟，点刺环跳，后期取"老十针"方。开四关以解郁理气；劳宫能清心开窍，使用透刺法加强清心开窍之功；水沟醒脑开窍；点刺环跳平肝降逆。后期以"老十针"方加减，疏肝解郁，健脾和胃。

另外，在治疗癫证时，若辨证为实证，可选择走罐的方法治疗。若辨证为虚证或本虚标实证，也可选择针刺百会加印堂、五脏俞加膈俞，并且在电针百会、印堂或者针刺五脏俞加膈俞的基础上，根据患者的不同证候，选用不同的穴位。如夹痰者加中脘、丰隆；夹瘀者加合谷、三阴交；夹湿者加阴陵泉；失眠者加神门、大陵；烦躁者加膻中、内关；脘痞者加中脘、内关；便秘者加天枢、支沟等。

（2）狂证：水沟重刺、合谷透劳宫、太冲透涌泉、十宣放血、百会、大椎、长强、委中重刺、中脘、气海、内关、五脏俞加膈俞。

［方解］重刺水沟醒神开窍；合谷、太冲、劳宫、涌泉开窍，清泄肝热，安神定志；十宣放血清泄火邪，宣闭开窍；百会、大椎、长强为督脉腧穴，用泻法以泄阳气而降逆气；取委中以疏泄足太阳经之热邪；病势平缓后取中脘、气海、内关以理气宽胸，调理脾胃；取五脏俞加膈俞调理五脏，补益气血，安神定志，疏肝解郁，理气化滞。

（五）类证鉴别

1.癫证与狂证的鉴别

癫证与狂证均属性格行为异常的精神疾病，癫病属阴，以静而多喜为主，表现为沉静独处，言语支离，畏见生人，或哭或笑，声低气怯，以抑郁性精神失常为特征；狂病属阳，以动而多怒为主，表现躁动狂乱，气力倍常，呼号詈骂，声音多亢，以兴奋性精神失常为特征。

2.癫证与郁证的鉴别

郁证以心情抑郁，情绪不宁，胸胁胀闷，急躁易怒，心悸失眠，喉中如有异物等以自我感觉异常为主，但神志清晰；癫证亦见喜怒无常，多语或不语等症，一般已失去自控力，神明逆乱，神志不清。

3.癫证与痫证的鉴别

痫证是以突然昏仆、不省人事、两目上视、口吐涎沫、四肢抽搐为特征的发作性疾病，与癫证不难区别。

十一、不寐

（一）概述

不寐也称失眠或"不得卧""目不瞑"，是以经常不能获得正常睡眠为特征的一种疾病。不寐的病情轻重不一，轻者有入睡困难，有睡而易醒，有醒后不能再睡，也有时睡时醒等，严重者整夜不能入睡。不寐病位在心，与肝（胆）、脾（胃）、肾密切相关，病性虚多实少。病机总属阳盛阴虚，阴阳失交。

本病相当于西医学的失眠症，主要的诊断要点如下。

①以睡眠障碍为几乎唯一的症状，其他症状均既发于失眠，包括难以入睡、睡眠不深、易醒、多梦、早醒、醒后不易再睡、醒后感不适、疲乏或白天困倦。

②上述睡眠障碍每周至少发生3次，并持续1个月以上。

③失眠引起显著的苦恼，或精神活动效率下降，或妨碍社会功能。

④不是任何一种躯体疾病或精神症状的一部分。

（二）病因病机

1.痰热、实火扰动心神

宿食停滞，饮食不节，酿为痰热，扰动心神。肝郁化火或心火内炽，扰动心神，阳不入阴，发为不寐。

2.阴虚火旺，阴不敛阳

禀赋不足或久病之人，肾精耗伤，水不济火，则心阳独亢，虚火扰神，心神不安，阳不入阴，因而不寐。

3.心虚胆怯，心神不安

心虚神不内守，胆虚则少阳之气失于升发。痰浊内生，神魂不安，而致不寐。

4.化源不足，心神失养

思虑过度，劳伤心脾，心伤则阴血暗耗，神不守舍。脾伤则生化之源不足，心失所养，致心神不安，而成不寐。心脾不足之关键在于血虚。

（三）辨证分型

1.肝郁化火

失眠，烦躁易怒，口渴喜饮，目赤口苦，小便黄，大便干结，舌质红，苔黄，脉弦数。

2.痰热内扰

睡眠不实，心烦懊侬，胸脘痞满，痰多，头晕目眩，口苦，舌苔黄腻，脉滑数。

3.阴虚火旺

心烦不寐或多梦易醒，头晕耳鸣，口干咽燥，五心烦热，心悸汗出，健忘，或有腰膝酸软，遗精，月经不调，舌质红，脉细数。

4.心脾两虚

失眠多梦，心悸健忘，神疲体倦，食纳减少，或食后腹胀，面色少华，大便稀溏，舌质淡，舌体胖，苔薄白，脉细弱。

5.心胆气虚

失眠多梦，时易惊醒，胆怯怕声，心悸，胸闷气短，舌质淡，苔薄白，脉细弱或弦细。

（四）治疗

1.肝郁化火证

［治法］疏肝解郁，清热宁心。

［处方］百会、神庭、四神聪、内关、期门、大陵、行间等。

［随证配穴］耳鸣者加支沟、听宫。

［操作］毫针刺，用泻法。

2.痰热内扰证

［治法］化痰清热，和胃安神。

［处方］百会、神庭、四神聪、天枢、膻中、丰隆、内关、公孙等。

［随证配穴］心烦易怒者加太冲、大陵。

［操作］毫针刺，用泻法。

3.阴虚火旺证

［治法］滋阴清火，交通心肾。

［处方］百会、神庭、四神聪、神门、太溪、心俞、肾俞等。

［操作］毫针刺，太溪、肾俞用补法，余穴用泻法。

4.心脾两虚证

［治法］补益心脾，养血安神。

［处方］百会、神庭、神门、四神聪、气海、足三里、三阴交等。

［随证配穴］多梦加魄户。

［操作］心俞、膈俞、脾俞灸法，余穴毫针刺，用补法。

5.心胆气虚证

［治法］益气镇惊，安神定志。

［处方］百会、神庭、四神聪、大陵、阴郄、胆俞、气海、足三里、丘墟等。

十一、胃痛

（一）概述

胃痛，又称胃脘痛，是指上腹胃脘部经常反复发作性疼痛为主的症状。由于疼痛部位近心窝部，古人又称为"心痛""胃心痛""心腹痛""心下痛",明代《医学正传》说:"古方九种心痛……详其所由,皆在胃脘而实不在心也。"后世医家对胃痛与心痛,有了明确的区分。胃痛,病位在胃,而及于脾,与"真心痛"等发生于心系之病证有本质不同,临床应加以区别。

（二）病因病机

胃为五脏六腑之大源,主受纳腐熟水谷,若寒邪客于胃中,寒凝不散,阻滞气机,可致胃气不和而疼痛;或因饮食不节,饥饱无常,或过食肥甘,食滞不化,气机受阻,胃失和降引起胃痛;肝对脾胃有疏泄作用,如因忧思恼怒,气郁伤肝,肝失条达,横逆犯胃,亦可发胃痛;若劳倦内伤,久病脾胃虚弱,可导致脾阳不振,胃失温养,内寒滋生,中焦虚寒而痛;亦有气郁日久,瘀血内结,气滞血瘀阻碍中焦气机,而致胃痛发作。

（三）辨证分型

胃痛辨证,当分虚实。

1.实证

（1）寒邪客胃:胃痛暴作,恶寒喜暖,泛吐清水,口不渴喜热饮,或伴恶寒,苔薄白,脉弦紧。

（2）饮食伤胃:胃脘胀满疼痛,嗳腐吞酸,嘈杂不舒,呕吐或矢气后疼痛减轻,大便不爽,苔厚腻,脉滑。

（3）肝气犯胃:胃脘胀满,脘痛连胁,嗳气频频,心烦易怒,吞酸太息,大便不畅,每因情志因素而诱发,苔薄白,脉弦。

（4）瘀血阻胃:胃痛拒按,痛有定处,食后痛甚,或见吐血便黑,则为瘀血停滞,舌质紫暗甚或有瘀斑点,脉细涩。

2.虚证

脾胃虚弱,症见胃痛隐隐,泛吐清水,喜温喜按,纳差神疲,甚或手足不温,大便溏薄,苔薄白,脉虚弱或迟缓。

（四）治疗

1.常规治疗

（1）实证

[治则] 疏通瘀滞，和胃止痛。

[处方] 中脘、内关、足三里。

[方解] 中脘为胃之募穴，腑之所会，可以健运中州，调理气机；内关宽胸解郁，行气止痛；足三里乃足阳明胃经合穴，"合治内腑"，可疏调胃气，导滞止痛。

[随证配穴] 寒邪犯胃配胃俞，饮食停滞配梁门，肝气犯胃配太冲，气滞血瘀配膈俞、公孙。

（2）虚证

[治则] 温中健胃，和胃止痛。

[处方] 中脘、脾俞、胃俞、足三里。

[方解] 脾胃虚弱，中阳不振，运化失职，升降失常，取胃之募穴中脘，健运中州，理气止痛；配胃俞，俞募相合，和胃健脾；脾俞乃脾经背俞穴，温运中焦；足三里为胃之合穴，调理脾胃，理气止痛。

[随证配穴] 虚寒甚配气海、关元，胃阴不足、虚火上炎配内庭。

2.王乐亭经验

金针王乐亭治疗胃痛，首选他的经验方"老十针"方。

[处方] 上脘、中脘、下脘、气海、天枢（双）、足三里（双）、内关（双）。

[功效] 调中健脾，理气和血，升清降浊，调理胃肠。

[方解] 中脘为手太阳经、手少阳经、足阳明经、任脉之会，又为六腑之会，胃之募穴。足三里为足阳明胃经之合穴，胃经为多气多血之经，补之则有健脾和胃，益气升清之功，泻之则有降逆化

浊，调肠通腑之效，与中脘相配，即可调中益气，升清降浊，调理肠胃及气血功能。上脘、下脘与中脘统称三脘，上脘属胃络脾，为胃足阳明经、手太阳经、任脉之会，能开胃腑受纳之门，下脘为足太阳经、任脉之会，能温通胃肠，益气降逆，三脘配合，具有调理胃腑受纳、腐熟和吸收水谷之功。气海又称丹田或丹灶，为气之海，生发之气，以助运化之机，且能通调经脉，温固下元与中脘相配，能助其益气升阳之功。天枢为胃经俞穴大肠之募，腹气之街，其功能消导积滞，调益脾气，与中脘相配，能助其调肠胃、利运化之功，与气海相配能协同振奋下焦之阳气，助胃肠腐熟水谷。内关为心包络之穴，别走三焦，调理三焦气机，宁神和胃，宽胸理气，配以中脘、足三里有助其升清降浊，调理气机之功。且以中脘为主，针刺深度为1.5~2寸，足三里穴的针刺深度为2寸。

3. 贺普仁经验

［处方］

实证：中脘、关元。

虚证：足三里、中脘、内关。

［操作］以三通法中温通法和微通法为主，即细火针刺法和毫针疗法。中脘、关元可火针连续点刺2~3下，深度以2~3分为宜。腹部火针点刺最深不可过0.5寸。配穴可用火针点刺，深度同毫针刺法或略深，用毫针刺法亦可，以泻法为主。

十三、腹痛

（一）概述

腹痛，是指胃脘以下、脐周四旁的部位疼痛，临床上极为常见，亦可出现于多种疾病中，病因复杂，贵在辨证。一般分为有形和无形之痛。有形之痛，多由食积、瘀血、虫积、癥结而起；无形之痛，多因气郁、寒、热、血虚而生。有形之痛，痛有定处，胀痛无休；无形之痛，痛无定处，走窜聚散不定。此外，有关脏腑、经脉受侵，均可导致腹痛。

（二）病因病机

腹痛致病原因很多，涉及范围较广，临证必须审证求因，可从寒、热、虚、实几方面归纳讨论。若外感寒邪，或过食生冷，中阳受伤，脾胃运化无权，寒邪留滞于中焦，气机阻滞，经脉不通，不通则痛。若为热邪所侵，或恣食辛热厚味，湿热食滞交阻，导致气机不和，腑气不通，传导失司，引起腹痛。若因素体阳虚，脾阳不振，健运无权；或寒湿停滞，阻遏中阳，气血不足，脏腑经脉失养，腹痛而作。若暴饮暴食，或误食不洁之物，使脾胃损伤，气机失于调畅；或情志抑郁，肝气横逆，肝失条达，气机阻滞；或因外伤跌仆，气滞血瘀；或由虫积骚动，气血逆乱，均可导致实证腹痛。

（三）辨证分型

腹痛是一个症状，牵涉范围较广，临床辨证，需全面考虑，根据病因、疼痛性质等，以辨寒、热、虚、实。

1.寒证

腹痛暴急，得温则减，遇冷更甚，腹胀肠鸣，四肢欠温，口不渴，大便溏薄，小便清长，苔白，脉沉紧。

2.热证

腹痛拒按，胀满不舒，烦渴引饮，汗出，大便秘结，小便短赤，苔黄腻，脉濡数。

3.虚证

腹痛绵绵，时作时止，痛时喜按，神疲乏力，饥饿劳累后加剧，得食、休息后稍减，胃寒怕冷，舌淡苔白，脉沉细。

4.实证

脘腹胀满，疼痛拒按，嗳腐吞酸，腹痛欲泻，泻则痛减，或大便秘结，苔厚腻，脉滑实；若气滞血瘀，则腹痛胀满，连及胁肋；

如以气滞为主，则痛无定处，嗳气或矢气后痛减，苔薄白，脉弦；如以血瘀为主，痛势较甚，疼痛多固定不移，舌质紫暗，脉弦或涩。

（四）治疗

1.常规治疗

（1）寒证

［治则］温经散寒，理气止痛。

［处方］中脘、神阙、足三里。

［方解］中脘乃腑之所会，胃之募，升清降浊，调理肠胃，配足三里健运脾胃；灸神阙温暖下元以消寒积。

［随证配穴］泄泻配天枢。

（2）热证

［治则］清热导滞，行气止痛。

［处方］中脘、上巨虚、内庭。

［方解］中脘升清降浊，调理胃肠气机；上巨虚乃大肠下合穴，疏通腑气，行气消滞；内庭为胃经荥穴，以泻热邪，釜底抽薪。

［随证配穴］泄泻配天枢。

（3）虚证

［治则］温运脾阳，缓急止痛。

［处方］脾俞、胃俞、中脘、章门。

［方解］取脾之背俞穴配章门，胃俞配中脘，俞募相合，振奋脾胃阳气，脾阳得复，健运有权，气机得理，疼痛自除。

（4）实证

［治则］通调肠胃，行气导滞。

［处方］中脘、天枢、太冲。

［方解］中脘调理胃肠气机，升清降浊；天枢乃大肠募穴，调理肠胃，行气祛瘀止痛；太冲是肝经原穴，疏肝理气，解郁消滞，缓急止痛。

［随证配穴］大便秘结配支沟。

2.王乐亭经验

金针王乐亭治疗腹痛，首选经验方"老十针"：上脘、中脘、下脘、气海、天枢（双）、足三里（双）、内关（双）。其功能是调中健脾，理气和血，升清降浊，调理胃肠。治疗腹痛以天枢为主穴，针刺1.5~2寸。

3.贺普仁经验

贺普仁教授治疗此病，寒证、虚证以温通法为主，以细火针点刺，深度2~3分，中脘可连续点刺2~3下，神阙可隔姜灸。实证、热证以微通法为主。

十四、泄泻

（一）概述

泄泻，亦称腹泻，是指大便次数增多，粪便溏薄或完谷不化，甚至泄如水样的病症。古人见大便溏薄者称为"泄"，大便如水注下者为"泻"。本证可见于多种疾病，受病脏腑主要在脾、胃和大肠、小肠。在古代文献中对本证的名称和分类繁多，概分为急性泄泻和慢性泄泻两类。

（二）病因病机

1.急性泄泻

多因饮食不节，进食生冷不洁之物，损伤脾胃，运化失常，或因感受寒湿暑热之邪，客于肠胃，脾受湿困，邪滞交阻，气机不利，肠胃运化和传导功能失常，以致清浊不分，水谷夹杂而下，发生泄泻。

2.慢性泄泻

多因脾胃素弱，或久病气虚，或外邪迁延日久，脾胃虚弱，受纳运化失职，水湿停滞，清浊不分而下；亦有肝失疏泄，横逆乘脾，或肾阳不振，命门火衰，不能温煦脾土，腐熟水谷，而致下泄。

（三）辨证分型

1.急性泄泻

发病急骤，大便次数增多，偏于寒湿者大便清稀，水谷相杂，肠鸣腹痛，身寒喜温，苔白滑，脉迟缓；湿热甚者，便稀有黏液，肛门灼热，口渴喜冷饮，腹痛，小便赤，苔黄腻，脉濡数；如食滞胃肠，则腹痛肠鸣，大便恶臭，泻后痛减，伴未消化之物，苔厚腻，脉滑。

2.慢性泄泻

发病势缓，病程较长，如属脾虚，迁延反复，大便溏薄，腹胀肠鸣，面色萎黄，神疲肢软，纳差，喜暖畏寒，舌淡苔白，脉濡缓；如肝郁侮脾，则胸胁胀满，嗳气频频，苔白，脉弦；如属肾虚，每于黎明之前，脐腹作痛，肠鸣即泻，泻后痛减，腰膝酸软，形寒肢冷，舌淡苔白，脉沉细。

（四）治疗

1.常规治疗

（1）急性泄泻

［治则］除湿导滞，疏调肠胃。

［处方］天枢、阴陵泉、上巨虚。

［方解］天枢为大肠募穴，调理胃肠传导功能；阴陵泉乃脾经合穴，疏调脾气，健脾利湿；上巨虚为大肠下合穴，通调胃肠气机，运化湿滞。

［随证配穴］热甚配内庭，食滞配中脘。

（2）慢性泄泻

［治则］健脾调肠，温肾止泻。

［处方］脾俞、天枢、足三里、三阴交。

［方解］脾俞为脾之背俞穴，有健脾益气的作用；天枢为大肠募穴，调理胃肠气机；足三里乃胃之合穴，健理脾胃，消胀止痛；

三阴交乃足三阴经之交会穴，健脾化湿，温养脾肾。

［随证配穴］肝郁配太冲，肾虚配肾俞、命门，腹胀配公孙。

2.王乐亭经验

金针王乐亭治疗泄泻，首选他的经验方"老十针"：上脘、中脘、下脘、气海、天枢（双）、足三里（双）、内关（双）。其功能是调中健脾，理气和血，升清降浊，调理胃肠。并对其实证用泻法，对其虚证用补法，对其寒证多用灸法，在同一方中，也可根据不同的情况施用手法，泻实补虚，调理中州，随机应变。

3.贺普仁经验

［主穴］长强。

［随证配穴］

寒湿证：灸神阙。

湿热证：商阳、内庭点刺放血。

伤食证：曲池、里内庭。脾胃虚弱：脾俞、章门。

肝郁乘脾：肝俞、脾俞、太冲。

肾阳不足：肾俞、命门。

［方解］贺老认为长强是督脉与足少阳、足少阴经交会穴，督脉络穴，可调理肠道气机，火针点刺长强，有止泻奇效，故为主穴。隔姜灸神阙温中散寒，商阳为手阳明之井穴，内庭为足阳明之荥穴，急症多取井穴，"荥主身热""当利井者，以荥泻之"，二穴放血有清热祛邪之效。曲池为手阳明之合穴，与伤食经验穴内庭共用，可泻热清肠。脾俞、章门俞募配穴，健脾和胃，肝俞、脾俞、太冲疏肝理气调中，扶土抑木；肾俞、命门温肾壮阳，健脾助运而止泻。

［操作］以三通法中温通法为主，中粗火针速刺法，点刺不留针。长强深度0.5~0.8寸，靠尾骨前面斜刺，勿直刺。神阙隔姜灸。商阳、内庭以火针或三棱针点刺放血。

十五、便秘

（一）概述

便秘是指大便秘结不通、粪便干燥艰涩难解的病证，可见于多种疾病，主要因大肠传导功能失常，粪便在肠内停留时间过久，水液被吸收，而致便质干燥难解。本证概分为偏虚、偏实两类。

（二）病因病机

1.实证

多由素体阳盛或过食辛辣厚味，以致胃肠积热；或误服药石，毒热内盛；或热病后余热留恋，肺热移于大肠，耗伤津液，导致肠道燥热，大便干结；或忧思过度，久坐少动，肺气不降，大肠气机郁滞，通降失常，传导失职，糟粕内停而成便秘。

2.虚证

多由病后、产后，气血两伤未复，或年迈体弱，气血亏耗，气虚则大肠传运无力，血虚则津亏肠失滋润，而成便秘；或下焦阳气不充，阴寒凝结，腑气受阻，糟粕不行，凝集肠道而为便秘。

（三）辨证分型

1.实证

大便干结，经常3~5日一次或更长时间方解，临圊努责，干燥难下。如属热邪壅盛，则见身热烦渴，口干口臭，喜冷饮，苔黄燥，脉滑实；若气机郁滞，证见便秘胁痛，胀满不舒，嗳气纳差，苔黄腻，脉弦。

2.虚证

大便干燥，数日不行。若因气血虚者，则见面色㿠白，神疲气怯，头晕心悸，汗出气短，舌淡苔薄，脉虚弱；若阴寒内结，则腹中冷痛，喜热畏寒，四肢不温，舌淡苔白，脉沉迟。

（四）治疗

1. 常规治疗

（1）实证

［治则］清热理气，通导肠腑。

［处方］天枢、支沟、曲池、内庭。

［方解］天枢乃大肠募穴，疏通大肠腑气，腑气通则传导功能复常；支沟宣通三焦气机，三焦气顺则腑气通调；曲池清泄大肠热邪；内庭乃胃经荥穴，宣散肠胃积热。

［随证配穴］气滞者配太冲。

（2）虚证

［治则］健脾益气，温阳通便。

［处方］大肠俞、天枢、支沟、上巨虚。

［方解］大肠俞乃大肠腑气传输之处，配其募穴天枢，调理气血，疏通腑气；支沟宣导三焦气机，通调腑气；上巨虚是大肠下合穴，有"合治内腑"之意，调理腑气，恢复大肠传导功能。

［随证配穴］气血虚配足三里，阴寒盛灸神阙穴。

2. 贺普仁经验

［主穴］丰隆、支沟。

［随证配穴］

热秘：内庭、天枢。

气秘：中脘、太冲。

虚秘：足三里。

冷秘：关元。

［操作］三通法中温通为主，中粗火针，速刺法，点刺不留针，下肢深度3~5分，足部穴位深度1~5分，腹部穴位2~3分。

［方解］丰隆为足阳明之络穴，"主大小便涩难"，可推动腑气下行，支沟为手少阳之经穴，宣通三焦气机，二穴共为主穴以通调

腑气。内庭为胃经荥穴；天枢为大肠募穴，可泻下润肠；肝经原穴太冲疏肝解郁，配和腑会中脘以行气导滞；足三里补益气血而润肠，关元壮阳，肠道得以温煦、濡润而便秘自通。

十六、感冒

（一）概述

感冒是以感受风邪或时行疫毒所导致的肺卫功能失调，以鼻塞、流涕、咳嗽、恶寒发热、头身疼痛为主要特征的外感疾病。

（二）病因病机

感冒的发生主要由于体虚，抗病能力减弱，当气候剧变时，人体卫外功能不能适应，邪气乘虚由皮毛、口鼻而入，引起一系列肺卫症状。外邪有偏寒、偏热的差异，偏寒者则致寒邪束表，肺气不宣，阳气郁阻，毛窍闭塞；偏热者则热邪灼肺，腠理疏泄失司，肺失清肃。感冒虽以风邪多见，但季节不同，多夹时气或非时之气，故临床以风寒、风热多见，又有夹湿、夹暑之兼证。

（三）辨证分型

主症：恶寒发热，头痛，鼻塞，流涕，脉浮。

兼见恶寒重，发热轻或不发热，无汗，鼻痒喷嚏，鼻塞声重，咳嗽流涕，痰液清稀，头痛，肢体酸楚，苔薄白，脉浮紧，为风寒感冒；微恶风寒，发热重，有汗，鼻塞涕浊，咳嗽，痰稠或黄，咽喉肿痛，口渴，头痛昏胀，苔薄黄，脉浮数，为风热感冒；夹湿则头痛如裹，胸闷纳呆；夹暑则汗出不解，心烦口渴。

（四）治疗

1.常规治疗

［治法］祛风解表，取手太阴、手阳明经及督脉穴为主。

［处方］列缺、合谷、大椎、太阳、风池。

［随证配穴］风寒感冒者，加风门、肺俞；风热感冒者，加曲

池、尺泽、鱼际；鼻塞者，加迎香；气虚感冒者，加足三里；咽喉疼痛者，加少商；全身酸楚者，加身柱；夹湿者，加阴陵泉；夹暑者，加委中。

[操作]主穴用毫针泻法。风寒感冒，大椎行灸法；风热感冒，大椎行刺络拔罐。配穴中足三里用补法或平补平泻法，少商、委中用刺络出血法，余穴用泻法。

[方解]太阴、阳明为表里经，故取手太阴、手阳明经列缺、合谷以祛邪解表。督脉为阳脉之海，主一身之阳，温灸大椎可通阳散寒，刺络出血可清泻热邪。风池为足少阳经与阳维脉之交会穴，"阳维为病苦寒热"，故风池可疏散风邪以解表，与太阳相配又可清利头目。

2.其他治疗

拔罐法：选大椎、身柱、大杼、肺俞拔罐，留罐15分钟，或用闪罐法。本法适用于风寒感冒。

十七、哮喘

（一）概述

哮指声响，喘指气息，哮喘是一种发作性喉间哮鸣气促、呼吸困难、甚则喘息难以平卧为临床特征的疾病。

（二）病因病机

本病之基本病因为痰饮内伏。小儿每因反复感受时邪引起；成年者多由久病咳嗽形成。脾失健运，聚湿生痰，或偏嗜咸味、肥腻，或进食虾蟹鱼腥，以及情志、劳倦等，均可引动肺经蕴伏之痰饮。痰饮阻塞气道，肺气升降失常，而发为痰鸣哮喘。发作期可气阻痰壅，阻塞气道，表现为邪实证；如反复发作，必致肺气耗损，久则累及脾肾，故在缓解期多见虚象。

（三）辨证分型

1.实证

主症：病程短，或当哮喘发作期，哮喘声高气粗，呼吸深长，呼出为快，体质较强，脉象有力。

兼见咳嗽喘息，咯痰稀薄，形寒无汗，头痛，口不渴，脉浮紧，苔薄白，为风寒外袭；咳喘痰黏，咯痰不爽，胸中烦闷，咳引胸胁作痛，或见身热口渴，纳呆，便秘，脉滑数，苔黄腻，为痰热阻肺。

2.虚证

主症：病程长，反复发作或当哮喘间歇期，哮喘声低气怯，气息短促，体质虚弱，脉象无力。

兼见喘促气短，喉中痰鸣，语言无力，吐痰稀薄，动则汗出，舌质淡，或微红，脉细数，或软而无力，为肺气不足；气息短促，动则喘甚，汗出肢冷，舌淡，脉沉细，为肾气不足。

（四）治疗

1.常规治疗

（1）实证

［治法］祛邪肃肺，化痰平喘。取手太阴经穴及相应背俞穴为主。

［处方］列缺、尺泽、膻中、肺俞、定喘。

［随证配穴］风寒外袭者，加风门；风热者，加大椎、曲池；痰阻肺热者，加丰隆；喘甚者，加天突。

［操作］针用泻法，风寒者可合用灸法，定喘穴刺络拔罐。

［方解］手太阴经列缺宣通肺气，祛邪外出。选其合穴尺泽，以肃肺化痰，降逆平喘。局部取气之会穴膻中，可宽胸理气，舒展气机。取肺之背俞穴，以宣肺祛痰。定喘为平喘之效穴。

（2）虚证

［治法］补益肺肾，止哮平喘。以相应背俞穴及手太阴、足少

阴经穴为主。

［处方］肺俞、膏肓、肾俞、定喘、太渊、太溪、足三里。

［随证配穴］肺气不足者，加气海；肾气不足者，加阴谷、关元。

［操作］定喘用刺络拔罐，余穴用毫针补法。可酌用灸法或拔火罐。

［方解］肺俞、膏肓针灸并用可补益肺气；肾俞补之以纳肾气；肺经原穴太渊、肾经原穴太溪，可充肺肾真元之气；足三里调和胃气，以资生化之源，使水谷精微上归于肺，肺气充则自能卫外；定喘为平喘之效穴。

2.其他治疗

（1）火针法：散刺督脉、足太阳膀胱经、任脉等经脉。

（2）穴位注射：根据具体病情，结合中医辨证、西医实验室检查指标酌情选用抗生素、化痰平喘等药物，每穴注射0.3~0.5ml，每次选择3~5个腧穴注射。

（3）穴位贴敷法：选肺俞、膏肓、膻中、定喘穴，用白芥子30g、甘遂15g、细辛15g共为细末，用生姜汁调药粉成糊状，制成药饼如蚕豆大，上放少许丁桂散，敷于穴位上，用胶布固定。贴30~60分钟后取掉，以局部有红晕微痛为度。若起疱，消毒后挑破，消毒纱布敷盖。

十八、癃闭

（一）概述

癃闭是指排尿困难，点滴而下，甚至小便闭塞不通的一种疾患。"癃"是指小便不利，点滴而下，病势较缓；"闭"是指小便不通，欲溲不下，病势较急。癃与闭虽有区别，但都是指排尿困难，只是程度上的不同，故常合称癃闭。

癃闭可见于西医学的膀胱、尿道器质性和功能性病变及前列腺疾患等所造成的排尿困难和尿潴留。

（二）病因病机

本病由膀胱湿热互结，导致气化不利，小便不能，而成癃闭；或肺热壅盛，津液输布失常，水道通调不利，热邪闭阻，而成癃闭；或跌仆损伤，以及下腹部手术，引起经脉瘀滞，影响膀胱气化而致小便不通，此属实证。或脾虚气弱，中气下陷，清阳不升，浊阴不降，则小便不利；或年老肾气虚惫，命门火衰，不能温煦鼓舞膀胱气化，使膀胱气化无权，形成癃闭，此属虚证。

（三）辨证分型

1.实证

主症：发病急，小便闭塞不通，努责无效，小腹胀急而痛，烦躁口渴，舌质红，苔黄腻。

兼见口渴不欲饮，或大便不畅，舌红，苔黄腻，脉数者，为湿热内蕴；呼吸急促，咽干咳嗽，舌红苔黄，脉数者，为肺热壅盛；多烦善怒，胁腹胀满，舌红，苔黄，脉弦者，为肝郁气滞；有外伤或损伤病史，小腹满痛，舌紫暗或有瘀点，脉涩者，为外伤血瘀。

2.虚证

主症：发病缓，小便滴沥不爽，排出无力，甚则点滴不通，精神疲惫，舌质淡，脉沉细而弱。

兼见气短纳差，大便不坚，小腹坠胀，舌淡苔白，脉细弱者，为脾虚气弱；若面色㿠白，神气怯弱，腰膝酸软，畏寒乏力，舌淡苔白，脉沉细无力者，为肾阳虚。

（四）治疗

1.常规治疗

（1）实证

［治法］清热利湿，行气活血。以足太阳、足太阴经穴及相应

俞、募穴为主。

［处方］秩边、阴陵泉、三阴交、中极、膀胱俞。

［随证配穴］湿热内蕴者，加委阳；邪热壅肺者，加尺泽；肝郁气滞者，加太冲、大敦；瘀血阻滞者，加曲骨、次髎、血海。

［操作］毫针泻法。秩边穴用芒针深刺2.5~3寸，以针感向会阴部放射为度。针刺中极等下腹部穴位之前，应首先叩诊，检查膀胱的膨胀程度，以便决定针刺的方向、角度和深浅，不能直刺者，则向下斜刺或透刺，使针感能到达会阴并引起小腹收缩、抽动为佳。每日1~3次。

［方解］秩边为膀胱经穴，可疏导膀胱气机；三阴交穴通调足三阴经气血，消除瘀滞；阴陵泉清热利湿而通小便；中极为膀胱募穴，配膀胱之背俞穴，俞募相配，促进气化。

（2）虚证

［治法］温补脾肾，益气启闭。以足太阳经、任脉穴及相应背俞穴为主。

［处方］秩边、关元、脾俞、三焦俞、肾俞。

［随证配穴］中气不足者，加气海、足三里；肾气亏虚者，加太溪、复溜；无尿意或无力排尿者，加气海、曲骨。

［操作］秩边用泻法，操作同上；其余主穴用毫针补法，亦可用温针灸，每日1~2次。配穴用补法。

［方解］秩边为膀胱经穴，可疏导膀胱气机；关元为任脉与足三阴经交会穴，能温补下元，鼓舞膀胱气化；脾俞、肾俞补益脾肾；三焦俞通调三焦，促进膀胱气化功能。

2.王乐亭经验

金针王乐亭治疗本病常针刺龙门穴，该穴为经外奇穴，在任脉线耻骨下缘至前阴上际之间，功能调理气机。可先点刺秩边，使之针感达到前阴部然后起针，以助膀胱气化，通利小便。

3. 贺普仁经验

国医大师贺普仁治疗本病重用火针，必选蠡沟。临证中就诊于针灸科的癃闭患者大多病程较长，年龄偏大，故肾气不足，肾阳虚衰者为多见，运用火针温补肾阳，助肾气推动之力，实为治本之法。蠡沟为肝经络穴，肝经循行"过阴器，抵小腹"，大凡泌尿生殖系统疾病必用本穴，选用3寸以上毫针，向心性平刺，酌情配伍任脉、足三阴经穴，疗效甚佳。

（五）注意事项

①针灸治疗癃闭有一定的效果，可以避免导尿的痛苦和泌尿道感染，尤其是对于功能性尿潴留，疗效更好。

②膀胱过度充盈时，下腹部穴位应斜刺或平刺。

③如属机械性梗阻或神经损伤引起尿潴留者，须明确发病原因，采取相应措施。

第二节 妇儿科病证

一、痛经

（一）概述

妇女在行经期间或行经前后出现小腹及腰部疼痛，甚至剧痛难忍的病症。

（二）病因病机

痛经多由情志不调，郁怒伤肝，肝气郁结，经血阻滞于胞宫；或经期受寒饮冷，坐卧湿地，冒雨涉水，寒湿客于胞宫；或脾胃素虚，或大病久病，气血虚弱；或禀赋素虚，肝肾不足，精血亏虚，以致冲任不足，胞脉失养而发。

（三）辨证分型

主症：经期或经行前后小腹疼痛，历时数小时，甚者2~3天。痛重者面色发白，出冷汗，全身无力，四肢厥冷，或伴有恶心、呕吐、腹泻、尿频、头痛等症状。

1. 实证

兼见腹痛，多在经前或经期腹痛剧烈，拒按，经色紫红或紫黑，夹有血块，血下痛减，为实证。伴经前乳房胀痛，舌有瘀斑，脉细弦者，为气滞血瘀；小腹冷痛，得热痛减，月经量少，色紫黑有块，苔白腻，脉沉紧者，为寒湿凝滞。

2. 虚证

兼见经后小腹绵绵作痛，少腹柔软喜按，月经色淡，量少，属虚证。伴面色苍白或萎黄，神疲无力，头晕眼花，心悸，舌淡，舌体胖大边有齿痕，脉细弱者，为气血不足；伴腰膝酸软，夜寐不宁，头晕耳鸣，目糊，舌红少苔，脉细者，为肝肾不足。

（四）治疗

1. 实证

［治法］行气散寒，通经止痛。取足太阴经、任脉穴为主。

［处方］三阴交、中极、次髎。

［随证配穴］寒湿者，加归来、地机；气滞者，加太冲；腹胀者，加天枢、气穴；胁痛者，加阳陵泉、光明；胸闷者，加内关。

［操作］毫针泻法，寒邪甚者可加艾灸。

［方解］三阴交为足三阴经交会穴，可通经止痛；中极为任脉经穴，可通调冲任之气；次髎为治疗痛经的经验穴。

2. 虚证

［治法］调补气血，温养冲任。以足太阴、足阳明经穴为主。

［处方］三阴交、足三里、气海。

［随证配穴］气血亏虚证者，加脾俞、胃俞；肝肾不足者，加

太溪、肝俞、肾俞；头晕耳鸣者加悬钟。

[操作] 毫针补法，可用灸法。

[方解] 三阴交为肝、脾、肾三经之交会穴，可调理三经气血，肝、脾、肾精血充盈，胞脉得养，冲任自调；足三里为阳明经之合穴，可补益气血；气海为任脉穴，暖下焦，温养冲任。

二、胎位不正

（一）概述

正常胎位中，绝大多数为枕前位。如果妊娠30周后，经产前检查发现胎位呈枕后位、臀位、横位等，称胎位不正，常见于经产妇或腹壁松弛的孕妇。

（二）治疗

艾灸法。

取至阴穴，嘱孕妇放松腰带仰卧于床上，或坐在靠背椅上，以艾条灸两侧至阴穴15~20分钟，每日1~2次，灸至胎位正常。若灸数次无效当查明原因，专科处理。

三、遗尿

（一）概述

遗尿是指年满5周岁的儿童夜间不自主地排尿。以男孩居多。婴幼儿时期，由于生理上尚未建立起排尿反射，功能发育尚不成熟；或学龄前儿童因白日游戏过度，精神疲劳，睡前多饮等原因，也可偶然发生遗尿，均不属于病态。5岁以上的幼童，不能自主控制排尿，熟睡时经常遗尿，轻者数夜一次，重者可一夜数次，则为病态。

（二）病因病机

本病的发生在于膀胱不能约束，其原因为下元虚寒，肾气不足，或脾肺气虚，膀胱失约；或因肝经湿热，火热内迫；亦有小儿没有养成夜间起床排尿的习惯，任其小便于床，久而久之，形成习惯性遗尿。

（三）辨证分型

1.下元虚寒

睡中经常遗尿，多则一夜数次，醒后方觉，神疲乏力，面色苍白，肢怕冷，下肢无力，腰酸腿软，智力较低，小便清长，舌质较淡。

2.脾肺气虚

睡后遗尿，少气懒言，神疲乏力，面色苍黄，食欲不振，大便溏薄，自汗出，苔薄嫩，脉少力。

3.肝经湿热

遗尿量不多，但尿味腥臊，尿色较黄，平时性情急躁，或夜间梦语龄齿，唇红，苔黄，脉数有力。

（四）治疗

1.常规治疗

（1）下元虚寒

［治则］培肾固本，补益元气。

［处方］关元、中极、膀胱俞、肾俞、三阴交、太溪。

［方解］关元是精血之室，元气之所，为足三阴与任脉交会，功专培肾固本，补益元气；三阴交统补足三阴之气以加强膀胱之约束，为治疗本病必不可少的要穴；肾俞、太溪补益肾气；中极为膀胱募穴，与膀胱俞配用，俞募配穴，使膀胱约束有权。

（2）脾肺气虚

［治则］补肺益气，培补脾胃。

［处方］关元、三阴交、气海、太渊、足三里。

［方解］关元为足三阴与任脉交会，功专培肾固本，补益元气；三阴交统补足三阴之气以加强膀胱之约束。为治疗本病必不可少的要

穴；气海补气调下焦；太渊补益肺气；足三里补中益气，培补脾胃。

（3）肝经湿热

［治则］疏泻肝胆，清利湿热。

［处方］关元、三阴交、阳陵泉、足三里。

［方解］关元补肾壮阳，培元固精；三阴交健脾补肾，除下焦湿热；阳陵泉为胆经合穴，可疏泻肝胆，清利湿热；足三里为胃经合穴，可益气固摄。

2.贺普仁经验

贺普仁教授认为，小儿遗尿的发生与肺、脾、肾不足有关，治疗上选用微通法（毫针）以健脾益肺，温肾固摄。

［处方］百会、气海、关元、三阴交。

［方解］百会升举阳气；关元为人体元气生发之所，是足三阴经与任脉之交会穴，可以培肾固本，补益元气；气海补气；三阴交统补足三阴之气，以加强膀胱之约束。诸穴共奏健脾益肾，温肾固摄之作用。

3.周德安经验

周德安教授认为，本病多因先天禀赋不足，气化功能不利，或下元亏虚，膀胱约束无权所致。亦有因后天失养，脾胃失调而导致脾肾两虚者。

［治则］固肾培元，约束膀胱。

［处方］

第一组：关元、中极、三阴交、足三里。

第二组：肾俞、膀胱俞、秩边。

第三组：承浆、夜尿点（小指掌侧面第一指横纹中点）。

［方解］关元培本固元；中极是膀胱募穴，有补肾固胞之力；足三里及三阴交二穴起健脾胃、益气血之效；肾俞补肾壮阳；膀胱俞与中极共用，为俞募配穴法，共奏益气固脬之功；承浆为任脉终

末穴，其经气与督脉相通，既可调一身之阴，又可调一身之阳，可加强全身气化功能；秩边为治泌尿生殖系统疾病的经验穴；夜尿点为治遗尿的经验穴。以上三组穴交替使用，可达固本培元，补肾固脬之效。

四、小儿脑性瘫痪

（一）概述

小儿脑性瘫痪是以大脑发育不全、智力低下、四肢运动障碍为主症的常见疾病，属中医"五迟""五软"范畴。

（二）病因病机

多因先天禀赋不足，肝肾亏损，精血不能注于筋骨；或元阳不振，阳气不能温煦肌肤，营于四末而成；或平素乳食不足，喂养失调或久病、大病后失于调养，以致脾胃亏损，气血虚弱，筋骨肌肉失于滋养所致；或因感受热毒，内陷厥阴，后期导致伤气耗阴，日久气血失调，筋脉失养；或风痰留阻络道，气滞血瘀，筋脉失利而致。

（三）辨证分型

1.肝肾不足

发育迟缓，坐立、行走、生齿等明显迟于正常同期小儿，平素疲劳喜卧，精神呆滞，面色无华，舌质淡，苔薄白，脉弦细。

2.气血虚弱

肢体软弱，神情呆滞，智力迟钝，面色苍白，神疲乏力，唇淡苔少，脉细弱。若脾胃虚弱明显者，兼见头、项、口唇、手足软弱无力，不能活动，肌肉松弛，食少不化，唇淡，舌淡苔薄白，脉沉迟无力。

3.气滞血瘀，痰阻经络

神志迟钝，失语，痴呆，手足软而不用，肢体麻木，舌淡紫或边有瘀点，苔黄腻，脉弦滑或涩。

（四）治疗

1. **常规治疗**

［治则］滋养肝肾，理气活血，通络化瘀。

［处方］百会、大椎、四神聪、悬钟、足三里、合谷。

［方解］百会为诸阳之会，能醒脑开窍；大椎通阳活络；四神聪为经外奇穴，有宁神醒脑益智之功；悬钟为髓会，可益髓通脑，强筋壮骨；足三里、合谷培补后天，调理气血。

［随证配穴］语言障碍配通里、廉泉、金津、玉液，颈瘫配天柱；面瘫配颊车、下关；上肢瘫配肩髃、曲池；下肢瘫配环跳、阳陵泉；腰部软配腰阳关；智力迟钝配通里；耳聋配听宫、听会。

2. **贺普仁经验**

贺普仁教授认为本病由先天禀赋不足，肝肾亏损，后天失养，气血虚弱所致。以心、脾、肝、肾亏虚为主，精髓不充，精明之腑失养。部分后天性患儿有因瘀血痰浊阻滞脑络致神明失聪。病因以先天为主，父母双方自身有遗传缺陷，精血虚损者，精薄血弱，孕胎禀赋不足，或胎儿期间母亲起居饮食、用药不慎，以致伤及胎元。以上各种原因可导致患儿心脾气血不足，肝肾阴亏，上不能充髓而养脑，外不能滋养筋骨肌肉，以至精明之府失于聪慧，肢体痿软，智能低于正常同龄儿童。

［治则］填髓通督，健脑益智。

［处方］百会、四神聪、风府、哑门、大椎、心俞、谚语、通里、照海。

［方解］本病属虚多实少，主因先天不足，后天失养，故补益先后天为其大法，辅以益智开窍醒神。本方多采用督脉之穴，督脉总督一身之阳气，用之可充实髓海，健脑益智；膀胱之脉，挟脊抵腰络肾，取心俞和谚语二穴，开通心窍，镇静安神；足少阴肾经之

穴照海，滋补肝肾；通里为心经络穴，可调补心气心血，与照海相配，共奏补益心肾，使水火相济，心肾相交之功；四神聪为典型的健脑醒神之穴，其连于督脉，膀胱经与肝经之间，故善调一身之阴阳，针之可息风宁神定志。在临床中，当辨证以虚为主时，可取百会、四神聪、哑门、心俞、譩譆、通里、照海为首。少数以实证为主者，则采用扶正与祛邪实并举之法，即在虚证的基础上，加上风府、大椎、腰奇（经外奇穴，专治癫痫）三穴。切不可手法过重，泻之过重。

［操作］进针要稳、准、轻、浅、快，即持针要稳，刺穴要准，手法要轻，进针要浅且快。力求无痛，针不可提插捻转。

［治疗特点］

患儿智力低下，不会与医者进行配合，且疼痛及刺激会使其辗转翻腾，故用针刺宜轻浅不留针，即快针疗法。小儿脏腑娇嫩，形气未充，正是"稚阴稚阳"之体，故针法以补为主，以轻浅为宜。另外，对于快针疗法有一种说法，即快针为轻度刺激，轻刺激属于补法的一种。本方多取头部及四末之穴，针之方便，坐之可取，不伤脏器，易被患儿及家长接受。

第三节　皮外科病证

一、瘾疹

（一）概述

瘾疹又称"风疹块"或"瘾瘔"，即荨麻疹，是指皮肤表面出现风团，瘙痒剧烈，时隐时现者。

（二）病因病机

本病之病位在肌肤腠理，多与风邪侵袭、胃肠积热有关。腠理不固，风邪乘虚侵袭，遏于肌肤而成；或体质素虚，或食用鱼虾荤腥食物，或有肠道寄生虫等，导致胃肠积热，复感风邪，使内不得疏泄，外不得透达，郁于腠理而发。

（三）辨证分型

主症：皮肤突然出现大小不等、形状不一的风团，成块或成片，高起皮肤，边界清楚，其色或红或白，瘙痒异常，发病迅速，消退也快，此起彼伏，反复发作，消退后不留任何痕迹。

若发作与气候变化有明显关系，或疹块以露出部位为重，或兼有外感表证者，为风邪袭表；发作与饮食因素有明显关系，伴有脘腹胀痛，大便秘结，小便黄赤，或伴有恶心呕吐，肠鸣泄泻，舌质红赤，舌苔黄腻，脉滑数者，为胃肠积热；久病不愈，热伤阴血，可致血虚风燥之证。

（四）治疗

［治法］疏风和营。以手阳明、足太阴经穴为主。

［处方］曲池、合谷、血海、膈俞、委中。

［随证配穴］风邪侵袭者，加外关、风池；胃肠积热者，加足三里、天枢；湿邪较重者，加阴陵泉、三阴交；血虚风燥者，加足三里、三阴交；呼吸困难者，加天突；恶心呕吐者，加内关。

［操作］主穴用毫针泻法，配穴平补平泻。

［方解］曲池、合谷同属阳明，擅开泄，既可疏风解表，又能清泻阳明，风邪侵袭、胃肠积热者用之皆宜。本病邪在营血，膈俞为血之会穴，委中又名"血郄"，与血海同用，可调理营血，"治风先治血"，而收"血行风自灭"之效。

二、蛇串疮

（一）概述

带状疱疹是由病毒引起的急性、炎症性、神经性皮肤病。病程一般2周左右，严重者可迁延较久，一般不会超过1个月。多见于胸背、面部和腰部，好发于春、秋两季。大部分患者患病后很少复发，极少数患者可以再发。

中医学将本病称为"缠腰火丹""火带疮""蛇串疮""蛇丹"和"蜘蛛疮"。

（二）病因病机

本病由于肝气郁结，久而化火妄动而呈肝胆火盛，或由脾经湿热内蕴，外溢皮肤而生；或因偶然兼感毒邪，以致湿热火毒蕴积肌肤而成。年老体弱者，常因血虚肝旺，湿热毒盛，气血凝滞，以致疼痛剧烈，日久才能消失。

（三）辨证分型

发病时患者常有条索状皮肤刺痛，有的发生在皮疹出现之前，有的伴随皮疹同时出现，有的发生于皮疹出现之后。皮肤刺痛程度轻重不等，儿童疼痛轻微，年老体弱者疼痛剧烈，常扩大到皮疹范围之外，即使皮疹消失，尚可后遗持续数月，甚至更长时间。或伴有轻度发热，疲乏无力，胃纳不佳等症状。皮损多先为带片状的红色斑丘疹，很快即成为绿豆到黄豆大小的水疱，3~5个簇集成群，聚集一处或数处，排列成带状，疱群间隔正常皮肤，疱液起初透明，5~6天后转为浑浊，重者有出血点、血疱或坏死。轻者无皮损，仅有刺痛感，或稍有潮红，没有典型的水疱。皮疹常发生于身体的一侧，如腰胁部、胸部、颜面部、大腿内侧等，一般不超过正中线。但发于面部者，病情较重，疼痛剧烈，往往伴有附近淋巴结的肿痛，甚至影响视力和听觉，应特别注意。

1.肝胆火盛

皮损鲜红，疱壁紧张，口苦口渴，烦躁易怒，便秘尿赤，舌红苔黄，脉弦数。

2.脾胃湿热

皮损淡红，疱壁松弛，口不渴，纳呆，便溏，舌体胖，苔白厚或白腻，脉濡数。

（四）治疗

1.常规治疗

（1）肝胆火盛

[治则] 清火燥湿，解毒止痛。

[处方] 局部围刺、期门、曲泉、足窍阴、中渚、支沟、阳陵泉。

[方解] 手法以泻法为主，局部围刺可调理患处气血，阻遏皮疹进一步发展。期门、曲泉清肝解郁泻热；足窍阴、中渚为手足少阳经穴，泻之可疏散少阳之风邪；支沟为手少阳经经穴，具有调理脏腑，行气止痛，清利三焦，通调腑气，降逆泻火的作用；阳陵泉为足少阳经合穴，具有和解少阳，疏泻肝胆，清泻邪热，祛风止痛的作用。诸穴合用，可祛风邪，清利肝火。

（2）脾胃湿热

[处方] 局部围刺、夹脊穴、合谷、曲池。

[随证配穴] 肝胆火盛配太冲、支沟；脾胃湿热配血海、三阴交。

[方解] 本病取局部围刺、夹脊穴以通病所经气；合谷、曲池配合疏导阳明经气，以清解邪毒。

[操作] 毫针泻法，每日1次，每次留针30分钟，10次为1个疗程。

2.特殊治疗王乐亭放血疗法（急性期用）

①"龙眼"放血："龙眼"穴位于小指近端指关节尺侧面上，握拳取之。局部常规消毒后，用三棱针点刺，然后进行挤压，即有黄色黏液或恶血溢出，挤出1~2滴即可。

②"龙头""龙尾"点刺放血：疱疹首先出现处为"龙尾"，疱疹延伸方向之端称为"龙头"。其放血部位应在"龙头"之前，"龙尾"之后。经常规消毒后，以三棱针点刺出血，在针刺部位拔火罐，以求恶血尽祛。起罐后，用酒精棉球擦净该处，不必包扎。

③大椎放血：如疱疹的发病部位在胸或胸以上部位者加曲池、合谷；疱疹在腰部者，加足三里、三阴交、太冲。选穴数量根据病情之轻重而定，一般选1~2个穴。刺激手法取泻法，每穴留针30分钟，每日治疗1次。

3.其他治疗

（1）火针疗法：病程超过2个月，局部皮损明显好转或治愈但受损部位疼痛不解甚至加重者，进行火针局部点刺治疗。

（2）穴位注射：病程超过2个月，疼痛不解甚至加重者，火针局部点刺治疗后配合穴位注射维生素B_{12} 1.5mg，每次选择3~5个穴，每穴注射0.3~0.5ml。

三、腱鞘囊肿

（一）概述

腱鞘囊肿是发生于关节或腱鞘内的囊性肿物，内含有无色透明或微呈白色、淡黄色的浓稠黏液，属中医学"筋结""筋瘤"的范围。好发于关节和腱鞘附近，常见于腕背和足背部。属常见病，多发于青壮年，女性多于男性。

（二）病因病机

本病多因过度劳累，外伤筋脉，以致痰凝筋脉；或因经久站立、扭伤等致筋脉不和，气血运行失畅，阻滞于筋脉络道而成。西医学认为本病的发生与手或足的肌腱关节的慢性劳损有关。

（三）辨证分型

腱鞘囊肿可无明显自觉症状，偶有轻微酸痛、乏力，囊肿部分外观呈圆形隆起，表面光滑，边缘清楚，质软，有波动感。囊液充满时，囊壁坚硬，局部有压痛。

（四）治疗

1.**常规治疗**

［治则］行气活血，舒筋散结。

［处方］局部围刺。

［随证配穴］发于手腕配外关；发于足背配解溪。

［操作］囊肿局部常规消毒，在囊肿的正中和四周各刺入1针，针尖均刺向囊肿的中心，以刺破囊壁为度，留针20~30分钟，并用艾条在局部温和灸。隔日1次，至囊肿消失为止。

2.**贺普仁火针疗法**

以粗火针速刺瘤体数针，挤压出瘤内胶冻状内容物，用消毒纱布裹上硬币或纽扣加压在针孔处固定，24小时后取下。

第四节　五官科病证

一、近视

（一）概述

近视是以视近清楚、视远模糊为主症的眼病，又称"能近怯远症"。清代黄庭镜所著《目经大成》始称为"近视"，于今名同。本病即西医学的近视眼，为屈光不正疾病之一。

（二）病因病机

近视的发生多因先天禀赋不足，后天发育不足，劳心伤神，心阳耗损，使心肝肾不足之全身因素，致睛珠形态异常成为本病；或因过近距离夜读，书写姿势不当，照明不足，使目络瘀阻，目失所养而致。本病多发于青少年。

（三）辨证分型

目为可视之窍，五脏六腑之精气皆上注于目而能视，若肝肾阴虚则视物昏花，能近怯远，伴失眠、健忘、腰酸、目干涩，舌红，脉细。

（四）治疗

1.常规治疗

［治则］滋补肝肾，益气明目。

［处方］睛明、攒竹、承泣、光明、风池、肝俞、肾俞。

［方解］睛明、攒竹、承泣为治疗眼疾的常用穴，有清肝明目作用；风池为手足少阳经与阳维脉之交会穴，有通经活络、养肝明目之功；肝俞、肾俞配光明可调补肝肾，益气明目。

2.其他治疗

耳针法。

［处方］眼、肝、脾、肾、心。

［操作］王不留籽贴压，每3~5日更换1次，双耳交替，嘱患者每日自行按压数次。治疗5次测视力表1次，观察视力改善程度。

二、目赤肿痛

（一）概述

指以眼目红肿涩痛为主症的一类急性眼病。又称红眼、天行赤眼、火眼、风火眼等。

（二）病因病机

多因外感风热时邪，侵袭目窍，郁而不宣；或因肝胆火盛，循经上扰，以致经脉闭阻，血壅气滞，骤然发生目赤肿痛。

（三）辨证分型

主症：目赤肿痛，羞明，流泪，眵多。

兼见头痛，发热，脉浮数者，为风热证；兼口苦，烦热，便秘，脉弦滑者，为肝胆火盛。

（四）治疗

［治法］清泻风热，消肿定痛。取手阳明、足厥阴、足少阳经穴为主。

［处方］合谷、太冲、风池、睛明、太阳。

［随证配穴］风热者，加少商、上星；肝胆火盛者，加行间、侠溪。

［操作］毫针泻法。少商、太阳、上星点刺出血。

［方解］目为肝之窍，手足阳明、太阳、少阳经及足厥阴经脉均循行目系。合谷调足阳明经气以疏泄风热；太冲、风池分属肝胆两经，上下相应，导肝胆之火下行；睛明为足太阳、阳明之交会穴，可宣泄患部之郁热，通络明目；太阳点刺放血以泻热消肿。

三、耳鸣、耳聋

（一）概述

耳鸣、耳聋都是听觉异常。耳鸣是指耳内鸣响，如蝉如潮，妨碍听觉；耳聋是指听力不同程度减退或失听。两者虽有不同，但往往同时存在，后者多由前者发展而来。

（二）病因病机

耳为胆经所辖，若情志不舒，气机郁结，气郁化火；或暴怒伤肝，逆气上冲，循经上扰清窍；或饮食不节，水湿内停，聚而为痰，痰郁化火，以致蒙蔽清窍发为本病。

（三）辨证分型

1.实证

因情志不舒，郁怒伤肝，肝胆之火上攻者，发病突然，耳内有雷鸣或闻潮声，可自行缓解，常于恼怒后发生或加重，可突然丧失听力而出现暴聋；若痰热郁结日久则双耳呼呼作响，耳内闭塞憋气感明显，兼见头昏头疼，口苦咽干，烦躁不宁，舌红苔黄，脉弦数。

2.虚证

禀赋不足，脾、胃、肾经失养，耳鸣常在劳累后加重，耳内常有蝉鸣之声，时作时止，或昼夜不息，以夜为重，听力逐渐减退，兼见虚烦失眠，头晕目眩，食欲不振，面色萎黄，舌红或淡，少苔，脉细。

（四）治疗

［治则］清肝泻火，豁痰开窍，健脾益气。

［处方］翳风、听会、侠溪、中渚。

［方解］手足少阳经循耳之前后，取翳风、听会以疏导少阳经气；侠溪清泻肝胆之火，中渚泻三焦火而清窍。诸穴相配通上达下，通经活络。

［随证配穴］肝胆火盛配太冲，肾虚配肾俞。

四、牙痛

（一）概述

牙痛是指牙齿因某种原因引起的疼痛，为口腔疾病中最常见的症状之一，遇冷、热、酸、甜等刺激时发作或加重，属中医的"牙宣""骨槽风"范畴。西医学中的龋齿、牙髓炎、根尖炎、牙周炎、牙本质过敏等多有本症状出现，任何年龄和季节均可发病。

（二）病因病机

本病多因胃火、风火和肾阴不足所致。由于手足阳明经分别入上下齿，故而肠胃火盛，或过食辛辣，或风热邪毒外犯引动胃火循经上蒸牙床，伤及龈肉，损伤络脉为病者属实证。肾主骨，齿为骨之余，平素体虚和先天不足，或年老体弱，肾元亏虚，肾阴不足，虚火上炎，灼烁牙龈，骨髓空虚，牙失荣养，致牙齿松动而痛者为虚证。

（三）辨证分型

1.风热牙痛

牙痛阵发性加重，龈肿，遇风发作，患处得冷则减，受热则痛重，形寒身热，口渴，舌红苔白干，脉浮数。

2.胃火牙痛

牙痛剧烈，齿龈红肿，或出脓血，甚则痛连腮颊，咀嚼困难，口臭，便秘，舌红苔黄而燥，脉弦数。

3.肾虚牙痛

牙痛隐隐，时作时止，牙龈微红肿，久则龈肉萎缩，牙齿松动，咬物无力，午后加重，腰脊酸软，手足心热，舌红少苔，脉细数。

（四）治疗

1.常规治疗

［治则］疏风清热，通络解痛。

［处方］合谷、颊车、下关。

［方解］手足阳明经脉循行入上下齿，阳明郁热，循经上扰，而发牙痛。取合谷清阳明之热，颊车、下关疏泻足阳明经气，通经止痛。

［随证配穴］风火配外关、风池；阴虚配太溪；胃火配内庭。

2.特殊治疗

耳针法。

［处方］神门、屏尖、牙。

［操作］毫针刺，每次取2~3穴，强刺激，每日1次，每次留针30分钟。

五、咽喉肿痛

（一）概述

咽喉肿痛是口咽和喉咽部病变的主要症状，以咽喉部红肿疼痛、吞咽不适为特征，又称"喉痹"。本证相当于西医学的急慢性咽炎、扁桃体炎、喉炎等。

（二）病因病机

风热犯肺，热邪熏灼肺系，或因过食辛辣、煎炒食物，引动胃火上蒸，津液受灼，煎炼成痰，痰火蕴结，皆可导致咽喉肿痛，属实热证。

肾阴不足，阴液不能上润咽喉，虚火上炎，灼于咽喉，亦可导致咽喉肿痛，属阴虚证。

（三）辨证分型

1.实热证

咽喉红肿疼痛，吞咽困难，恶寒声嘶，痰多黏稠，头痛，口干渴，便秘，溲黄，舌红苔黄厚，脉浮数或洪大。

2.阴虚证

咽部稍肿，色暗红，疼痛较轻，或吞咽时觉疼痛，入夜症状加重，兼口干咽燥，手足心热，舌质红，脉细数。

（四）治疗

1.实热证

［治则］清热利咽，消肿止痛。

［处方］少商、合谷、尺泽、关冲。

［方解］本方治疗咽喉肿痛属热证者。少商乃手太阴经井穴，点刺出血，清泻肺热，为治咽喉病证之主穴；合谷疏泻阳明郁热；尺泽为手太阴经合穴，泻肺经实热，取"实则泻其子"之意；更取三焦经井穴关冲，点刺出血，加强清泻肺胃热邪之效，以达到消肿

利咽的作用。

〔随证配穴〕外感风热配外关；胃经热盛配内庭。

2.**阴虚证**

〔治则〕滋阴降火，养阴清热。

〔处方〕太溪、照海、鱼际。

〔方解〕太溪为足少阴经原穴，照海为足少阴经和阴跷脉之交会穴，两脉均循行于喉咙，取两穴以调理两经经气；鱼际为手太阴荥穴，利咽，可清肺之虚热。三穴同用，可使虚火得清，不致灼伤阴液，适用于阴虚咽喉肿痛。

〔随证配穴〕肝肾阴虚配三阴交。

感悟篇

　　2015年时，我已经有33年的行医历程，恰逢北京市中医管理局为贯彻落实北京市政府《关于促进首都中医药事业发展的意见》，进一步加强基层中医药人才培养，决定继续开展北京中医药传承"双百工程"，拟在全市范围内确立100名老中医药专家为指导老师，我非常荣幸地入选其中，并被要求作为指导老师代表进行发言。接到任务后我进行了认真的思考，结合本人的师承经历和目前中医传承工作中遇到的问题，以及阻碍中医发展的社会历史问题在发言中谈了个人的想法，以下是我在拜师会上的发言内容：

　　今天，我们在这里召开"双百工程"拜师会，感到既熟悉又亲切，1997年，我曾以继承人的身份参加了第二批国家级名老中医拜师大会，如今是以指导老师的身份参加这个大会，在感谢各级领导多年的培养和信任的同时，也深深感到了责任的重大。长期的临床实践证明，中医传承工作是发展中医药的重要举措。老中医药专家的学术经验和技术专长是中医药学的宝贵财富，为他们选配继承人是培养新一代高层次中医临床人才和中药技术人才的重要措施，如何做好师承工作，如何做好名师良医是非常关键的。毋庸置疑，"名师""良医"应以德为先，《黄帝内经》云："天覆地载，万物悉备，莫贵于人。"唐代孙思邈的"人命至重，有贵千金，一方济之，德逾于此"的名言都说明了生命的珍贵，也包含着对"重生"的高尚医德的期待。治病救人与博施济众作为"医乃仁术"的重要内涵，使仁德与医术成为传统医学中不可分割的一体两面，两者的结合凸显了医生道德修养的重要性，这就是医学作为仁术的突出特点，也是历代医家的行医宗旨。明代医家徐春甫在《古今医统大全》中说得很清楚："医之为道，非精不能明其理，非博不能至其约。"他认为读书必细心揣摩其理，一诊一视，一方一药，均应穷其要领而后用，主张良医必须兼通针灸与药物。纵观古今，一个卓有成就的医生不仅要医技精湛，还要精通各种知识方可融会贯通。中医传承源远流长，绵绵不断数千年，师承为其关键。或口传心授，或著书教习，不仅使中医得以延续，而且在传承中有所发展。在这一过程中，历代医家对传承择徒、拜师标准的确立发挥了重要作用。中医传承是一项服务大众、造福人类的普及性工作，同时由于中医学的专业性，必然要对传习者有所选择，只有"传者得其人，承者得良师"，中医药学才能得到更好的发展。我相信所有中医大家都是在这近乎严苛的择徒、拜师标准中，将中医药事业从前辈手中接过，尽力完善和发展再交付给下一辈去传承与发扬的。

我从师承二十余年的经历体会到：中医经典是前辈智慧的结晶，是他们留给我们的信息链条，我们在读经典时已无法还原那个时代的场景，因此，许多精髓要靠自己去体会、去感悟，其中最便捷的方法就是跟师。学医是要有名师指点的，这样就可以避免学医历程中的无谓重复。中国文化传播中有一个奇特现象，即"道重师承，秘由口授""理要自悟，法要口传"。跟师的目的就是少走弯路，名师本身是得到真传之人，在他身上已经完成了几代人的积累，加之其一生的感悟，凝聚、转换成具有其自身特点的医德、医术风格。

中医理法是用来治疗的，而不只是用来解释的。西医通过各种仪器检测或许能把疾病解释得清清楚楚，而且能把指标调整得很标准，这就是所谓的"西医很科学"。而中医的考量指标是患者的自我感受，治的是人，而人是无法完全被标准化和量化的，疾病不是按科学方法进入体内的，它并不受科学规矩的制约。无论是针灸泰斗国医大师贺普仁老师还是获得樟树奖的妇科名家柴松岩老师，哪一位不是凭借扎实的中医基础理论、丰富的临床经验、掌握中医知识的综合性以及他们的天赋和素养才获得成功的？中医治病就是运用四诊资料、辨证思路去识证，然后运用中医思维去开方，才能达到预期的效果。那种见到肿瘤就开半枝莲、见到肺炎就开鱼腥草、见到中风就开三七的处方一定是不伦不类的，自然不会有好疗效。大量事实证明，邯郸学步、东施效颦都无法培养出合格的中医人才。因此，中医必须有一套科学、严谨、有特色的人才培养体系，只有传承好才能创新好、发展好，才能培养出真正的中医大家。

会后大家普遍对我的发言表示认同，看到了目前中医传承工作的确遇到了很大的挑战，愿意携手将此项工作做好。那时作为指导老师，我的座右铭是：耐住寂寞，守住信念，成功就在前方。我常和学生说，作为一名医生，首先要目标明确，要经受住各种诱惑和考验，在当今繁华的社会里要守住一片净土绝非易事。中医遵循大医精诚，中医提倡恬淡虚无，中医讲究普济众生，一个优秀的中医医生没有多年的磨练是无法成才的。诊病的过程是认真分析判断的过程，它要求医生不仅要有专业的知识，还要善于去伪存真，抓住疾病的本质，特别是中医诊病，靠的不是所谓数据，而是中医辨证论治的整体观念。因此，只有按照中医的理论学说来诊病、治病方可奏效，没有捷径可走。作为指导老师的我必须把握住传承的精髓，真正让中医发扬光大。

从2015年开始，我先后作为北京市第五批、第六批老中医药专家学术经验继承工作指导老师，国家中医药管理局第六批、第七批老中医药专家学术经验继承工作指导老师，带教继承人各4名，目前已经考核结业的学生计4名，至于说常态带教规培生、进修生就太多了。在这些年的带教过程中，我深感责任重大，把老师前辈的经验完整地传授给后辈，把本人在临证中的理念思维方式以及对先贤学术的发展创新传授给后学，这是需要下大力气、花大工夫的，学生的平台需要老师搭建，学生治病的疗效需要老师从理论上引导，如果学生一无是处，只能证明老师本身的根基尚浅。正因为如此，十余年来，我投入了大量的心血，指导后学读经典、勤临证、针药融合、开拓视野、提升思维模式，对他们的每一篇心得体会都亲自审阅、纠偏、批注，将有见地的心得在学生间传阅，使学生们相互学习，受益颇多。本篇就是在众多跟师体会中选择了有新意、有思考、有启发的内容，每篇文末都有作为指导老师的我的评语，希望帮助和推进读者对相关问题的理解。我感到评阅的过程也是不断完善的过程，可以针对每篇的内容提出意见进行讨论，我也会把学生、继承人比作老师，从他们的心得中汲取养分，充实自我，完善自我，切实做好中医传承工作。

第一章　经典感悟

对《黄帝内经》"凡刺之真，必先治神"的临床应用的体会

王　鹏

"凡刺之真，必先治神"出自《素问·宝命全形论》，其强调"治神"是针刺的关键。在我读研究生的时候，导师赵吉平教授就在不同场合多次强调"治神"的重要性，但是因当时年纪尚小，临床经历尚浅，只是被动接受这一概念。这些年自己的临床工作的心得和跟师后随程海英教授临证之时的应对，让我再读《素问》这段文字之时，有了更深的体会。

我们中医看病，核心是生病的人，而人的健康，集中体现在人的神。那什么是神呢？《黄帝内经》中"神"的内涵十分丰富。《灵枢·天年》云："何者为神？岐伯曰：血气已和，荣卫已通，五脏已成，神气舍心，魂魄毕具，乃成为人。"《灵枢·本神》云："两精相搏谓之神。"人之生源于父母之精，在两精相合形成新生命体的同时，神也随之产生，即"形具而神生"。神是生命活力的集中体现，其存在与产生以形体为基础，由血、气、精化生，能维持脏腑经络的功能活动，是生命活动的主宰。为什么针灸的临床尤其强调治神呢？我想，大致有以下几方面的原因。

　　经络既是人体组织结构的重要组成部分，又是气血运行的重要途径，经络的通畅是维持人体脏腑组织器官生理活动的物质基础，故《灵枢·经脉》云："经脉者，所以决死生，处百病，调虚实，不可不通。"凸显了以调经为主要治疗机制的各种疗法，强调了针灸在临床中的地位。

　　古人在长时期的针灸临床实践中观察到，针灸可以通过调动经气获取治病疗效，由此强调，促使经气发挥调节效应者，为人之神。因此，在形神一体观的指导下，"凡刺之真，必先治神"是在针灸临床方面对重神气思想的概括与总结。"凡刺之真，必先治神"应该包括两方面的意义：一是医者治神，二是患者治神。其一，治医者之神。医者是实施针刺的主体，医者之神是影响疗效的重要因素。马莳注云："盖人有是形，必有是神，吾当平日欲全此神，使神气既充，然后可用针以治人也。"当我染病之时，临床上往往进针犹豫，患者得气慢，疗效一般；当我精神充沛时，则思路清晰，针下得气，效若桴鼓。即临证之时"专一精神，心无他务，所谓神无营于众物是也"。针灸医生施治之时，先调整自己的精神状态，要聚精会神，专心致志，将注意力集中在患者和针上，细心体察疾病的虚实，把握最佳诊治时机。如《灵枢·九针十二原》云："神在秋毫，属意病者。"并且需要观察治疗过程中患者经脉之气的变化，及时调整针刺手法，即《素问·宝命全形论》所指出的"如临深渊，手如握虎，神无营于众物"。经气应针后，当不失机宜。故在针灸临床中，医生必须先治其神，后调其气，使神气相随，手法形神合一，方能针刺得气取效。其二，患者之应神。《素问·五脏别论》云："拘于鬼神者，不可与言至德。恶于针石者，不可与言至巧。病不许治者，病必不治，治之无功矣。"强调了患者之神对于治疗的重要性。由此，"凡刺之真，必先治神"也提出了对患者的要求，务必使患者安神定志，医生以患者为本，标本相得。

指导老师点评

按照《黄帝内经》的理论，针法的根本就是治神，"言不可治者，未得其术也"。如果古人没有对刺法的临床丰富经验和卓越神奇的疗效，绝对得不出这个结论。它的重大意义是教导后学，治神刺法是治疗疾病不可或缺的关键所在。《素问·刺法论》："刺法有全神养真之旨，亦法有修真之道，非治疾也，故要修养和神也。"这里所说的神，在刺法上已不是单纯的治病，高明的医生重视从治神的角度来治疗患者，而平庸的医生只知道治疗患者的形体。《素问·汤液醪醴论》提出："针石，道也。"把针和道结合起来，追求"天人合一"的最高境界。近40年的针灸临床实践使我体会到，要成为一名优秀称职的针灸医生必须做到以下几点。其一，态度端正，思想集中。正如《素问·方盛衰论》所说，"诊有大方，坐起有常，出入有行，以转神明，必清必静"；"神无营于众物"。要求医生临证时必须举止有常，头脑清醒，态度严肃认真。其二，针刺中静观患者，谨候气至，候气已至，慎守勿失，切实做到"如临深渊，手如握虎"。其三，在临证中要明确病位，掌握针刺的深浅，针刺太过则伤脏腑之气，针刺不及则不能中病。因此，临证针刺必须根据病变所在做到"各至其理，无过其道"。其四，调节患者的精神活动，医生与患者之间互相配合。总之，治神贯穿于针刺诊治疾病的全过程，是针刺治病的精华所在，作为针灸医生必须掌握这一理念，只有这样才是真正领会了"凡刺之真，必先治神"的深刻内涵。

论《黄帝内经》"间者并行，甚者独行"之临床应用

李伯华

"间者并行，甚者独行"语出《素问·标本病传论》，是一种对于疾病轻重、缓急、标本、先后的治疗原则，在此结合本人临证心得，将对这一理论的认识和应用阐述如下。

一、《素问·标本病传论》对标本、间甚、并行独行的认识

"间者并行，甚者独行"语出《素问·标本病传论》，此处之"本"和"标"主要是指"先病"和"后病"，即"先出现的疾病、症状"和"后出现的疾病、症状"。

《黄帝内经》对于标本的问题非常重视，《素问·标本病传论》："故知逆与从，正行无问；知标本者，万举万当；不知标本，是谓妄行。"《黄帝内经》还认为治疗疾病有时可以通过治标取效，有时可以通过治本取效，即"有其在标而求之于标，有其在本而求之于本，有其在本而求之于标，有其在标而求之于本。故治有取标而得者，有取本而得者，有逆取而得者，有从取而得者"。那么问题来了，何时采用治标的方法，何时采用治本的方法呢？《黄帝内经》对此做了详尽的论述，提出要"谨察间甚，以意调之，间者并行，甚者独行"。首先，"间"指病情平缓；"甚"指病情危重，"并行"指"标本"同时治疗，即标本兼顾；"独行"指对"本"或"标"专一的治疗。即要分辨病情的轻重缓急，病情平缓时，可以标本同治，标本兼顾；但当病情急重时，就要单刀直入，直接针对本或标治疗，或专治其本，或专治其标，或先治本后治其标，或先治其标后治其本。其次，当"甚者独行"时，多先治本。由此可以看出，《黄帝内经》中列举的诸多先后出现疾病和症状，除中满及小、大不利三者外，都是先治其本，即先治其先出现的病症；只有当出现

中满及小、大不利时，要先治疗此三者。第三，"病发而有余，本而标之，先治其本，后治其标；病发而不足，标而本之，先治其标，后治其本"。也就是说发病，体质壮实者，可先治其本（祛除病邪），后治其标（调整病邪导致的气血、功能失调等）；但若是体质虚羸者，要先治其标（疾病导致的虚弱状态、固护正气），后治其本（祛除病邪）。第四，重视脾胃和大、小便情况。

二、"间者并行，甚者独行"理论的引申意义

《黄帝内经》中"间者并行，甚者独行"的理论原是针对"标本"而言的，即"先病"和"后病"，但在中医临床实践中，其有更广泛的指导意义——即当病情平缓时，可以全面地治疗，当病情急重时，直接针对疾病的主要矛盾和症状治疗。如患者消化道溃疡多年，刻下出现大出血，那么出血就是威胁患者生命和健康的主要矛盾和症状，应该首先处理；当出血得到控制，再针对溃疡进行治疗。这就是我们常说的"急则治其标，缓则治其本"。需要强调的是，主要矛盾和次要矛盾、主要症状和次要症状，是要通过医生的仔细诊查、分析而得出的。如皮肤科常有一些患者以黄褐斑就诊，询问病史发现，患者多有月经失调等妇科病史，但患者并不在意，其实黄褐斑往往就是此类妇科疾病导致的。此时患者的主诉和关注点是黄褐斑，但其主要矛盾和症状却是妇科病，因为这才是疾病的根本原因和治疗有效的关键。

三、"间者并行，甚者独行"理论对本人临床的指导意义

1.急性病，从主要矛盾和症状入手

在这一点上，给我启发最大就是关于伴有发热的特殊类型银屑病的治疗。银屑病分寻常型、红皮病型、脓疱型和关节病型，其中后三者被称为特殊类型银屑病，发病时往往伴有发热，而且是不易控制的、反复的、长时间的高热，尤其是红皮病型、脓疱型银屑

病，临床颇为棘手。由于患者的主诉是皮肤病，入住的是皮肤科，专科医生易形成思维定式，常规治疗常针对皮肤病采用清热利湿、凉血解毒等法，效果不佳，不仅皮损短期内难以控制，而且反复发热，往往持续数日至两周，患者精神体力严重消耗，常出现电解质、血红蛋白、白蛋白等指标异常，甚至要输注血液制品治疗，这样的治疗痛苦大、病程长、费用高、风险大。我认为，这就是没有搞清疾病的主要矛盾和主要症状。虽然患者主诉是皮肤病，但目前对患者健康危害最大的是发热，发热才是目前疾病的主要矛盾和主要症状，应该首先针对发热进行治疗。中医药治疗发热有着丰富的经验，只要辨证准确，效如桴鼓。如针对此种特殊类型银屑病的发热，往往有使用柴胡剂、葛根汤的机会，实践证明，效果确切。高热退，造成贫血、水电解质紊乱、低蛋白血症的根源基本去除，患者精神状态好转，生活质量明显提高，依从性大增，医生可以较为轻松自然地开始下一阶段的治疗。不仅如此，往往热退之后，皮疹也开始变淡，逐渐消退，不治皮而皮病消。究其原因，发热和皮损都是疾病进展的外在表现，热退说明疾病的进展被遏制了，皮损自然也就减轻了。类似情况还很多，如关节病性银屑病从关节痛入手、带状疱疹从通大便入手、人工流产术后的荨麻疹从活血化瘀入手等。

2.慢性病，全面分析，治病求本

我在治疗黄褐斑，还有如脱发、老年性皮肤瘙痒、女性更年期皮肤疾患等慢性疾病时，一定会仔细问诊，全面分析，如果有明确的病因，应该积极去除，并针对皮损辅助治疗；若病因不明确，可以在辨证论治基础上，既有针对性，又全面地调理，适当选用一些平和的方药，长期缓图，或采用丸药、膏方等。其中膏方可以针对患者诸多症状进行调理，充分体现了"间者并行"的理念。

3.重视脾胃

临床上许多皮肤病都与脾胃的病变有很大关联，甚至就是脾胃病变导致的，针对后者进行治疗，往往能取得很好的效果。如采用通大便的方法治疗带状疱疹、急性荨麻疹等。特别值得一提的是，很多皮肤病，如痤疮、酒渣鼻、复发性口腔溃疡、慢性荨麻疹等皮肤黏膜疾病，往往伴有消化不良的症状，即中医之胃痞病，从脾胃入手治疗可以取得较好的疗效。

🌊 指导老师点评

《素问·标本病传论》提出："谨察间甚，以意调之；间者并行，甚者独行。"已成为后世临床治法治则的重要准绳。在《伤寒论》中有较为系统的体现："间者并行"有如"表里同治""攻补兼施"法，"甚者独行"有如"先解其表，后治其里""先治其里，后解其表""急下存阴"等。以上所述内容概括而言就是"急则治其标，缓则治其本"。临床中病证错综复杂、虚实夹杂、上下寒热的情况比比皆是，如何把握关键点、抓住主要矛盾、掌控治疗时机是衡量、反映医者诊疗能力的重要指征。一般来说，间者并行尚易，而甚者独行难为，疾病处于相对缓和期，可以有时间供医者斟酌，精心辨证，开具处方，慢慢调理，但是当病势危急之时则要求医者既要果断又要精准，辨其真伪，抓住重点。如今临床的诊查手段日新月异，很多中医被眼前的检查结果吓住，不知如何下手，这种时候更要依从中医的辨病思路予以治疗。

两年前我经治的一位主动脉夹层的患者，从降主动脉一直撕裂到髂动脉，疼痛不止，伴有高热、便秘，如果此时一味想到如何控制夹层的撕裂，恐怕无论中西医都没有速效的治法，此时我从通腑泄热入手，使大便得通，邪热清散，虽本无意治疗主动脉，但随着腑通热清，患者全身情况大大改观，痛苦也随之减轻，机体也向好的方向转化。本例治疗说明，"甚者独行"更要准确判断，如若失治、误治后果不堪设想。总之，加强中医基本功的锻炼，夯实理论，拓宽视野，运用精准中医思维诊病是取得疗效的关键所在，这需要长期积淀，容不得一丝侥幸。

浅论"诸痛痒疮，皆属于心"

李伯华

"诸痛痒疮，皆属于心"语出《素问·至真要大论》，为病机十九条之一。其中"痒""痛"为皮外科最常见的症状，而"疮"泛指一般外科感染性疾病，包括痈疽、疔疮、流注、瘰疬、瘿瘤等。《外科启玄》说："夫疮疡者疮之总名也，肌肉腐坏痛痒，苦楚伤烂而成，故名曰疮也。"《类证治裁》的解说更为明确："经云：诸痛痒疮，皆属于心，疮者，痈疽之总名也。""诸痛痒疮"所指不是"痛痒的疮"，不应单纯地理解为具有疼痛、瘙痒症状的外科疾病，此处的三者为并列关系。痛、痒、疮作为三种独立的病证，病因、表现各不相同，但其病机均与心有关，故称"诸痛痒疮，皆属于心"。

一、痛与心的关系

痛是临床最常见的自觉症状之一，各种病因均可引起各脏腑组织及肢体各部的疼痛，其病机的本质却不外乎"不通则痛"与"不荣则痛"两方面。而这两种病机均可归属于心。心的主要生理功能是主血脉和藏神，二者协同起着主宰人体生命活动的作用。临证出现"不通"与"不荣"均由心主血脉的功能不足引起，所以疼痛和心就有很大关系。疼痛的发生与否及严重程度受精神、心理因素影响很大，当精神焦虑紧张、心理脆弱等情况下，往往疼痛的感觉会被放大，反之则会减轻。

二、痒与心的关系

痒是发生在皮肤表层的一种自觉不适症状，是多种皮肤病的主要临床表现之一。中医认为，导致瘙痒的原因有虚实两大类，即风、湿、热、虫等实邪引起的气血不和与血虚所致的肌肤失养，部分外科溃疡收口前也有微痒。但无论哪种原因导致的痒，或是由外邪阻断血脉，气血运行不畅，或是由血脉不充，全身各部得不到充分滋养，心气不足是气血失和，营卫失调的根本，所以瘙痒与心关系密切。另外，与疼痛相似，心理因素也是瘙痒剧烈与否的重要影响因素。

三、疮与心的关系

疮的病因不外乎外感、内伤两方面，外感者多由六淫邪毒或外伤所致；内伤者多由情志异常或劳损所致。心属火，主血脉，若心火炽盛，营热肉腐可发为疮。中医古籍记载，各种疮疡病机均不外热毒炽盛、瘀血阻络和阴寒凝滞。由此可见，"诸痛痒疮"的发生与"心主血脉"和"心藏神"密切相关，所以治疗此类病证也应从"治心"入手。

四、清热凉血，清泻心火法治疗急性炎症性皮肤病

皮肤病的急性期常见皮肤潮红、水肿、渗出、灼热、瘙痒等表现，如急性湿疹性皮炎、接触性皮炎、过敏性皮炎、药疹、红皮病等。患者常伴有心烦、口渴、发热等症状。多为心肝火盛，血热炽盛所致，当以清热凉血，清心肝火为法，常用方剂如犀角地黄汤、黄连解毒汤、清营汤等，常用的药物如黄连、栀子、生地、白茅根、牡丹皮、生石膏等。北京中医医院赵炳南教授认为，心肝火盛是急性皮炎湿疹的重要病机，赵老曾说："心火红一点，肝火红一片。"治疗上喜用龙胆泻肝汤合三心方，三心方由莲子心、竹叶

心、栀子心组成，有清心泻火的功效，二方配合使用再加入除湿疏风之品，临床治疗热盛型急性湿疹、急性皮炎、带状疱疹、过敏性皮炎、药疹等急性炎症皮肤病，每取良效。

五、"治心"贯穿"诸痛痒疮"治疗始终

很多皮肤病患者在患病之后，往往因痒、痛等症状出现精神不安、失眠、心烦，而这些症状又会加重病情，由此形成一个恶性循环，这也是诸多皮肤病起效缓慢、易于复发的重要原因。此时可选择一些"治心"的药物和方法，以增强疗效。①镇心安神法，常用药物：龙骨、龙齿、磁石、珍珠母、琥珀、朱砂。②养心安神法，常用药物：酸枣仁、柏子仁、五味子。③清心安神法，常用药物：竹叶、灯心草、莲子心、黄连、连翘等。另外，针灸通过治心来治疗"诸痛痒疮"也很常见，如心包经之曲泽治丹毒；劳宫治口疮、鹅掌风；内关治胃痛、偏头痛；心经的少府治阴痒痛；通里治目赤肿痛、舌疮等。

程海英老师在治疗痛痒及皮肤病时，非常强调治心与治神，推崇周德安教授"针灸六治"中治神的内容，心经的神门就是老师常用的治痒、痛、疮的腧穴，临床疗效显著。

指导老师点评

"诸痛痒疮，皆属于心"首见于《素问·至真要大论》，为病机十九条之一，概括了痛、痒、疮的病机，即多种疼痛、瘙痒、疮疡的病证，大多属于心的病变。历代医家对"诸痛痒疮，皆属于心"的理解不同，不少医家认为此句中的"心"可理解为"火"。金代刘完素将此经文改为"诸痛痒疮，皆属心火"(《素问玄机原病式》)，后世诸家多宗之。《素问直解》作"诸痛痒疮，皆属于火"，并注云："火，旧本讹心，今改。诸痛痒疮，皆属于手少阳三焦之火。"验之临床，痒多属风，而疼痛、疮疡等，常与火热有关。王

冰注意到精神活动与疼痛程度的关系，注曰："心寂则痛微，心躁则痛甚，百端之起，皆自心生，痛痒疮疡生于心也。"首创从心理学角度来理解"诸痛痒疮，皆属于心"的含义。"心"在中医理论中有着十分重要的作用，其主要生理功能有二，一是主血脉，二是藏神，即"心藏神""心主神明"。中医学之神有广义和狭义之分，广义之神是指人体生命活力的集中体现，狭义之神指人的精神意识思维活动。神在机体主要表现为以知、情、意等心理活动为主的生命现象。《灵枢·本神》："所以任物者谓之心，心有所忆谓之意……"即指人的意识、思维、情志、灵感等精神意识思维活动。可见，在中医理论中，心是心理活动的主导器官，主宰了精神意识思维活动。心主血脉和藏神代表了心的生理和心理活动，共同体现了心在生命活动中的主宰作用，即"心者，君主之官，神明出焉"。

在皮肤病中，瘙痒主要是由风、湿、热、虫之邪客于皮肤肌表，引起皮肤气血不和而成，或由于血虚风燥，阻于皮肤，肤失濡养而成。治疗上根据辨证可有祛风止痒、除湿止痒、清热止痒等不同治则，在临床上都有较好的疗效。但有些瘙痒性皮肤病是由于长期焦虑、紧张等负性情绪或突然的精神刺激等诱发，而瘙痒症状又会给患者带来不同程度的心理和精神压力，造成恶性循环。此即王冰"百端之起，皆自心生，痛痒疮疡生于心也"的意义。此时"诸痛痒疮，皆属于心"就表现出了其在皮肤病中的心理学意义，即"心"作为心理活动的主导器官，其藏神、主神明功能中所蕴含的心理暗示作用。心理学认为，精神因素如焦虑、抑郁、精神严重变态等，均可引起皮肤瘙痒，而且往往随情绪变化加重或减轻。因此，在众多疗法中，从神论治是必不可少的。对瘙痒性皮肤病患者，在中医辨证治疗的基础上，也可加用适量的抗组胺药，利用其止痒作用及轻度嗜睡的副作用，可减少患者对瘙痒的关注，减少不良的自我暗示作用，达到提高药物疗效的目的。

《伤寒论》大剂量应用药物之思考

陈　鹏

　　程老师在日常临诊时对弟子说，中药组方，有时重剂起沉疴、有时四两拨千斤，其中奥妙需仔细研读经典，方能有所心得。我对中药大剂量应用问题关注已久，因而得成此文。中药大剂量应用，主要适用于急、危、重症和疑难病的治疗，使患者脱离危险，但大剂量用药亦不能忽视用药安全。

　　《神农本草经》（以下简称《本经》）是现存最早的药物学专著，奠定了中医临床用药的理论基础。《本经》按照中药的药性、药效及毒性大小，将药物分为上、中、下三品。其中"上药……主养命以应天，无毒。多服、久服不伤人"。如"干地黄味甘寒，久服轻身不老"；"薏苡仁味甘微寒，久服轻身益气"。此外，五味子、枸杞子、丹参、决明子、茯苓等均属上品。而中品、下品因其药性峻猛或有毒性，应用时要"斟酌其宜""不可久服"。药物的三品分类法指出药物剂量的范围与药物属性和功效有关，上药即使"多服、久服"亦在安全、有效的剂量范围内。《本经》的三品分类法及其对中药剂量应用的认识，可谓是大剂量用药的理论基础。一般而言，毒性大、作用峻猛的药物，用至病去十分之六；毒性稍弱的药物，用至病去十分之七；毒性小、药性和缓的药物，用至病去十分之八；无毒的补益药，用至病去十分之九。可见，用药时间的长短与药物的毒性大小关系密切，无毒的补益药的服用时间，几乎可贯穿疾病治疗的全过程。

　　《伤寒论》因其药少而精、药专力宏、配伍精良，被后世誉为"方书之祖"，也是中药大剂量应用的首次临床总结。据统计，《伤寒论》中5味药以下的方剂占总方的50%，而10味药以上的方剂仅占4.2%，平均每方用药仅5味，可见经方用药之精。仲景之经方是对中药大剂量应用的首次临床总结。以李培生主编的五版中医教材《伤寒论讲义》中的药物古今剂量折算法为依据，古书中1两=3克，统计《伤寒论》中大剂量应用的药物，结果如下：《伤寒论》共有34味药物的用量超过《中国药典》的最大药量，占全书89味药的39%，大剂量用药参与组方85个，占全书的76%。其中大剂量应用的药物包括甘草、桂枝、大枣、生姜、芍药、附子、半夏、茯苓、麻黄、黄连、杏仁、栀子、柴胡、石膏、细辛、芒硝、厚朴、豆豉、葛根、桃仁、知母、五味子、蜀漆、吴茱萸、赤小豆、麦门冬、栝楼实、生地黄等。

综上所述，若要临证采用大剂量药物，应先读《本经》，明确上、中、下三品归属，再根据实际情况决定用药时间。可见中医中药博大精深，应仔细研读，认真学习。

指导老师点评

中药的应用剂量历来是医家研究的重要内容，一般而言，病程短、病位浅、病势单一而明确者，用量为常规剂量即可取得满意疗效，但随着全社会健康意识的提升、疾病谱的演变、药物种类的丰富以及治病过程中不同方法的干预，临床上的疑难顽症并不少见，虽辨证分析尚属正确，但因顾忌社会、法规方面的因素，不敢越雷池一步，只能在求稳的前提下进行斟酌，使得很多患者无功而返。因此，如何准确把控中药，特别是一些所谓"虎狼"之品的剂量和配伍，就成为目前临证中不可忽视的中心问题，夯实中医基本功、合理应用药物、抓住疾病本质进行处方调剂就显得十分重要了。李可老先生善用附子，常常以几百克用之，我院张炳厚老师应用马钱子也常在20克以上，刘清泉院长用大黄数十克以上，凡此种种，不胜枚举，无一失手，仝小林院士特别著书《重剂起沉疴》讲述中药的大剂量应用。当然，以上所言都是在认真辨证、审时度势后确定的，正所谓"有是证用是药"，绝非盲目滥用重剂。

《伤寒论》治疗疼痛的病因病机总结

陈　鹏

身体疼痛即全身肌肉疼痛，亦可包括骨节疼痛在内的周身疼痛，其记载始见于《伤寒论》，又作"身疼""身痛""身疼痛""身体痛""身体疼烦"等，是临床常见的周身不适之候。综观《伤寒论》原文398条中，叙述身体疼痛的条文共有20条，其中理、法、方、药之特点规律对临床颇具指导意义，身体疼痛的病因与病机比较复杂，根据原文论述，可归纳为五种，试浅述如下。

一、伤寒表实身体疼痛

太阳伤寒提纲证："太阳病，或已发热，或未发热，必恶寒，体痛，呕逆，脉阴阳俱紧者，名为伤寒。"（《伤寒论》第3条，以下《伤寒论》原文引用简称条数）为典型的因风寒束表，卫阳被遏，营阴瘀滞，太阳经气运行受阻所致的身痛，同为此因。"太阳病，头痛发热，身疼腰痛，骨节疼痛。"（35条）、"太阳中风，脉浮紧，发热恶寒，身疼痛。"（38条）亦是伤寒表实证。头项、腰背为太阳经循行之处，身体感受寒邪，侵袭太阳经脉，导致身疼、骨节疼痛。"伤寒脉浮缓，身不疼但重。"（39条）中"身痛"变为"身重"，反映了寒邪郁于表，阳郁日久渐趋化热之势的表实里热证候。

二、中风营血亏虚身体疼痛

"发汗后，身疼痛，脉沉迟者，桂枝去芍药加人参生姜汤主之。"（62条）为太阳中风兼营血虚身痛，所谓"不荣则痛"，本条论述的是太阳病发汗太过，津耗则气伤，气营不足，经脉失养所致的全身以肌肉疼痛为主的身体疼痛。

三、少阴寒化身体疼痛

"少阴病，身体痛，手足寒，骨节痛，脉沉者，附子汤主之。"

（305条）是由于肾阳虚衰，肌肤失温，阳虚水及，水寒之气凝滞于肌肤骨节之间，经脉受阻，经气运行不利所致的肌肤、骨节疼痛。

四、风寒湿痹身体疼痛

"太阳病，关节疼痛而烦，脉沉而细者，此名湿痹。"湿邪致痛在《伤寒论》及《金匮要略》中均有记载，"湿家之为病，一身尽疼，发热，身色如熏黄也"，是由于病湿之人，外感湿邪，肌表之气不宣，湿阻气滞，故一身尽痛；湿气郁久发热，湿热郁蒸不解，故色如"熏黄"。"太阳中暍，发热恶寒，身重而疼痛"，是因暑多夹湿，暑湿阻于肌肤腠理间，症见身重而疼痛。

五、霍乱身体疼痛

"问曰：病发热头痛，身疼恶寒，吐利者，此属何病？"（383条）"霍乱，头痛发热，身疼痛，热多欲饮水者，五苓散主之。"（386条）是为霍乱兼有表证，邪客经表，经脉运行不利所致身疼痛。

指导老师点评

疼痛作为一个症状发生于多种疾病之中，《伤寒论》中对疼痛的论述更多的还是以脏腑表里辨证为依据的，这些理论至今仍在指导着临床。对于针灸医生来说，对疼痛的认识就更为宽泛，多年的临床经验早已证实各类疼痛是针灸治疗的优势病种，包括较为难治的肿瘤、免疫系统疾病导致的疼痛等。这就要求除了对脏腑、表里辨证充分掌握以外，还必须对经络辨证进行深入钻研，真正从经络理论上探求疼痛的机制，从而选择有针对性的腧穴处方。大凡有造诣的针灸大家，无不是针药兼通的，真正实现了脏腑表里辨证与经络辨证相结合。国医大师贺老出版的首部书籍即名为《针灸治痛》，其运用针药的方法治愈的各类的疼痛患者无数，随着国际上对外治法的推崇，今后针药结合势在必行，不可忽略其一，只有这样才是完整的中医治病思路。

学习《伤寒论》中柴胡剂的应用（1）

陈 鹏

《伤寒论》中的柴胡剂主要有小柴胡汤、大柴胡汤、柴胡加芒硝汤、柴胡桂枝汤、柴胡桂枝干姜汤以及柴胡加龙骨牡蛎汤，其中小柴胡汤是柴胡剂的代表，亦是诸方的基础。由于少阳位居半表半里，既是太阳病传入阳明的枢机，又是三阳病传入三阴的枢机，决定了少阳病多有兼夹证，在小柴胡汤证的基础上有兼表、兼里、兼实、兼虚之不同。因此，柴胡剂也各具特点，随着病机的不同而各有侧重。本文对《伤寒论》柴胡剂的相关论述进行归纳分析。

一、小柴胡汤方证分析

小柴胡汤是和解少阳之祖方，主要用于少阳病证，见于《伤寒论》第96条："伤寒五六日中风，往来寒热，胸胁苦满，嘿嘿不欲饮食，心烦喜呕……小柴胡汤主之。"后世医家将本条所述症状与少阳本证中的口苦、咽干、目眩合称为"柴胡八证"。本证的产生，皆与病入少阳，邪在半表半里，正邪相争，经气不舒，枢机不利，胆逆犯胃等因素有关。小柴胡汤由柴胡、黄芩、人参、半夏、甘草、生姜、大枣七味药组成，是透达外邪，调理脾胃，调和营卫，治疗邪在半表半里而偏于表的首选方。大凡表里失和，营卫不谐，脾胃不和，肝胆不利，肺气失宣，胸阳不畅，阴阳失衡，气血不调等病机所致的各脏腑的疾病，皆可用小柴胡汤宣畅三焦，运转气机。其临证运用可归纳如下。

1.和解退热

小柴胡汤具有较强的退热散邪作用，从《伤寒论》中的记载看，本方所治发热包括四种情况。第一，寒热往来的发热。证候表现为寒热交替而作，以小柴胡汤和解机枢，其热则除。第二，三阳俱病的身热。《伤寒论》第99条："伤寒四五日，身热恶风，颈项强，胁下满，手足温而渴者，小柴胡汤主之。"此属三阳俱病，但太阳之邪已经衰微，阳明里热未盛，加之少阳有汗、吐、下之禁，故宜从少阳论治，用小柴胡汤和解少阳，使表里调和，身热亦清。第三，治潮热。《伤寒论》第229条："阳明病，发潮热，大便溏，小便自可，胸胁满不去者，与小柴胡汤。"本条实为少阳兼阳明病，故与小柴胡汤和解少阳，以退潮热。第四，清退余热。第394条："伤寒瘥以后，更发热，小柴胡汤主之。"说明病后体虚余热未尽又见发热，应遵祛邪不伤正、扶正不助邪的原则，宜小柴胡汤和之。

2.抑肝补脾

《伤寒论》第100条："伤寒，阳脉涩，阴脉弦，法当腹中急痛，先与小建中汤；不瘥者，小柴胡汤主之。"其中阳脉涩是浮取涩滞，是气血亏虚之象，脾胃虚寒而导致气血生化不足；阴脉弦是沉取而弦，主病在少阳。少阳受病，脾胃又虚，木邪乘土，故有腹中拘急而痛的表现。其治先用小建中汤补益中州，缓急止痛，若服后仍不瘥者，再以小柴胡汤和解机枢，平伐肝胆之邪。此法乃遵扶土抑木之旨，先补脾虚，再疏泄肝胆气郁，一证两法，治有先后。

3.疏肝降逆

《伤寒论》第379条："呕而发热者，小柴胡汤主之。"此条文见于厥阴病篇，为厥阴转出少阳的证治。据《伤寒论》第101条"伤寒中风，有柴胡证，但见一证便是，不必悉具"之理，当用小柴胡汤降逆止呕。

4.清血室热

热入血室之证最早见于《伤寒论》，即月经期间感受外邪所引起的病变。《伤寒论》第144条："妇人中风，七八日续来寒热，发作有时，经水适断，此为热入血室，其血必结，故使如疟状，发作有时，小柴胡汤主之。"此证系妇人经期，血室空虚，外邪乘盛而入，七八日后，月经适断而见寒热发作有时，此系邪热乘虚内陷，与血相结，血室瘀阻，气血运行不畅，正邪纷争所致，故见往来寒热，发如疟状，当以小柴胡汤和解枢机，扶正祛邪。

🌊 指导老师点评

《伤寒论》中"寒热往来，胸胁苦满，默默不欲饮食，心烦喜呕"被称为小柴胡汤之"四大主症"，"口苦、咽干、目眩"被称为"少阳病之提纲证"。然而《伤寒论》原文又有"柴胡证，但见一证便是，不必悉具"之文，对此历代名家所注不一，见仁见智，各具心得。从临证中看，以小柴胡汤治愈感冒发热者不少，其中不乏小柴胡汤主证。然四大证中，仅"发热起伏有时"一证为人人所必具，其余三、四证悉具者殊不经见，但口苦咽干证则为绝大多数患者所有。不过在以小柴胡汤治愈之病例中，其热型为典型的"寒热往来如疟状"者亦不多见，多数病例出现"热势按时起伏"，呈周期波动变化。寒热有规律之周期起伏，似可认为是"寒热往来"的一种形式。除外感病之外，小柴胡汤用于治疗内伤杂病，治疗范围甚广，功效独特，非同凡响。唐容川于《血证论》中更是盛推小柴胡汤治虚劳咳嗽之功。本人在呼吸科就曾以本方为基础进行化裁，治疗木火刑金之咳嗽，主症为气急咳血，潮热盗汗，并见消瘦乏力者，效果很好。现代对于小柴胡汤之应用与研究更加广泛深入，几乎遍及内、外、妇、儿、五官等各科，适用病症亦日见增多，散见于书籍及期刊报道中。

学习《伤寒论》中柴胡剂的应用（2）

陈　鹏

柴胡剂群是指以小柴胡汤为主而进行加减的一类方剂，其方剂特点是都以柴胡、黄芩为主药，都具有和解表里，舒肝解郁，调和阴阳之功效。仲景描述小柴胡汤的功用为"上焦得通，津液得下，胃气因和"，柴胡剂的加减应用则可疏通内外，调畅全身之气机，在临床上应用更为广泛。

一、大柴胡汤

大柴胡汤出自《伤寒论》第103条："太阳病，过经十余日，反二三下之，后四五日，柴胡证仍在者，先与小柴胡。呕不止，心下急，郁郁微烦者，为未解也，与大柴胡汤，下之则愈。"第165条："伤寒发热，汗出不解，心下痞鞕，呕吐而下利者，大柴胡汤主之。"本证既有邪犯少阳之胸胁苦满、往来寒热、郁烦呕吐等少阳证，又见邪入阳明之心下急迫，甚则痞满硬痛、大便秘结，因此应采用和解与通下并行的治法，在和解少阳的基础上由小柴胡汤去人参、甘草，加大黄、枳实、芍药而成，是取小承气汤之下法而泻阳明在里热结，主要治疗少阳病兼阳明里实证。本方临床常应用于胆系急性感染、胆石症、急性胰腺炎、胃及十二指肠穿孔、慢性肝炎、高血压病及脑血管意外，只要出现适应此汤的证候，用之往往收效显著。

二、大柴胡加芒硝汤

大柴胡加芒硝汤出自《伤寒论》第104条："伤寒十三日不解，胸胁满而呕，日晡所发潮热，已而微利。此本柴胡证，下之以不得利，今反利者，知医以丸药下之，此非其治也。潮热者，实也。先宜服小柴胡汤以解外，后以柴胡加芒硝汤主之。"本证中胸胁满而呕，是少阳病不解，日晡所潮热乃阳明燥实之象，故以柴胡加芒硝汤和解少阳、泻热润燥。因本证见于"伤寒十三日不解"又以"丸药"误下之后，胃气已伤，燥结乃留，而里实又不甚，故取柴胡剂中之人参、甘草以扶正补虚，芒硝咸寒软坚泄热，《神农本草经》亦将其列为上品，称其有"主百病，除寒热邪气，逐六腑积聚，结固留瘀"之效，而不取大黄、枳实荡涤破滞。相较于大柴胡汤证而言，本方实为和解表里之轻剂，其攻下之力虽不及大柴胡汤，但祛燥热、治潮热的功效却优于大柴胡汤，所以更适用于正气已虚、燥热尤甚之少阳兼里实证。

指导老师点评

大柴胡汤是小柴胡汤去人参、甘草，加大黄、枳实、芍药而成，亦是小柴胡汤与小承气汤两方加减合成，是和解与泻下并用的方剂。小柴胡汤为治伤寒少阳病的主方，因病症兼阳明腑实，故去补益胃气之人参、甘草，加大黄、枳实、芍药以治疗阳明热结之证。因此，本方主治少阳阳明合病，仍以少阳为主。症见往来寒热、胸胁苦满，表明病变部位仍未离少阳；呕不止与郁郁微烦，则较小柴胡汤证之心烦喜呕为重，再与心下痞硬或满痛、便秘或下利、舌苔黄、脉弦数有力等合参，说明病邪已进入阳明，有化热成实的热结之象。在治法上，病在少阳，本当禁用下法，但与阳明腑实并见的情况下，就必须表里兼顾。《医方集解》说："少阳固不可下，然兼阳明腑实则当下。"方中重用柴胡为君药，配臣药黄芩和解清热，以除少阳之邪；轻用大黄配枳实以内泻阳明热结，行气消痞，亦为臣药；芍药柔肝缓急止痛，与大黄相配可治腹中实痛，与枳实相伍可以理气和血，以除心下满痛；半夏和胃降逆，配伍大量生姜，以治呕逆不止，共为佐药；大枣与生姜相配，能和营卫而行津液，并调和脾胃，功兼佐使。

总之，本方既不悖少阳禁下的原则，又可和解少阳，内泄热结，使少阳与阳明合病得以双解，可谓一举两得。正如《医宗金鉴·删补名医方论》所说："斯方也，柴胡得生姜之倍，解半表之功捷；枳芍得大黄之少，攻半里之效徐，虽云下之，亦下中之和剂也。"然本方较小柴胡汤专于和解少阳一经者力量更大，故名曰"大柴胡汤"。

学习《伤寒论》中柴胡剂的应用（3）

陈　鹏

一、柴胡桂枝汤

本方出自《伤寒论》146条："伤寒六七日，发热，微恶寒，肢节烦疼，微呕，心下支结，外证未去者，柴胡桂枝汤主之。"是小柴胡汤半量与桂枝汤之半量合剂而成，具和解少阳、解表祛邪之功，为太少合病而设，古今医家公认无疑。本方因机变通可拓展至多个系统疾病的临床治疗。如：和解少阳，解除表邪，可用于外感发热、反复上呼吸道感染及肝胆病的发热等；疏理气机，通畅血痹，可用于痹证、神经官能症的治疗；解除郁结，振奋阳气，可用于多种神经、精神类病症治疗，临床用于围绝经期综合征、抑郁症治疗每多奏效。据统计，现代医家对柴胡桂枝汤的运用，远不止于外感，在杂病、精神病、妇科病中皆有灵活应用。

二、柴胡桂枝干姜汤

本方见于《伤寒论》第147条："伤寒五六日，已发汗而复下之，胸胁满微结，小便不利，渴而不呕，但头汗出，往来寒热，心烦者，此为未解也，柴胡桂枝干姜汤主之。"本证重点在于少阳气机不和，旁及三焦不利，气化失常，津液不布，又邪及少阴而胆热脾寒。故《医宗金鉴》谓此方为"小柴胡汤之变法也"。古今对本方证诠释颇多，尽管有少阳病兼水饮内结，少阳病兼表邪未解，少阳病兼津伤、汗下邪陷，阴阳两伤、邪陷少阳，胆火内郁兼太阴虚寒等不同病机之说。但笔者临床体会遵伤寒大家刘渡舟之少阳郁热，少阴脾寒转机之说及少阳旁及三焦不利的病机特点，认为辨病机、抓主症是临床运用之关键。少阳郁热是前提，兼有三焦不利或少阴脾寒者用之效速。把握少阳口苦、胁满而痞及三焦气化不利之渴、小便不利，太阴脾寒之便溏、腹泻、恶冷食之主症，临证用之无一偏离。因此，临床常用于肝胆、胃肠等多种疾病。据临床文献报道，本方用于治疗慢性肝病、肝硬化、糖尿病、慢性结肠炎、乳腺增生、肋软骨炎、胆囊炎等均有很好疗效。

指导老师点评

柴胡桂枝汤主治太阳与少阳同病，或因外感，或因内伤。本方在临床中应用非常广泛，关键还是要精细辨证。太阳证未解自当解表，犹恐犯少阳禁汗之忌，而邪入少阳又需和解，考虑表邪留恋难去，故用小柴胡汤与桂枝汤合半而投，临证者只要认真体会本方的应用要点、配伍比例，正确应用并不难。临床也有根据经络循行部位出现病症来使用柴胡桂枝汤的报道，用此汤治疗颈椎病、肩周炎合并胆囊炎、胃炎的病例，其辨证思路就是依据症状经络循行部位，辨证为太少合病，选用本方，这也是六经辨证实质不离经络的辅证。刘渡舟曾说："主症是辨证的关键，反映了疾病的基本变化，是最可靠的临床依据。"抓住了主症，就能更深入地理解汤证的病机，利用经方治疗疾病，从而扩展经方的应用范围。因此，将条文烂熟于心，在临证时才可能举一反三，见是证而用是方，抓主症是经方应用的重要辨证思路。

关于柴胡桂枝干姜汤的临床应用，刘渡舟当年在临床上曾用本方治疗慢性肝炎，往往有效。肝炎患者由于长期服用苦寒清利肝胆之药，常热毒未清而脾阳已伤，既见肝区不适，口苦纳差的肝胆郁热，气机不疏之证，又常伴腹胀便溏的脾胃虚寒证，少阳疏泄不利加之脾虚失运、升降失司。清热则脾阳更伤，温脾阳则又恐助热，加重肝炎症状。因而刘老选择柴胡桂枝干姜汤治疗该证，取得神效，这就是精研经方感悟而得的结果。大凡明医运用该方，不仅理解方义，更能灵活调整药量：便溏重者重用干姜而减轻黄芩用量；口苦重者重用黄芩而减少干姜用量，若不能掌握药量调整之法，则徒劳无益而反受其害，不可不慎。

以上两个经方的实践说明：从不同的辨证思路来应用经方，既是遵从经典条文，又有利于扩大经方的应用领域。中医可以说是一门经验医学，学术继承是医术和学术发展的基础与关键，近至师长的临证经验，远至岐黄仲景的珠玑之言，皆需心领神会。

学习《伤寒杂病论》基本临床思维的心得

王　鹏

临床思维的来源即张仲景所说的"勤求古训，博采众方"。古训是理论，如"素问""九卷""胎胪药录""八十一难""阴阳大论"等。博采众方是临床用方的进展，是实践的记载，理论与实践联系的桥梁就是临床思维。而中医理论富含哲理，掌握它的运用就要讲求悟性。要在理论指导下，不断博采中充实丰富，才能有卓越的临床思维，这是先哲"勤求古训，博采众方"给予后学的启示。相反，若"不念思求经旨，以演其所知"，或"各承家技，始终顺旧"。理论上不演绎"经旨"，临床上墨守家技，是不发展临床思维、理论脱离实践的表现。

一、诊病审因，天地相应

在认识理论与临床的连接上，首先应理解天人相应观，这是中医疾病发生学的出发点。《伤寒论》序言说："天布五行，以运万类；人禀五常，以有五脏；经络府俞，阴阳会通。"这是人与天地相应的观点，是医圣张仲景对中医学理论源流的概括。从"人禀五常，以有五脏"发展至对人的内外环境的认识，就为中国古代科技打下中华文化的烙印。天人相应观主要说明人与环境（天地自然）是开放沟通而又协调的，人与外环境不协调即得外感病，人的内环境不协调则得内伤病。中医学理论与实践正是从这一源流出发，经历千年，凝结成洋洋数万卷的医学宝库，现今临床也不能忘却这一基本出发点，因为疾病发生学恰是临床思维的基础。《黄帝内经》有"法于阴阳，和于术数"之说，《伤寒论》以三阴三阳辨病就是对这一思想宗旨的实践与发展。例如《金匮要略·脏腑经络先后病》提到"阳病十八，阴病十八，五脏病各十八"，就是历史上以象数类病的方法的记载。所记的数，是"和于术数"的"数"，是天人相应观的反映。又如《伤寒论》的白虎加人参汤条下："此方立夏后，立秋前乃可服，立秋后不可服。"又："与之则呕利而腹痛。"一味"麻黄醇酒汤"治黄疸，春月用水煎，冬月用酒煎，均是同一道理，是使人的阴阳与天地自然阴阳消长同步的择时治疗手段，也即是"法于阴阳"的思想指导下的实践。

指导老师点评

中医临床思维是建立在深厚的中医基础功底之上的，《伤寒论》中百余个处方的组成均是在周密四诊合参、辨证辨经的基础上产生的，如今在临床上极少有应用古籍方药者，究其原因虽各有不同，但是未能领会医方的立意、不知从何下手是关键所在。经常听到不少同道议论说如今不可能再用古方治病，理由是时代变迁、环境更选、人类进化或者西医学的引入等，殊不知这些不过是借口，本质的问题在于医者没有真正掌握中医诊病的精髓。临床上用实验室、影像学检查结果套用中医的某方某穴并非个案，在一些科室甚至成为常态。因此，如何分析天人合一的外在环境，如何关注社会发展所带来的情志变化以及脏腑经络之间的相互传变，乃是当今中医诊病要格外重视的关键问题。《伤寒论》文字虽少但语言精准，六经辨证纲举目张，要善于学习从关键纲目入手，谨记主要症状变化，切实做到"但见一证便是，不必悉具"，中医诊病最终还要落实到对症状、证型的辨别上。

二、辨病求因，识位知传

中医辨病，首先追寻起病的原因，从外感或内伤中去分析病程，对中医辨证用药很有帮助。知病势，即知道发病所在及势态；识病传，就是知道疾病的传变可能性。《伤寒论·辨痉湿暍脉证》说："伤寒一日，太阳受之，脉若静者，为不传；颇欲吐，若躁烦，脉数急者，为传也。"伤于寒邪外感是病因，太阳受病是病的势位，鉴别是否传变要看脉症。

1. 首辨病

综观《伤寒论》，大量的条文中有"阳明中风""太阴中风""妇人伤寒""伤寒发热""三阳合病""少阴病二三日"冠于条目之前，《金匮要略》各条常以脏腑归类疾病，而各条疾病辨治也常以"诸病黄家""肾着之病""膈间支饮""肝着""虚劳"等病名开端，再列脉症及方法，都说明了临床思维首重辨病分类。《伤寒论》三阴三阳病是六个分类，《金匮要略》杂病辨病分类以脏腑身形与主症结合，或以特有病症为主体，如浸淫疮、奔豚气、蛔虫病、妇人病等，病名确立，主症、病因病机即在某范畴内。辨病分类就是便于认识疾病的源头所在。岳美中教授曾说："疾病的证候是从病而来，从矛盾的性质方面来说，病是基本矛盾，证是主要矛盾。辨病首先要认识基本矛盾。"目前流行一种说法，认为中医讲辨证论治，只要辨证正确就行，于是乎有是证，用是药，圆机活法。这其实是短见与误解，以此宣传是对后学的误导。例如恶性肿瘤的患者，在他患病后出现很多证候，运用中医药治疗能不断缓解他的证候，提高他的生活质量，却多数未能遏止肿瘤的恶化及至死亡。而一个乙肝"大三阳"或2型糖尿病、隐匿性肾炎的患者，可能无任何症状可辨，患者却要求我们为之根治疾病，说明时代在呼唤中医与时俱进，既要辨证，更要辨病。弘扬仲景学术的正确思想，才能更有效地为临床工作服务。再者，由于强调辨证论治时提到"异病同治"，有人误认为可以不辨病了，其实不然。"病不同，但证同就有相同治疗的基础，同样是往来寒热的小柴胡汤证，若是感冒，一剂知，两剂已。若是胆内结石并感染的胆瘅、积聚兼外感，则需要数天。若是肝癌或胆汁性肝硬化并感染，则往往难以取效。若要取效，尚需加减变化，辨病与辨证结合治疗。又如一个少气纳呆、动则气喘的患者，一般属肺脾气虚证，每用四君或补中益气汤，若是慢性阻塞性肺疾病，则往往少效或无效。可见，不论从中医或西医角度讲，辨病与辨证结合都是非常重要的，也充分体现仲景的临床思维是很有远见的。

2. 求病因，知势位

对于疾病的发生，中医首先寻求病因，如外感六淫、内伤七情，或有气血痰食等病理产物，并充分分析现在病症的病位与势态，只有这样才能判断疾病的传变，这是审因辨证的过程。不少人理解辨证论治，只注重了当时的证候，辨寒热虚实后即用方，忽略了对动态的过去、现在、将来的分析，结果局限思维，这种辨证也往往容易失误。例如《伤寒论·辨厥阴病脉证并治》说："厥阴之为病，消渴，气上撞心，心中疼热，饥而不欲食，食则吐蛔，下之利不止。"如果不辨病，不问过去，只见现证，有可能误认此为胃阴虚证。

3.从伤寒与杂病看疾病传变

众所周知，只有识病传，才能预防治疗，成为"治未病"的"上工"，"知肝传脾，当先实脾"，从五行胜复中预测。我们不妨以太阳病篇为例，《伤寒论》的六病分证，太阳病篇为首，篇幅最长。太阳变证多从误治或失治（包括未能治疗控制疾病而自然发展的病变）而来，变证的病所，往往反映了太阳的脏腑生理联系。变证的性质，主要由阳气与津液损伤后如何进一步演变而定，说明单纯外感表证病远少于因外感诱发的杂病变证。但在辨治伤寒与杂病的过程中仍应注意先外感后杂病，或两者兼治，因为临床上不少慢性病是由外感迁延不解所致。魏长春老中医曾引述俗谓"伤寒不醒变成痨"［《中医杂志》1981（9）］，即使是治外感风温病，叶天士也有"或透风于热外，或渗湿于热下，不与热相搏，势必孤矣"之训。外邪透解后，再进一步辨治杂证，才是捷径。太阳病篇还讲到"淋家""疮家""衄家""亡血家"都是原有杂病的，"假令尺中迟者……以营气不足"不可发汗，治疗要慎重。如小儿素有咽喉炎者最易受凉，反复上呼吸道炎治疗应先外感后杂病，先祛外邪后理肺胃；又或老年慢性阻塞性肺疾病的患者受寒可并发感染，甚至诱发心力衰竭，治疗也要分标本缓急，解表救里兼施。

🌀 指导老师点评

中医诊病治病历来讲究对病因、病性和正邪交争强盛的判断，至于对疾病的诊断常常是以某个主症为关键点，严格规范的中医疾病诊断要善于摆脱西医学的束缚，更不可以对号入座，否则一定会走向"不中不西"的尴尬境地。在上述焦点中，辨别病因相对容易，从患者病史及四诊信息中不难求取；对于疾病的诊断，可从主诉或诸多症状中选择，也算容易；关键是对于疾病日后的变化转归的判断，需要医者有较高的甄别判断能力，这就是仲景所说的"见肝之病，知肝传脾，当先实脾"。临证中寒热错杂互换者有之，虚实阴阳转换者有之，气机升降变化者亦有之。因此，要注重仔细审证求因，辨别真假寒热虚实，如对弈一般，走一步观三步。基于这个原因，我不提倡在单位时间内接诊大量患者，这种做法首先是对患者的不负责任，其次也是医生付出得不到满意回报的重要原因之一，最重要的是无法将中医的博大精深通过诊治过程真正体现出来。单纯的门诊量高并不能代表医疗水平高，焉知较高的复诊率不是疗效欠佳的表现呢？中医诊病心要静，神要专，正如《素问·征四失论》告诫曰："精神不专，志意不理，外内相失，故时疑殆。"当医生，特别是针灸医生自己精神体力不佳时，自然很难做到注意力高度集中，势必会影响针刺的作用和疗效。

对《伤寒论》刺期门的点滴思考

王　鹏

近日诊治一位腹部胀满疼痛的年轻女性患者，完善相关检查，排除器质性病变后，几次治疗无明显疗效。于是我想起《伤寒论》言："伤寒腹满谵语，寸口脉浮而紧，此肝乘脾也，名曰纵，刺期门。"又有："伤寒发热，啬啬恶寒，大渴欲饮水，其腹必满，自汗出，小便利，其病欲解，此肝乘肺也，名曰横，刺期门。"此患者虽未到谵语的程度，但自接诊以来，一直诉自己"身患绝症"，并因此辞职在家休养，且脾气急躁，家属为此十分苦恼。种种迹象表明其为厥阴之气血过旺，遂刺期门一穴后，因未见到迂曲脉络，无处泄血，但直刺得气后，症状明显缓解。自觉此案效若桴鼓，故再次复习《伤寒论》，并将刺期门相关内容辑录于下。

　　《伤寒论》作为中医临床的经典方书，共记载经方112首，其中仅有9条与针刺疗法相关，而针刺期门竟占了其中的5条，可见仲景在临床治疗中对该穴是十分重视的。周楣声大师的《针灸穴名释义》记载："期门，汉代负责守卫的武官名。用以作为肝为将军之官的比喻，也指气血运行周期的出入门户。"期门为足厥阴肝经最后一穴，也是十二经气血周流全身后的最后一穴。正如《针灸问对》所云："十二经始于手太阴之云门，以次而传，终于足厥阴之期门。"由此看来，期门是足厥阴肝经和手太阴肺经交接的门户，对于因邪气阻滞肝经而发生的气机逆乱，循行不畅，经脉交接不利，针刺期门有通调经脉之气的作用。通过针刺期门可使经气从肝经顺利地循行至肺经，完成气血循环流注。由此可以理解，为何治疗太阳病及少阳病，可以刺期门而解。与此相关的条文如第142条："太阳与少阳并病，头项强痛，或眩冒，时如结胸，心下痞硬者慎不可发汗。发汗则谵语脉弦，五日谵语不止，当刺期门。"第143条："妇人中风，发热恶寒，经水适来，得之七八日，热除而脉迟身凉，胸胁下满，如结胸状，谵语者，此为热入血室也，当刺期门，随其实而取之。"第216条："阳明病，下血谵语者，此为热入血室，但头汗出者，刺期门，随其实而泻之，濈然汗出则愈。"

　　张仲景重视脉诊，《伤寒论·平脉法》首先提出辨脉之阴阳。《伤寒论》刺期门以治疗实证为主，应见脉弦紧。如果肝脉沉取无力，为虚证，则应该补期门。刺期门还要了解它的解剖结构，期门的第一层在腹外斜肌上，用刺法可松解、放松腹外斜肌。期门分左期门及右期门，临床上也需合理选择。若患者见腹胀，胃脘气机不畅，腑气不通，腹外斜肌紧张，通常认为是腹内的压力不一致导致，左侧期门深部为脾等脏器，右侧期门下为肝等脏器。临床上可两侧对比，结合整体的证候，选择疼痛的一侧进行针刺，不需两侧均刺，不然反而是事倍功半。此外，期门靠近肝脾等脏器，因此不能刺深，也不需深刺。需要泻实时，可采用刺络放血、梅花针叩刺、毫针点刺、皮内针等方法，通过"治皮"以"治里"，充分体现针灸治疗之灵活性。

🌊 指导老师点评

按照经脉循行，足厥阴肝经之期门是十二经脉中最后一个腧穴，位居躯干，从归经的角度来分析，其主治应与肝之疏泄有关，王鹏医生能在临证中结合古籍，重温经典是非常好的，应该提倡。本穴单从使用率上来看似乎并不占优势，但是由于本穴的特殊性决定了其能在复杂病证中发挥奇效。从位置上看，期门居于乳头直下，与胆经相距不远，又是表里经脉，且期门为肝经募穴，一般临证中更偏于泻实，常可用于胁肋不适、肝郁气滞之证，而本患者属肝郁气机不调，因此刺之自会见效，只是平素很多医生因其各种原因将该穴疏忽了，王鹏医生的不同之处就是善于选择准确的腧穴加以调之。除此之外，针灸医生要明辨腧穴之异同。本经背俞之肝俞治疗肝血不足所致之肝胃、眼目病证；期门则治疗肝气郁结、气滞血瘀所致之肝胆、胁肋、乳房病证，当然还应掌握其与太冲、章门等相关穴位之异同。只有如此，方可在临证中把握关键，选准腧穴，提高疗效。

学习《伤寒论》要先了解仲景文化

毛雪文

"读万卷书，行万里路"。去了南阳后我才真正体会到了，世世代代勤劳智慧的南阳人民形成了独特厚重的南阳区域文化。这种文化对仲景及仲景医学体系的形成产生了积极而深刻的影响。张仲景是南阳名门望族子弟，汉灵帝时被举为孝廉，官至长沙太守，定为通今达古的饱学之士，在当时文化大背景下，佛学理念也会对他产生深刻影响。在他为民众救疾扶厄的生涯中，处处彰显着"慈悲为怀，普度众生"的佛学情怀。在他撰著的《伤寒论》中，也曾先后择录了《阿含经》中"地水火风""六识闭塞""四百四病""一百一病"等佛学用语。但作为唯物主义医学家，张仲景一生学佛、用佛而不信佛。张仲景作为一名长年生活在民间的医学家，对农业及纺织业非常熟悉，所以在《伤寒论》中用浆线的清浆水煎煮枳实栀子汤。据记载，南阳酒业始于夏，兴于汉，盛于明清，这对张仲景在《伤寒论》方药中水酒同煮、以酒代水、以酒送服丸（散）、以酒洗药、以酒浸药、以酒煮丸等产生了深刻的影响。

有人说，读中医就要读经典，这是至理名言。首先以理解《伤寒论》原文为重点，多读多背。在原文上下功夫，弄懂原作，求其本意，旁参诸家。书读百遍，其义自见。

指导老师点评

中医博大精深，蕴涵的内容极为广泛，若要将如此庞大的内容梳理清楚，在临证的各个环节中灵活运用，这其中的付出是巨大的。大家都知道，学习中医是从阴阳五行开始的，但迄今为止，很多同道仍然没有完全将其内容把握准确，这一点从临床的思辨理念中可见一斑。几千年来，特别是新中国成立以来，中医前辈们始终强调要夯实基础。然而，不容忽视的是，近些年来我们的院校教育实现了所谓的"中医现代化"，部分院校轻经典，重外语；轻临床，重实验；轻一线，重论文，导致部分中医诊疗水平的下降。我们绝不厚古薄今，但也不能妄自菲薄，应在中医理论的指导下，去弘扬中医精髓，力争对人类健康作出贡献。

《伤寒论》中的针灸禁忌

毛雪文

张仲景"勤求古训，博采众方"，继承了前人的学术理论和医疗经验，在实践中不断总结，在使用药物为主的同时，亦注意采用针刺、灸法等治疗方法，以适应纷繁复杂的临床需要，增强疗效。《伤寒论》全篇共398条，其中直接谈到针灸疗法的条文有34条，主要涉及预防、辨证、治疗、救逆、误治等方面，系统理解和掌握《伤寒论》中针灸疗法的治宜和禁忌对指导临床疾病的诊治有重要的指导意义。

张仲景十分重视针灸疗法的禁忌证，《伤寒论》中谈及针灸疗法禁忌证的条文共有19条，大部分记述了误用针灸后出现的变证，以警示后人要重视临床误用针灸的严重后果，其中有的条文还提出了误用后挽救的方法。以下主要对针刺和灸法的两个方面进行总结。

一、针刺禁忌证

针刺禁忌主要表现在温针和烧针两个方面。温针、烧针属火疗类，多用于治疗沉寒痼冷证，故禁用于阳盛里热证、阴虚内热证、太阳表证。此外，温针、烧针亦禁用于虚证，否则易犯"虚虚实实"之戒。若用温针、烧针治疗三阳经的热证，则犹如抱薪救火，不仅不能不祛除邪气，反会助邪伤阴，终至变证丛生。针刺若误用于虚证，如第153条："太阳病，医发汗，遂发热恶寒，因复下之，心下痞，表里俱虚，阴阳气并竭，无阳则阴独，复加烧针，因胸烦，而色青黄，肤者，难治。"此乃虚证因误用烧针、温针而出现坏病，反使病难以医治。

二、灸法禁忌证

灸法禁用于热证之虚实二端，主要适用于寒凝经脉的肢体疼痛证及里虚寒证。若用于或虚或实之热证，非但不能奏效，反使邪气郁闭体内，可有助火伤阴之弊，甚至酿成坏证。灸法亦禁用于阴虚内热之证，如第116条："微数之脉，慎不可灸。"其微数之脉，属阴虚火旺，当甘寒滋润，清热养阴，而"慎不可灸"。若火劫其阴，以火疗热，热散血中，熏灼营血，筋骨无以濡养，则有痿废之患也。

指导老师点评

中医古籍中对于针灸的禁忌主要是通过治疗后出现的异常表现来确定的，对此，从现代临床的角度应考虑两方面的问题：其一，对中医古籍记载和操作指南的内容必须有足够的重视，结合临床严格把控各种针法的适应范围；其二，用发展的眼光进行判断，随着针具本身的质量及人们对疾病的认识程度的提高，在保证医疗安全的前提下，对于古代医籍的禁区未必不可突破（如我多年前对于火针禁忌的论述）。总之，既要尊古又不要泥古，既要考虑医疗安全又要注重创新，才能最终达到极佳的针刺疗效。

《金匮要略》中关于睡眠障碍虚证的总结

陈　鹏

《金匮要略》论述睡眠障碍的内容丰富，其证治也颇为繁多。因脏腑气血阴阳虚弱，阴阳不和者，多为虚证；因存在病理产物致病者，多为实证；久病亦可出现虚实夹杂之证。本文主要总结其中虚证的部分，分析各证型的辨证要点、治则与方药。

一、心肺阴虚，虚热内生

该证型主要集中于《金匮要略·百合狐惑阴阳毒脉证治》："百合病者，百脉一宗，悉致其病也。意欲食复不能食，常默默，欲卧不能卧，欲行不能行，欲饮食，或有美时，或有不用闻食臭时，如寒无寒，如热无热，口苦，小便赤，其脉微数。"

证机分析：因外感六淫后期之"余热"（伤寒热病为主）或七情郁结之"郁热"（肝郁化火为主），损伤心肺之阴，阴虚则生内热，又心藏神，主神明，肺藏魄，朝百脉，所生虚热与机体存留的"余热""郁热"一同烦扰心神、肺魄，并灼伤心之阴血、肺之津液，使心肺与百脉失于濡养，进而引起睡眠障碍。因情志不畅，木郁克土，或热病后余热未尽，影响脾胃运化，则不闻食臭；待情志舒畅，木气顺达，可增强脾胃运化功能，则喜于饮食。心火上承于口，则口苦；下移小肠，则小便红赤。清心润肺，滋阴清热是本证型的基本治则，其主方为百合地黄汤。

二、阴阳两虚，阴阳不和

该证型主要见于《金匮要略·血痹虚劳病脉证并治》："夫失精家，少腹弦急，阴头寒，目眩，发落，脉极虚芤迟，为清谷、亡血、失精。脉得诸芤动微紧，男子失精，女子梦交，桂枝加龙骨牡蛎汤主之。"

证机分析：梦遗、滑精频繁之人，阴精损耗过多，日久阴损及阳。手淫频繁、房事过度之人，不仅耗损阴精，还消耗大量阳气。阳气耗散，肾阳不足，腰府及下焦失于温煦，则脐下少腹拘紧，前后阴发凉。肝藏血，开窍于目，阴精长期耗损，精血匮乏，不能上荣于目，则两眼昏花。肾其华为发，发又为血之余，肾之精血亏虚，则发枯脱落。阴血亏虚则不能充盈血脉，阳气不足则无力推动血行，故其脉象多见虚、芤、迟。正常男子与女子，阴精与阳气充沛时，在阳气的催动下，与阴精发生阴阳相合，夜晚睡眠期间可出现生理性的"梦遗""梦交"。若长期耗损阴精，阴精亏虚不能敛阳，阳气浮越外散，阴阳逐渐相离，在浮虚之阳的扰动下，阴阳发生病理性的交合，在夜晚睡眠期间出现病理性的"失精""梦交"，严重降低睡眠质量。调补阴阳，固阴潜阳是本证型的基本治则。其主方为桂枝加龙骨牡蛎汤，可使阴阳在低水平上重新恢复相对的平衡，"失精""梦交"及睡眠障碍随之而愈。

🌊 指导老师点评

睡眠障碍实际上与古代医籍中的不寐、郁证很接近，临床上要注意区分。短暂的、一过性的，或者某些特定时期出现的，属于不寐范畴；而长期的、持续的，甚至已经影响日常工作生活、在情志上出现过度偏差者当属郁证、癫病范畴。两者在治疗大法上有显著不同，要善于甄别。怀疑有郁证者建议进行相关量表检测，以免延误病情。现代的中医医生同样要掌握必要的西医学知识，如果病情允许，不建议仓促应用抗焦虑、抗抑郁药物（副作用较大，依从性不佳），可以首先行中医干预，相当一部分患者疗效是较好的。

《针灸甲乙经》和《针灸大成》的比较

陈 鹏

程海英老师建议，作为针灸医生，必须要熟读《针灸甲乙经》和《针灸大成》，因此，本文将这两本针灸经典进行简要的比较和分析，随着经验的丰富和阅读的深入，准备在今后的古籍学习中将其逐渐完善。

一、处方取穴比较

《针灸甲乙经》中一个症状多以一穴主之，《针灸大成》多以多穴治疗一症，所以就会形成《针灸甲乙经》同一穴出现次数较少的现象。

实际上，《针灸甲乙经》在辨证上下足了功夫，同时，每一症状只出现一穴主之，写作方法上有些许与《伤寒论》有相似之处，所以会出现主要的穴位，但是仅仅出现一次，借以提醒读者主要治疗用穴。如：腰腹相引痛，命门主之；腰背痛，大杼主之；项背痛引项，魄户主之；热痛头痛身重，悬颅主之；热病头痛，引目外眦，烦满汗不出，引颔齿，面赤皮痛，悬颅主之。

《针灸大成》的写作方法比较符合临床用针习惯，治疗一证不仅取用一穴而是多穴配合，故所记载穴位数目会较多。例如腰痛取肩井、环跳、阴市、三里、委中、承山、阳辅、昆仑、腰俞、肾俞；腰背强直不能动侧取腰俞、肺俞；腰脊痛楚取委中、复溜。

由此也可以看出两书作者的身份背景不同。《针灸甲乙经》作者皇甫谧是一儒者，而《针灸大成》作者杨继洲是太医院御医，有丰富的临床经验。《针灸甲乙经》着重于症状的描写、分类与辨证；《针灸大成》着重于治疗配穴处方的丰富。

二、取穴精准度比较

《针灸甲乙经》时代多循经用针，针经不针穴。例如卷七《六经受病发病寒热第一》："热病始手臂者，先取手阳明、太阴而汗出。始头首者，先取项太阳而汗出。始足胫者，先取足阳明而汗出。臂太阴可出汗，足阳明可出汗。取阳而汗出甚者止之阳，取阳而汗出甚者，止之阴。振寒凄凄，鼓颔不得汗出，腹胀烦闷，取手太阴。热病三日，气口静，人迎躁者，取之诸阳，五十九刺，以泻其热而出其汗……"说明了在晋朝以前，虽然对于穴位的定位已有明确的记载，但在临床上要求并不严格，也可以说是遵循"宁失其穴，勿失其经"的指导原则。

《针灸大成》能精准指出何处为有效穴位，例如关于缪刺论，两书皆可见到"邪客于足厥阴之络，令人卒病，暴痛，刺足大指爪甲上与肉交者，各一痏（大敦穴两脚俱刺，故曰各一痏）"的记载。《针灸大成》已补上括号内之穴位内容，其余仿此。

🌊 指导老师点评

《针灸甲乙经》作为现存最早的针灸专著，首次将经络、腧穴、主治等内容系统化，由于其融入了很多《黄帝内经》的内容，又使得针灸的学说理论有明确的出处，正所谓"有案可查"，是针灸从业人员的必读书。而《针灸大成》由于成书年代相对较晚，书中的很多内容汇集了多部针灸古籍的内容，在阅读时会发现有些内容在不同的医籍中重复出现，有似曾相识之感。前者更注重理论学说，后者集中了很多临床经验，特别是对治疗的选穴配穴的内容可以直接取用。但不论如何融会贯通，举一反三都是学习的要点，要善于总结，更要注重提高。

温经汤在皮肤科中的应用

李伯华

温经汤出自《金匮要略·妇人杂病脉证并治》，其组成为：吴茱萸三两，当归、川芎、芍药各二两，人参、桂枝、阿胶、生姜、牡丹皮、甘草各二两，半夏半升，麦冬（去心）一升。上十二味，以水为斗，煮取三升，分温三服。方中吴茱萸、生姜、桂枝温经散寒，通利血脉；阿胶、川芎、当归、芍药、牡丹皮养血，和血行瘀；人参、甘草益气补虚；半夏降逆和中，麦冬养阴以制半夏辛燥而清虚热。诸药合用，具有温补冲任，养血行瘀，扶正祛邪的作用；使经脉得温，虚寒得散，气血得补，瘀血得行，则新血自生。温经汤不仅为妇科名方，在皮肤科也非常常用，如治疗湿疹、痤疮、荨麻疹等，均可取得良好的疗效。

一、湿疹

患者孙某，女，43岁，2019年11月初诊。既往湿疹两年，双手皮疹，口干，畏冷，畏风，经前有右小腿结节性红斑，疼痛，腰酸，大便不成形，舌淡苔白，脉细。处方：吴茱萸3g，当归9g，白芍6g，川芎6g，党参6g，桂枝6g，阿胶珠3g，牡丹皮6g，生姜3g，炙甘草6g，麦冬9g，黄芩10g，北柴胡10g，防风6g，蜈蚣3g，生薏米6g，生石膏3g，黄柏3g。7剂，日一剂，水煎温服，每日2次。复诊自述手红肿好转，大便不成形好转。

此患者脾胃虚弱，阳气不足，故常腰酸畏冷，大便稀溏，血虚精亏，故口干舌淡，脉细。禀赋不足，复感湿热邪气，故发疹。服温经汤温经散寒，通经活络，阳气得复，精血充足，卫气固摄有力，则发疹情况转好。加入生石膏、黄柏清热除烦，防风、蜈蚣解表胜湿，息风止痉，薏米清热利湿，健脾利水。

二、荨麻疹

患者张某，女，51岁，2019年11月初诊。荨麻疹9个月，现每日服1片依巴斯汀，经行腹泻，经行淋漓，经期7~8天，口干，口苦，畏寒，不畏风，不易汗，易生口疮，舌暗淡，苔白黄，脉沉缓。处方：吴茱萸3g，当归9g，白芍6g，川芎6g，党参6g，桂枝6g，阿胶珠3g，牡丹皮6g，干姜3g，炙甘草6g，麦冬9g，清半夏6g，北柴胡10g，黄芩10g，黄连3g，徐长卿10g。7剂，日一剂，水煎温服，每日2次。复诊自述荨麻疹发作频率明显减少，发疹数目减少，经行腹泻好转。

此患者51岁，阳气已衰，血海空虚，复感外邪，卫外不固故发疹，行经期淋漓不尽，精血亏虚，下焦有寒，故不可使用大量祛风剂发散解表，而用吴茱萸汤温经养血，充养阳气，阳气充盈则卫气旺盛，肌表得护，故发疹情况好转。又由于患者舌苔白黄，口干口苦，可看出其上焦有热，故加入黄芩、黄连清中上焦火。

三、痤疮

患者沈某，女，35岁，2018年10月初诊。痤疮病史5年，生产后颜面部开始散在痤疮，皮疹颜色红、痒，面色萎黄，手脚畏寒，月经量少，经行腹痛，纳可，二便调，舌淡尖红，苔薄白，脉沉细。处方：吴茱萸5g，当归9g，白芍9g，丹参9g，牡丹皮6g，麦冬9g，清半夏6g，黄芩10g，桑白皮15g，黄连5g。7剂，日一剂，水煎温服，每日2次。复诊皮疹明显减轻，未见新发皮疹，面色好转。

此例患者生产后精血亏虚，胞宫虚寒，虚火上冲，发于颜面，当利头目，清泻虚火，手脚畏寒，经行腹痛，当温中散寒，故整体治疗时当清上温下，用吴茱萸汤温下，加入黄芩、黄连清上焦虚热，桑白皮泻肺利水消肿。

因温经汤在皮肤科应用广泛，疗效甚佳，体现了中医异病同治的思想，使用特点在于辨证而不是辨症，拓展了经方的运用。

🌊 指导老师点评

温经汤在临床中有重要意义，不仅因它是"调经总治之方"，还因其对崩漏、痛经、不孕、经闭等妇科疾病具有不可取代的作用。单就调经而言，它能起到经少能通、经多能止的双向调节作用，故称其为"妇科月经病第一方"。全方针对冲任虚寒，寒滞血瘀的病机，辛甘酸甘同用，温补滋益合施，共同起到补益气血，温固冲任，通脉和阳，调经祛瘀的作用。温经汤作用广泛，其针对证候的基本特点不离虚、寒、瘀。其方的作用基点就在温、补、散。温而能行、能益、能散，可见"温"又是全方的主旨，但这种"温"不是简单的"寒者热之"，而是通过巧妙配合后，综合发挥温补、温润和温通等作用完成的。因此，温经汤的应用指征是冲任虚寒、瘀血或郁热者。

本文案例1为湿疹，畏风怕冷；案例2为荨麻疹，口干，经期腹泻；案例3为痤疮，产后畏寒，四末凉，经期腹痛。三病虽各有不同，但或为虚寒，或有郁热，因而温经汤均可治之。由此看出，异病同治正是中医博大精深的体现，需要认真学习经方并灵活运用，方可疗难治之顽疾。

《笔花医镜》读书笔记

王丽娜

在2022年1月26日北京中医药传承·学术高质量发展大会上，程海英教授做了"以'三承'为导向，做好中医传承工作"的精彩演讲，提出应以承学、承术、承人三方面为导向进行中医传承学习，强调以师承教育弥补院校教育的缺憾，要跟名师学习。同时程老师指出，中医临床学习一定要读经典著作，并列出《诊家四要》《笔花医镜》《医学心悟》《医宗必读》四本经典书籍让我们学习。《诊家四要》《笔花医镜》两部书我竟连书名都未曾听过，更不曾阅读，很是汗颜，故从《笔花医镜》开始阅读。

《笔花医镜》又名《卫生便览》，作者为清代江涵暾先生，号笔花。初刊于清道光四年（1824），我阅读的是2007年人民卫生出版社的版本。此书内容论述简要，切合临床，如女科病篇，作者认为程钟龄的《医学心悟》女科已经论述很好，依治即可，不必过多赘述，反对为立说立论而使医书卷帙浩繁，其例论中说："书岂能疗千万病，然有纲举目张之法。盖病总由脏腑，总不外虚实寒热。审知其为何脏何腑之虚证、实证、寒证、热证，而联其病类以集之，则药归同路，疗一病可。疗千万病亦无不可，固不在多立病名，多立方书也。此所谓镜也。"我重点学习了女科证治一卷，其中述及妇女证治大要，不离乎中情郁结者近是。主治之法，审无外感内伤别症，唯"养血疏肝"四字。用四物汤、逍遥散之类，可以得其八九。其一切杂症，与方脉同治，兹不赘述。

在跟师过程中体会到程老师在临床中十分注重对女性患者肝脏的调理，注重疏肝理气，除针灸取穴应用肝经腧穴外，还善用柴胡类方剂。对于具体处方的应用，我还需进一步跟师学习请教，再进行总结。

指导老师点评

在2004年国家中医药管理局首批全国优秀中医临床人才项目启动仪式上，王永炎院士提出来要读几本书，《笔花医镜》是其中的一本。这本书的特点就是简明扼要，浅显易懂。没有接触过这本书的中医医生读之亦有执简驭繁之感，对学习中医的人而言，本书是入门的著作，时下很多中医从业人员，不要说看过这本书，可能都没有听过，因此应该抽时间认真读一读。全书共四卷，卷一是四诊八纲及外感内伤、虚劳等辨证论治原则；卷二主要讲脏腑的论治，内科杂病的治疗原则和方药，是以脏腑为纲，以十二经分部，以表里虚实寒热为目，先确定病因病机，再根据证候表现列方药，而药物是按功用分成了温清补泻四个方面，又依据药力的缓急分为猛将与次将两类，所选方药都是比较有效且简便的；卷三讲儿科病，卷四讲妇科病。本书涵盖了中医基础学、中医诊断学、中药学、方剂学还有临床治疗学的知识，要认真研读。

程海英教授"新病从阳，久病重阴"学术思想

李伯华

程老师临证经常强调"新病从阳，久病重阴"，其内涵总结起来至少包括三个方面：其一，新病阳证居多，久病多伴阴证；其

二，新病多取阳经，久病兼顾阴经；其三，新病多用强通，久病多用温通。

一、新病阳证居多，久病多伴阴证

新病，尤其是一些感染性疾病，初期多为实证，症见发热恶寒，局部红肿热痛，此时多是阳证、热证、实证；若病情日久，正气亏虚，邪气久羁，已成正虚邪恋之势，则伴有脏腑、气血、阴阳亏虚之阴证，多为阴阳失调，虚实夹杂之证。

二、新病多取阳经，久病兼顾阴经

程老师非常重视阴经腧穴的作用，她常说，目前针灸临床上，很多医师常常只选用阳经腧穴。《黄帝内经》讲"阳道实，阴道虚"，阳经腧穴大多针对实证，有清热、利湿、凉血作用，适用于新病，病程短，邪气盛，正气不虚，此时当以祛邪为主，故多选用阳经腧穴。但是对于久病，病程长的患者，此时正气已虚，治疗当以扶正为主，用攻补兼施，多用以补益气血、肝肾、阴阳等为大法，辅以祛邪，须阴经阳经腧穴并用。若一味地选取阳经腧穴施治，无异于开中药时仅采用清热、解毒、凉血等法，不仅疗效不佳，还有可能损伤脾胃，伤及正气。

三、新病多用强通，久病多用温通

新病邪气盛，正气足，症状明显，局部往往红肿热痛明显，一派阳热实证，此时多可用强通法，即放血疗法，以引血泻热，迅速缓解症状的功效。而久病邪气残留，正气已衰，症状虽不剧烈，但缠绵反复，局部暗红漫肿，是为阴寒虚证或虚实夹杂、半阴半阳之证，此时可用强通法，即火针疗法，以温通经络，温补气血，以促进疾病痊愈。程老师这种"新病从阳，久病重阴"的思想体现在很多疾病的治疗上，如面瘫、耳鸣、带状疱疹等。

程老师治疗耳鸣，多选百会、听宫、翳风、中渚、外关、丘墟、侠溪、太溪、三阴交等穴，肝阳上亢加太冲，肝肾阴虚加肝俞、肾俞，胃热内扰加内庭，痰火上扰加丰隆、中脘，脾胃虚弱加足三里、脾俞，风热外袭加合谷、风池。程老师选穴的原则为：在循经取穴基础上，注重局部与整体，阴经与阳经的搭配。耳是手足少阳经循行部位，故远端取穴以少阳经穴位为主，取中渚、外关、丘墟、侠溪等，局部取穴以耳部周围穴位，如翳风、听宫等，有疏通耳部气血，通利耳窍之功效。注意阴经与阳经穴位配合，阳经取穴多以循经之少阳经穴为主，阴经选穴多为脏腑辨证取穴。五脏中耳与肾的关系密切，耳鸣多责之肾精亏虚，故多取肾经腧穴，如太溪等。三阴交为肝、脾、肾三经的交会穴，滋补肝肾力量较强，也常选用。针刺时，阳经穴位多为患侧取穴，阴经穴位则为双侧取穴。

程老师治疗面瘫，急性期以祛风散寒通经活络为法，针刺患侧阳经穴位为主，配合任脉之穴，以达到调气活血，疏风散寒，通经活络，牵歪归正之目的。中药也是以清热解毒，祛风牵正为法，方选牵正散合银翘散加减，以牵正散散风消痰，通畅经络，可配合营养神经药物，针药配合，一般服用2周，可以看出，无论针刺还是用药，多是以祛邪或阳经取穴为主。对于恢复期，则以调补气血，活血通络为法，选穴除患侧局部腧穴等腧穴外，还可辨证选用三阴交、气海、足三里等腧穴，起到扶助正气，补益肝脾肾的作用，此时即开始重视阴经腧穴的作用，以达到攻补兼施的作用。对于后遗症期，不仅选穴要阴阳搭配，而且多用火针温养气血，温通经络等治疗，进一步扶助正气。

程老师治疗带状疱疹，注重多种针法相结合，尤其是锋针（放血疗法）、火针（火针疗法）的使用。急性期红斑水疱及疼痛明显，马上使用放血疗法，以迅速缓解局部红肿疼痛；后遗症期多用火针疗法以温通经络，温养气血以止痛。

■■■ 指导老师点评

中医治疗疾病的大法历来重视轻重缓急，本着"急则治标，缓则治本""新病浅刺，久病深刺"的原则，在病变的初期重在祛邪，而在病变的后期重在扶正或扶正祛邪同步。以中风、蛇串疮为例，在急性期强通启闭，热随血去，迅速遏制病邪，在恢复期根据病情活血化瘀通络，后遗症期必重用火针辅助正气温煦经脉，逐邪外出。这些规律虽然因病情的不同可以略加调整，但大法还是不能偏离的。好的汤方、组穴，如果应用的时机不恰当，同样无法收到预期的疗效，有时甚至事与愿违。例如，急性期中风过早地应用透刺，较大的刺激量很容易出现肢体的痉挛，更何况很多急性期患者本就肌张力偏高，会加重此种情况。又如，带状疱疹后遗疼痛时，如果没有火针的扶正温煦，就很难使其疼痛减轻或消失。这些经验都是在大量临床实践中得出的，必须引起相关学科医生的高度重视。

从张仲景到赵炳南：
浅谈经方对皮肤科方剂的指导使用

李伯华

经方的使用有其辨证体系和方法，尤以"辨六经、辨方证"最具特点，这与传统皮肤科专科皮损辨证为主的方法有很大区别。本文尝试通过借鉴一些经方的辨证方法，如八纲、六经、方证、体质等，来认识和使用赵炳南先生的一些经典皮肤科专科方剂，以期提高辨证的准确性，进而提高临床疗效。

一、首辨八纲，内外同理

经方的辨证，首重"八纲"，即阴阳、表里、寒热、虚实。辨八纲是辨证的最基本要求，这一点在中医内外各科中是相通的。在皮肤科辨证中，虽然重视皮损辨证，但仍要重视八纲辨证，皮肤病不都是阳、热、实证，也有阴、寒、虚证，应该首先加以辨别区分，不能先入为主，不分寒热、虚实。

赵炳南先生强调，治疗皮肤病湿证要"首辨阴阳"。具体来讲就是辨湿热性和湿气性，也就是热重于湿和湿重于热的辨别，其中前者属阳，后者属阴。赵老从阴阳辨治皮肤病，最有代表性的病种是湿疹和带状疱疹。他将成人湿疹分为热盛型和湿盛型两大类型，治疗上，热盛型（湿热中以热为主），治宜清热利湿，佐以凉血，药用（龙胆泻肝汤、黄连解毒汤等）龙胆草、黄芩、黄连、栀子、泽泻、车前草、生地等；湿盛型（湿热之中以湿为主），治宜健脾利湿，佐以清热，药用（除湿胃苓汤等）茯苓、猪苓、泽泻、陈皮、厚朴、炒白术、炒枳壳、炒薏苡仁、车前子等。对于婴儿湿疹，赵老也认为，这主要是由于湿热蕴于肌肤所致，辨证同样分为热盛型和湿盛型。热盛型，治以清热解毒为主，佐以利湿，药用（消风导赤散加减）金银花、生槐花、黄芩、竹叶、灯心草、生地、白鲜皮、牡丹皮、绿豆衣、车前草、滑石块、生甘草等。湿盛型，治以健脾利湿为主，佐以清热，药用（平胃散加减）苍术、白术、茯苓、炒槐花、厚朴、陈皮、炒枳壳、炒槟榔、车前子、炙甘草等。对于带状疱疹，赵老分为两型，即热盛者属于肝胆湿热型，治宜清肝胆湿热汤加减；湿盛者为脾肺湿气型，治宜健脾除湿清肺汤加减。

二、次辨六经，不越规矩

经方的辨证，核心是辨六经，即在八纲辨证的基础上，确定六经的归属以及相应的治法。

表阳证——太阳证（表、实、寒）——汗法——麻黄汤、桂枝汤。

表阴证——少阴证（表、虚实、寒）——汗法+温性亢奋药——麻黄附子甘草汤、麻黄附子细辛汤、桂枝加附子汤。

里阳证——阳明证（里、实、热）——清、下、吐，不宜汗——白虎汤、承气类等。

里阴证——太阴证（里、虚实、寒）——温，禁汗吐下——理中丸、四逆汤等。

半表半里阳证——少阳证（半表半里、实虚、热寒）——和（解热）——小柴胡汤、四逆散。

半表半里阴证——厥阴证（半表半里、虚实、寒热）——和（温性强壮）——柴胡桂枝干姜汤、泻心类、乌梅丸。

皮肤病确实有较多阳证、热证，从六经角度讲少阳、阳明证居多，所以柴胡剂有很大的使用机会，我们北京中医医院使用清热除湿汤较多，它就是一个治疗少阳阳明合病兼有水湿的方剂，临床疗效显著。但同时也要看到，皮肤病也有阴证、寒证，其他各经病证都可出现，所以治法上不能一味清热除湿，凉血解毒，不能什么病都用龙胆泻肝汤、清热除湿汤。

三、精辨方证，遣方明确

经方的辨证重点是辨方证，"辨方证是辨证的尖端"。我们使用皮肤科专科方剂也应该遵循这个原则。但是经方有各自的方证，皮肤科的专科方剂方证多不明确，所以应尝试总结。如我总结的多皮饮方证：皮疹、瘙痒迁延数月，每日发作或数日一发，多于下午、傍晚加重，吹风受凉的影响已经不明显，发作时多有口干、口渴、多饮、身及皮疹烦热、汗出、恶热不恶风寒，面部潮红肿胀等症状。

［典型病例］

何某，男性，30岁，2018年5月8日初诊。

主诉：反复身发风团伴瘙痒1年。

现病史：近1年来皮疹反复发作，季节、吹风等因素对病症影响不明显。外院诊断为荨麻疹血管炎，曾服甲氨蝶呤、抗组胺药物等，未治愈。目前皮疹每日发作，间断服用扑尔敏治疗。

现症见：口干，夜汗，舌胖有齿痕，苔黄，脉弦缓。

西医诊断：荨麻疹血管炎。

中医诊断：瘾疹病　风湿蕴肤证。

方药：多皮饮加减。

地骨皮15g	桑白皮20g	干姜皮5g	大腹皮10g
白鲜皮10g	茯苓15g	生地黄15g	车前子15g
清风藤15g	海风藤15g	钩藤15g	鸡血藤10g
盐黄柏10g	红曲6g		

水煎服，日2次，每日一剂。

上方服至2018年6月1日，皮疹明显减轻，偶有发作。舌红，苔薄黄干，脉弦缓。前方加牡丹皮10g、北沙参10g。服用至2018年6月15日，皮疹近一周未发作，舌胖色红，苔薄白，脉弦数。上方再服半月，皮疹消退，停药。随访至今，偶有散发。

四、重视类方，合理推演

皮肤科的很多专科方都是前辈们从经方中化裁出来的，从某种程度上说可以算是某个方剂的类方，所以可以根据经方的方证等推演和扩展专科方的使用范围。如清眩止痛方就可以看作是桂枝汤的化裁方，适应证也应符合桂枝汤有汗、畏风、口中和等要素，治疗不必拘泥于头晕头痛，其他病症也可以使用。

［典型病案］

韩某，女，31岁，2017年6月13日初诊。

主诉：脱发数月。

现病史：数月来脱发明显，长期值夜班，值班后加重。经服补肾、养血等药物，未见明显疗效。

现症：脱发，头屑头油多，手足热，手足身易汗，夜寐欠安，略有反酸，大便略稀，每日1~2行。舌淡，苔薄黄，脉沉。

处方：清眩止痛方。

桂　枝10g	川　芎10g	钩　藤15g	菊　花10g
茺蔚子15g	香　附6g	葛　根10g	生黄芪12g
太子参10g	炒白术10g	盐黄柏6g	炙甘草6g

水煎服，日2次，每日一剂。

服药一周后，症状明显减轻。

类似的情况还有五苓散和祛湿健发汤，当归四逆汤和温经通络汤，阳和汤和回阳软坚汤等，均可类推应用。

五、明辨体质，方向了然

经方在不断使用的过程中逐渐形成了特定的方剂体质学说，如黄煌教授所说的"方人""药人"等，又如葛桂枝汤体质、葛根汤体质、大柴胡体质、麻黄体质、半夏体质等。受此启发，我认为皮肤科的患者也有类似的情况。以全虫方体质为例，适用全虫方的患者多体质壮实，精神足；面色青或淡暗，口唇色暗；食欲正常，大便正常甚至干结；睡眠质量多不佳，多情绪急躁、思虑过度、精神压力大；皮肤干燥粗糙，欠润泽；舌体适中，舌色暗红或淡暗，舌苔厚，脉沉实而有力。其特点与大柴胡汤体质、柴胡加龙骨牡蛎汤体质、防风通圣散体质有相似之处。总之，全虫方药力峻猛，邪气实而正气不虚者宜用，年老体虚，气血不足者不宜与之。

［典型病例］

方某，女，60岁。

主诉：身反复起红斑、丘疹、结节伴瘙痒4年余，加重1个月。

现病史：患者每因情绪波动后头面、四肢起皮疹伴瘙痒，在外院曾口服雷公藤多苷片，肌注得宝松，外用他克莫司软膏、卤米松等药物治疗，此次因为劳累及情绪波动皮疹加重，头面、躯干、四肢起丘疹、结节，瘙痒剧烈，纳眠可，排便不畅，小便可。

专科情况：头面部、躯干、四肢部多发粟粒至甲盖大小暗红色丘疹、斑片，双手背及前臂多发绿豆至花生大小暗褐色结节，无水疱及渗出，面部部分皮疹较前消退，可见淡褐色色素沉着。

查体：舌体色暗，舌尖红，苔薄白，脉弦滑。

西医诊断：结节性痒疹。

中医诊断：瘾症 风湿阻络。

立法：祛风除湿止痒。

处方：全虫方加减。

全 蝎6g	皂 刺10g	白蒺藜9g	炒槐花10g
威灵仙10g	苦 参10g	白鲜皮10g	黄 柏10g
秦 艽10g	防 风10g	首乌藤15g	砂 仁5g
黄 连3g	桂 枝9g	厚 朴10g	瓦楞子10g

水煎服，日2次，每日一剂。

外用糠酸莫米松乳膏、黑布药膏等。

前方服用七剂，患者瘙痒明显减轻，部分皮疹较前变薄，前方去桂枝、防风、瓦楞子，加桑白皮、地骨皮、地肤子加强清热祛风止痒之力。继服中药1个月余，瘙痒基本缓解，部分皮疹较前消退，中药逐渐减量，患者门诊抄方持续治疗，未再随访。

还有很多皮肤科所用的方剂有体质特点，如龙胆泻肝汤、防风通圣散等。一些药物的体质在皮肤科用药中也很重要，如麻黄体质、黄芪体质等。

六、善于合方，善用"合"法

经方有合并、并病的概念，使用经方时也经常将两个或更多的方剂合方使用，有时还可以经方与时方合用，这也是对皮肤科专方的启示。如以往我们用清热除湿汤治疗湿热型的皮炎湿疹，用凉血活血汤治疗血热型的银屑病，二者壁垒分明。但临床实践发现，银屑病血热湿热者有很多，把两个方剂合方使用效果良好。类似的情况还有清热除湿汤、除湿止痒汤等。

七、内外杂病，须当辨惑

疾病有外感、内伤、杂病之分，同样的病证，临床表现相似，但却有病因病机的不同，治疗方法和方剂亦有不同，也要细致辨别。如同样是荨麻疹，同样证见身热、汗出、烦热、口干、口渴、喜饮等症状，但若病程长，恶热不恶风寒，因受风受寒诱发多不明显，憋闷、闷热、剧烈运动、情绪紧张等因素多可诱发，当用多皮饮治疗；若病程短，恶风更恶热，受风受寒等多可诱发，当用越婢（加术）汤治疗。

指导老师点评

本篇体会反映出伯华医生的确是在用心学习，特别值得称赞的是能将经典、前辈的学术思想与临证相结合，文中所言"辨证与辨皮损相结合"的诊疗理念正是时下应当大力提倡的。中医素有"有诸内必行诸外"的思想，无论皮损的变化、发展有多复杂，归根结底还是内在脏腑功能失和表现于外的征象，因此如同辨证与辨病相结合一样，辨证与辨皮损本就不矛盾。同为湿疹，因其疹的颜色、大小、分布、新久等多因素的不同，其辨证自然有差异，疾病的性质也不同，在处方用药上也会有区别，凡此种种均是中医"同病异治"的集中体现。由此进一步提示中医人，中医的特色是因人而异、因病而异、因证而异，一味追求所谓标准化、临床路径甚至某病单元的思路与中医思维、临证理念相距甚远。伯华在临证中如能将辨证、辨皮损和辨经三者结合，针药并用就更完整了，因为经络组成本就有皮部的内容，皮损又是出现在皮表上，给三者的结合创造了条件。

经方治疗皮肤病浅谈

李伯华

关于什么是经方，有三种说法：①汉以前临床医方著作及方剂的泛称；②经典医著中的方剂，指《黄帝内经》《伤寒论》《金匮要略》中的方剂；③专指《伤寒论》《金匮要略》中的方剂，即张仲景方。《金匮要略心典·徐序》："惟仲景则独祖经方，而集其大成，惟此两书，真所谓经方之祖。"我们通常所说经方，多为此指。

关于如何用经方治疗皮肤病，我有以下几个思路。

一、依据原文

参照治疗皮肤病的原文应用经方。《伤寒论》第23条："面色反有热色者，未欲解也，以其不能得小汗出，身必痒，宜桂枝麻黄各半汤。"此处明确说桂枝麻黄各半汤治痒，所以我们可以应用本方治疗瘙痒类的皮肤病。《金匮要略》中有一些皮肤病外用方药，如蛇床子散、黄连粉等，现在我们临床上也会使用。

二、分析因机

分析皮肤病的病因病机，寻找切合的方剂进行治疗。同样以桂枝麻黄各半汤为例，若遇到皮肤病患者，分析其病机为风寒袭表，汗出不畅，就可以使用桂枝麻黄各半汤治疗。

三、方证对应

通过广泛地采集患者的症状、体征，分析其证候，进而选择处方。经方治疗皮肤病的程序为先辨六经八纲，再辨方证。

1.六经、八纲与治则

表+阳=表阳证——太阳证（表、实、寒）——汗法。

表+阴=表阴证——少阴证（表、虚实、寒）——汗法+温性亢奋药。

里+阳=里阳证——阳明证（里、实、热）——清、下、吐，不宜汗。

里+阴=里阴证——太阴证（里、虚实、寒）——温，禁汗吐下。

半表半里+阳=半表半里阳证——少阳证（半表半里、实虚、热寒——和（解热）。

半表半里+阴=半表半里阴证——厥阴证（半表半里、虚实、寒热）——和（温性强壮）。

2.关于半表半里

半表半里为表里辨证的必要补充和经方辨证的典型特点。半表半里为诸脏器所在之处，充斥病邪，往往诱发病变，病情复杂，不似表里证单纯，所以疑难病多属半表半里。

3.关于方证

方药的适应证，简称为方证。"辨方证是辨证的尖端"，辨证论治一定要进行到辨方证层次。还要辨别食毒、水毒、瘀血等致病的情况。

最后选择处方、药物。若病情复杂，还可能会出现两个或更多方剂合方的情况，《伤寒论》中也有合病、并病的情况，也就是由方证合并到方药合并。

指导老师点评

中医发展的历史上本无明确分科，涉及疮疡瘙痒的疾病归于疡科。随着社会的进步，医学门类也越分越细，仅就目前的皮肤科来说，历代中医诊疗都不是单纯地从皮损入手，辨证的理念要贯穿诊治始终。中医早就有"有诸内必行诸外"的记载，提示后人在治疗此类疾病时切不可只关注外表而忽略了对内在的调整。相当一部分皮肤病患者表现为"痒"，细细辨证发现其中大有区别，因风者有之，因血者有之，因燥者有之，因虚者亦有之。其中的复杂多样岂是单纯外治可以奏效的？必须认真揣度，加以辨证才能定性准确，配方得当，用药精微。即便是针灸治疗也要根据病症不同特点适时选用不同针具，精心进行配穴，方可令病患日益好转直至痊愈。仍以"痒"为例，仅就针刺而言，初起应祛风，以风门、风池、曲池治之；然后要从血分考虑，膈俞、血海、三阴交必不可少；待病情日久又当以太溪、复溜润之，若能较好地加用饮片，针药并用则止痒效果甚佳。区区一"痒"尚需仔细推敲，更何况繁杂之银屑病、白癜风呢？伯华能从经典学习中总结归类实属难得，万望不忘初心，持之以恒，必有后效。

五腧穴与十二经的气血流注方向矛盾的文献复习与思考

王　鹏

本人在初学《针灸学》时，便有了关于"五腧穴气血流注次序"与"十二经流注次序"在手三阴经和足三阳经中是矛盾的思考，有一段时间曾以此为出发点，质疑针灸学中的部分理论和经典著作。后来有幸在老师的指点下，学习了李鼎老先生的《针灸学释难》中的部分内容，该书中对上述问题有了一定的解释，但我仍感困惑。经过跟随程海英老师学习和自己临床实践，对这个问题有了进一步认识，并做文献复习，详述如下。

一、五腧穴的流注次序

《灵枢·九针十二原》曰："五脏五腧，五五二十五腧，六腑六腧，六六三十六腧。经脉十二，络脉十五，凡二十七气以上下，所出为井，所溜为荥，所注为输，所行为经，所入为合。二十七气所行，皆在五腧也。"就是说经络二十七脉之经气上下出入全身，各经经气都是从四肢末端的井穴开始，流注于五腧，经四肢的跖掌部、腕踝关节、前臂小腿、肘膝关节向心性运行，从五输入内属络于脏腑。

二、十二正经的流注次序

《灵枢·营气》中记载："故气从太阴出，注于阳明，上行至面，注足阳明。下行至跗上，注大指间，与太阴合，上行抵脾。从脾注心中，循手少阴出腋下臂，注小指之端，合手太阳。上行乘腋出出页内，注目内眦，上巅下项，合足太阳。循脊下尻，下行注小指之端，循足心注足少阴，上行注肾。从肾注心，外散于胸中，循心主脉出腋下臂，出两筋之间，入掌中，出中指之端，还注小指次指之端，合手少阳。上行注膻中，散于三焦。从三焦注胆出胁，注足少阳。下行至跗上，复从跗注大指间，合足厥阴。上行至肝，从肝上注肺，上循喉咙，入颃颡之窍，究于畜门。此营气之行，逆顺之常也。"此处与《灵枢·经脉》中的十二经循行路径完全一致，说明营气的循行是依十二经的流注次序而运行不息的。亦即十二经脉的气血循环流注主要是营气的运行，由手太阴肺经始，经手阳明大肠经，至足厥阴肝经而终，再经任、督二脉，又复合于手太阴肺经，是为一周。营气与卫气沿十二经脉循环流注，昼日行于阳二十五度，夜则入于阴亦二十五度，营在脉中，卫在脉外，相并而行。

三、如何理解两种理论的矛盾之处

对经络的这种向心性循行与《灵枢·经脉》等篇中记载的十二经的循环流注方向不同的两种学说应如何理解？我觉得要从文献角

度和临床实践两个角度去思考。

1.文献角度

马王堆汉墓出土的古针灸医学帛书《足臂十一脉灸经》及《阴阳十一脉灸经》中早就有十二经的向心性走行的论述，这与《灵枢·本输》的记载完全相符。如在汉墓帛书《足臂十一脉灸经》中，主要论述了人体十一脉的循行、主病和灸法，所记载的十一脉的循行方向都是向心性的，即十一脉均由四肢末梢的手部或足部起始，止于躯体中心部的胸腹部或头部。而在《阴阳十一脉灸经》中，也论述了十一脉循行、主病和灸法，其循行也是向心性的。除此之外，肩脉和大阴脉已改为远心性的循行方向，即由躯体中心部向四肢末梢部的方向循行。从著述的年代上考证，《足臂十一脉灸经》的成书时期可以上溯到春秋战国之际，甚至更早，较《阴阳十一脉灸经》早。而《黄帝内经》的成书年代一般认为当在先秦战国或西汉时期，晚于帛书，证实了《黄帝内经》对《十一脉灸经》的继承，这是经脉学说由形成到发展和完善的一个演变过程。《黄帝内经》之后的《针灸甲乙经》也是以四肢末梢作为"脉气所发"之处。由此可见，经脉及经气的向心性循行是早期的一种理论，在《黄帝内经》中对此说论述较少，也不够完善，在后世的《针灸甲乙经》中虽有所继承，但《灵枢·经脉》中的经络循行理论记载得很完善，故后世也就多宗《灵枢·经脉》之说，而忽略了另一种向心性理论的存在，只留下五输穴的名称，并未阐明其原理，因而出现了十二经脉气血循环与五输穴经气流注两者之间相悖的理论。《灵枢》中五输穴向心性循行的理论虽然记载较少，只散见于各篇之中，并未形成一个完整的体系，但它却是经络理论发展的渊源所在，我们不能因其记载少而否认它的存在。

由此可见，是五输穴的理论在先，而后出现"十二经流注次序如环无端"的理论。这是一种历史发展和理论完善的过程，体现了我们针灸理论的不断自我完善的特点。但是，与现代学科不同的是，中医新理论的产生并不伴随着旧理论的完全推翻，而是应一主一次或者并驾齐驱，各司其职。

2.临床实践角度

经络中气血运行有多向性的特征，虽然营、卫二气在十二经中的气血流注是经络气血循行的主体，但在经络之中并非只有此单一固定的循行流注，尚有脏腑之气的向心性循环，以及谷气、邪气、卫气等在经络之中的流动或游行于经络腠理之间的散行，从而构成了一个有机的整体。《标幽赋》言："气速至则速效，气不至则不效。"气至病所，并不是按一个方向行进的，这是我们丰富临床组方思路的理论基础。如围刺带状疱疹局部的皮损，又如治疗背肌筋膜炎的扬刺等，都是基于以上两种流注顺序理论基础产生的，否则无法解释。

综上所述，五输穴在临床上对本经及他经的特殊治疗作用奠定了物质基础和理论基础。十二经气血的环流理论因其论述完整而为后世继承和发扬，这是中医学不断发展的结果，是不同历史时期的产物。

🌊 指导老师点评

如何理解五输穴的脉气流注与经脉走向有相矛盾之处？这个问题我在20世纪的本科教学中已给予特别关注，在2013年出版的《程海英针灸学精品课程教案》一书的治疗总论中有专门论述：五输穴的排列顺序既不分阴阳经的差别，也无手足经的不同，一律是自远端向心性排列，气血灌注均为由浅渐深。五输穴均始于四末，向上逐步深入，前人用水流来形容这种从小到大、由浅入深的关系，《灵枢·经脉》则是论述了十二经脉的流注顺序，《灵枢·营气》也论述了营气运行的顺序，两者是一致的。《灵枢·逆顺肥瘦》概括了这种关系，称之为"脉行之逆顺"，也就是说经脉的走向是有"顺""逆"之分的，而五输穴的排列却不分顺逆。个人认为，两者论述的中心问题不同，其一说的是气血运行，循环往复，区分顺逆；其二则是说五输穴的位置和作用，只有从远端到近端的向上联系，不必区分顺逆。以四肢末端为"根"的认识，在经脉根结、标本理论中均有论述，用来说明经脉之气在治疗上有上下、内外的远治作用，五输穴能作用于头面部、躯干部病证，其排列方向与根结、标本理论是一致的。

总之，《灵枢》既有从穴位治疗作用提出来的以四肢为根、为本和五输穴的理论，又有从气血运行方面提出来的十二经脉的理论。可以看出，前者说的是脉气流注，后者说的是气血运行和经脉走向，其意义是不相同的。

中医整体观无处不在
——读《金针王乐亭》有感

毛雪文

王乐亭先生的临床经验可以总结为以下几点。

一、整体观念贯穿始末

王乐亭先生提出的"五脏俞加膈俞"的配穴方法即是运用整体观念的生动表现。

二、辨虚实，补泻分明

王乐亭先生将补泻手法归纳为"随济迎夺，进插退提"，主张严格按照十四经的起止和循行方向以及阴升阳降的道理进行补泻，配合轻、中、重度刺激量形成了简单易行而卓有成效的补泻手法，且不推崇其他特殊的针法。

三、治未病，以防为本

王乐亭先生在以胃为先的前提下，重视治未病，以防为本，将"老十针"用于体虚或病后的预防治疗以及慢性病的善后调理，"脾旺不受邪"，实脾胃者，百病可防，体现了王老预防为主的学术观点。

四、治其本，以胃为先

王乐亭先生提出了"治其本，以胃为先"的观点。《素问·太阴阳明论》云："脾者，土也，治中央。"根据《脾胃论》中补中益气汤及调中益气汤的方义，王老先生在临床实践中总结出了著名的"老十针"针灸处方与之相应。

五、重经络辨证，推陈出新

王乐亭先生重视八纲辨证的同时，更充分利用了对于经络知识的深刻理解，将经络辨证与之相结合，使治疗上更有的放矢，大大提高了临床疗效。《素问·痿论》云："治痿独取阳明。"故临床治疗瘫痪病证时，多取阳明经穴为主。王老在开始治疗瘫痪时也遵古训，选用上述经穴，但是实际效果不够理想，于是开始探求新的治疗思路。他认为督脉为阳脉之海，督一身之阳，人体的一切功能活动，皆为阳气所主。如果阳气不能上升下达，则阴血郁闭，筋脉失荣，故痿弱不用。况且督脉与任脉相通，一阴一阳，相互协调。所以治督可使阳气畅达，阴阳气血调和，以期阳生阴长，恢复肢体功能活动。在此基础上，他提出了"治痿独取督脉"理论，并制定了督脉十三针处方。

指导老师点评

王乐亭老先生对针灸的最大贡献可归纳为两大方面：其一，金针的应用；其二，针灸的配方。对于金针的推广应用，王老达到了代表性传承人的高度，将金针这个极具特性的针具运用到临床，解决了西医学都视为疑难杂症的治疗问题，而且收效甚佳。几十年过去，如今对金针的使用情况远没有达到老先生终生期盼的局面，如何将金针的应用继承并传承下去，这是每一位针灸同道应该思考的问题。在《金针王乐亭》这部书中记载了大量的王老针灸配方，细细读来，这些方子选穴精微，配伍精巧，阴阳互用，本书堪称针灸界方书之祖，仅就组方配穴而言，可以媲美《伤寒论》，如今临床应用收效极佳。因此认真将这部书籍读懂、读透，在临床上定会得心应手。

程海英老师对中医教育的贡献

李伯华

程老师长期以来非常重视中医教学工作，她认为振兴中医药首先在教育，中医药发展首先要认真学习和全面继承，否则就成了无源之水，多年来，程老师一直负责医院各个阶段的一线教学和带教工作，积累了丰富的教学经验，而且取得了许多教学奖项和表彰。程老师还将自己多来的教学经验和教案加以总结，出版《程海英针灸学精品课程教案》一书，毫无保留地将经验和知识传授给年轻人。不仅如此，程老师还常年承担医院教学督导工作和新教师试讲评审工作，经常可以看到程老师不辞辛劳地到首都医科大学中医药学院、北京中医药大学听课、教学督导，为保障医院的教学质量倾注了大量的精力。

除课堂教学外，程老师还是传统师承教学的优秀践行者。程老师本人是国医大师贺普仁教授的弟子和传承人，尽得贺老真传，并且将跟师经验著书立说，出版《国医传承与感悟》一书，书中详细记录了程老师跟师贺老的体会，"干货"满满，让人爱不释手。同时，程老师还是北京市第五批、第六批老中医药专家学术经验继承工作指导老师，国家中医药管理局第六批、第七批全国老中医药专家学术经验继承工作指导老师，指导多名弟子研习中医及贺老针道。可以说，程老师对其本人、弟子和团队的教学工作非常重视和严格的，正是这种"教"与"学"的过程，使师生的专业水平得到提高，同时使前辈的经验传承得以保障。

进入新时代，面对中医药学术传承出现的问题，程老师心急如焚，积极探索发展中医药传承的新模式。目前现代学院式教育模式有利于中医基础理论知识的普及推广和标准化教育，但缺点是理论与临床实践脱钩，临床经验很难传承，而传统的师承教育规模小、效率低，如何将二者有机结合是一个重大课题。2009年，程海英老师配合医院"中医特色病房建设及示范研究"课题和"新明医传承工程"，成立了"纯中医病房"。将传统师承教育和现代学院教育相结合，突破传统"一带一"的师徒传承模式，创立"团队带团队"的传承模式。组建导师团队和学员团队，让团队带团队，使每个学员都可以学习不同导师的经验，每位导师也都可以将经验传授给不同的学员。这样既可以发挥师带徒的优势，有利于临床技能的培养和个人经验的传承，又避免了知识面狭窄的劣势，使经验得以更好地传承。2016年"程海英明医传承工作室"成立，团队由针灸、皮肤、消化、肿瘤、中药学等多学科人员组成，突破以往名医传承工作室由单一专业或科室组成的局限，有利于针灸疗法在各个临床科室的推广和应用，以及不同学科之间的学术交叉研究，这是程老师在中医传承方面的又一创举。

指导老师点评

要想高质量地推进中医教育，仅目前的院校教育是远远不够的，之所以下这个结论，是由于目前中医教育存在不小的问题。

首先，当下一部分中医教材的质量不高，相当一批教材的编写工作是在校研究生替其老师完成的，错字、错误不在少数；个别授课老师临床根基尚浅，不能将理论与临床实际相联系，课程空洞乏味，学生不感兴趣；有一部分中医学生是调剂到中医院校的，学中医本就不是个人的意愿，加之老师照本宣科，无法吸引学生；实习环节与课上内容脱节，教学效果大打折扣。

如何在课堂教学中落实以学生为中心的理念

李伯华

"以学生为中心"是指在教学活动中，要以学生的"学"为出发点，来制定教学计划和方法，而不是以老师的"教"为出发点。通俗地讲，就是老师教什么、怎么教要根据学生的具体情况以及如何能使学生更好地掌握的知识而制定，如何在课堂教学实践中落实"以学生为中心"的教学理念呢？

首先，要根据学生的知识结构和基础制定教学内容和教学方法。由于在医学教学中，教学对象多样，有本科生、研究生、进修医师、实习医师、临床医师等，他们之间水平差异极大，要求获取的知识也有很大差别。这就要求教师在授课之前先分析教学对象的特点，制定有针对性的授课内容及方法。如在本科生教学中，由于学生初学医学知识，没有相应的临床经验，所以教学内容应以教材为主，主要采用讲授形式；而在研究生、进修医师及实习医师的教学中，由于他们已经具备一定的理论基础和临床经验，所以教学内容应在理论知识的基础上，加强临床技能和经验的传授，可采用讲授、讨论、"反转课堂"以及自学等形式。另外，要分析和研究学生的前期基础。教师在授课前，要了解学生的基础，明确什么讲过了，什么没讲过；哪些还要再讲一讲，哪些可以一笔带过。在课堂上也是如此，很多以前的知识点很重要、很难懂或是学生掌握不牢固，会影响对课程内容的学习，教师可以适度提问或讲解，了解学生对知识掌握的情况，决定是否要着重讲解一下。

其次，教师要和学生共情。要分析现在学生们的性格和心理特点，以及他们关心的事物，采用一些有针对性的方法进行教学，并和自己的教学内容、教学形式结合起来，在细节上进一步雕琢，让学生对教学内容喜闻乐见，易于接受，拉近与学生的距离。

此外，不同层次、文化背景的学生接受能力也不一样，要因材施教。例如本科生，需要掌握最基本的疾病概念和方药；研究生已有一定的中医基础知识和临床实践，则需要从更高的层次引导学生将之前学习的中医基础理论、思维方法联系起来，更深入地掌握皮损辨证、皮损的中医外治原则等，部分脱离本科阶段对于各个知识点孤立地死记硬背的模式。又如，国内学生习惯应试教育下的"划重点"模式，因此上课应讲究层次分明，重点突出，在临床见习带教时适当安排讨论时间。而外国留学生由于成长背景多鼓励提问，对其宜采用启发式教学，课堂上多提问，多讨论，引导学生把既往掌握的知识点和临床具体情况结合起来。

另外，要为学生做延伸。学生知识结构和临床经验有限，教师要在这方面利用自己丰富的临床经验和科研经历为学生构建好知识结构，授人以渔，教会学生学习方法，指引学生未来学科发展方向，鼓励学生对自己感兴趣的方面扩展阅读文献，深入研究，为未来进行论文撰写、参与科研课题研究打下基础。

指导老师点评

好的教学必须重视以学生为主。在我几十年的教学生涯中，除了要求学生牢固掌握相关学科的基本理论和基本知识外，还必须注重培养学生的临证处方能力、思维能力与科研能力，以使课程在基础性、时代性、前沿性上达到有机地结合。为此，我通过课堂上相关经穴的学科研究进展的介绍来培养学生思维能力与科研能力，使学生爱学习、会学习。另外，还要注重教学内容的更新，修订教学大纲，结合教学的具体情况，针对不同专业和不同学时数，结合规划教材及时修订符合我院实际的教学大纲。教育应以培养高等技术应用型人才为教学指导思想，学生毕业后要能胜任医疗预防保健第一线工作。因此，我本着基础理论教学以"必需、够用"为度、重视操作技能培养的原则，重新修订了教学大纲，新大纲对理论知识要求掌握的深度、广度及实验课的时间安排和比例均较合理。并且以指导性、实用性、可操作性为原则，讨论制定了"针灸学教学大纲"，从整体上对操作技能的教学过程有所规划，分阶段、有步骤地实施，使之能更好地适应学科教育培养技能型人才的需要。

在教学方法上，引进先进的教学理念和教学方法，并根据培养目标和适应社会的需求，提高学生就业竞争力，及时加强了对学生思维能力和动手能力的培养。在多年的教学中，本人尝试了以学生为主体的教学模式，如选取教材中合适的章节，预先让学生查阅资料，然后在课堂上引导学生进行主题发言和讨论、最后教师点评的教学形式，引导和培养学生进行主动学习、快乐学习、科学学习，最终达到学习能力和知识水平的同步提高。

第二章　临证感悟

程师治疗咳嗽的三个特点

陈　鹏

在日常跟诊期间，我发现程老师门诊治疗的病种很多，涉及内外妇儿等多科，而且使用的治疗方法颇丰，包括毫针、火针、放血、皮内针、水针等多种针刺方法。其中令我印象最为深刻的是程海英老师治疗的病种中有许多内科疾病，特别是以针灸为主治疗咳嗽等常见病症，均取得了较好的疗效，现将程师治疗咳嗽的辨证取穴思路进行整理、归纳，总结程师治疗咳嗽的三个特点。

一、重视特定穴的选择

程师治疗咳嗽所选用的主穴和配穴，绝大多数都是特定穴，程师常言，初学医者常觅奇穴，殊不知五输、原络、八会等特定穴才是针灸取效之基石，真正将其应用好，必能取得较好的疗效。膻中穴是八会穴之"气会"，为宗气汇聚之所，本穴善于治疗与气机失调有关的各类疾病，因此被程师选为治疗咳嗽的要穴。列缺为肺之络穴，可通行表里经之气，具有疏风解表，宣肺理气，止咳平喘之效，是临床上治疗外感病的要穴，另外，本穴也是八脉交会穴，通于任脉，与足少阴肾经的照海穴相配，治疗喉咙方面的疾患，本穴在现代针灸研究中也常被用于治疗咳嗽、咯痰等症状。少商、鱼际、太渊均为肺经五输穴，均位于肘膝以下的"根本"之处，因此能够较好地治疗远离腧穴部位的脏腑疾病，特别是太渊又为肺经的原穴，是本经原气流注之处，更是治疗肺系疾病的要穴。

二、强调循经论治

程师治疗咳嗽选穴配方基于辨证论治的基础，强调掌握中医理论对咳嗽病因病机的认识，根据患者的症状、舌脉，结合本病的病因辨证施治。程师治疗咳嗽的基本穴方包括天突、膻中、大椎、肺俞、膈俞、气海、太渊、列缺。

通过对以上取穴经验的总结，不难发现程师重视循经论治，咳嗽病位在肺，虽有"五脏六腑皆令人咳"之说，但并非抛开肺脏而言，实是五脏六腑的功能异常，影响到了肺脏，进而出现咳嗽。因此，历代医家在治疗本病时均强调从肺论治的重要性，但也不能忽视其他经脉与肺的联系，在治疗内伤咳嗽时，五脏俞是非常重要的经穴，如在治疗时应注意选取膀胱经的背俞穴。

三、多种刺法联合使用

程师在治疗咳嗽时，常以多种针刺方法联合使用，而具体选择何种针刺方法，取决于患者的临床症状和辨证分型。首先，毫针刺法是治疗的基础，适用于所有证型的咳嗽。若辨证为风寒外感，则仅采用毫针刺法；若证属风热外感，可加用大椎刺络放血，拔罐时间3~5分钟，不宜过长；若患病日久，咳声不剧烈，辨证为内伤咳嗽者，多加用皮内针治疗，以增强针刺效果，采用直径0.2mm，长0.9mm或1.5mm的皮内针，嘱患者2个小时按压30秒，留置24小时后自行取下；无论患者证属外感、内伤，只要出现咳嗽症状遇冷加重，或见畏寒肢冷，兼见阳气不足者，均加用火针治疗，具体操作方法为以贺氏火针点刺督脉、膀胱经第一侧线。

程海英教授在针刺治疗咳嗽方面，将古代针灸医籍的取穴思路和当代国医大师的治疗经验很好地结合在一起，形成了自成体系的治疗方案，为针灸治疗肺系病提供了宝贵的临床资料。

指导老师点评

咳嗽自古以来就不是治疗起效迅速的病证，从西医学角度来说，又有不同诊断，本病迁延难愈，极易反复。近年来百姓关注的三伏贴、三九贴都对本病的治疗有辅助作用，他们贴敷的部位都以胸背为主，这就是我常说的"咳喘病所选穴应重在特定穴"。膻中为宗气所出，为气会穴，任何影响肺主气功能发挥的病证本穴均"首当其冲"。背部的大椎、肺俞也属特定穴，既可振奋阳气扶肺气，又可宣降肺气，选穴虽少但力专效佳，是治疗本病选方配穴的重要一步。五脏六腑皆能令人咳，临床上咳嗽所涉及的脏腑很多，临床较为常见的病机有肺失宣降、痰湿困脾、木火刑金、肺肾两虚等，因此，在腧穴的选择上，特别是远端选穴时必须注意循经，在具体配方中又要注意兼顾多脏同病情况。胸段腧穴也分布了各类特定穴，此类穴位疗效作用显著，治疗范围广泛，效果自然也很好。至于如何准确地进行腧穴的取舍、优化，那必须要通过大量的临床实践总结才能加深理解、运用自如。

咳嗽的病因不同，病机各异，病程以及症状表现都有差异，因此，除了关注腧穴的选取以外，运用不同的针灸方法同样至关重要。我在贺氏三通理念的指导下，经过临床的积累总结发现，对于任何类型的肺系疾病，毫针的微通都是基础，对于新病且体质强盛，热象明显者可酌情运用强通的锋针；而对于大多数痰湿内蕴、阳气不足、病情迁延者，火针才是最佳的治疗针法；如果合并感染，需要用抗生素治疗者就可以运用水针行穴位注射，以极小的用量达到与静脉注射相当的疗效，使患者受益。当然，对于工作繁忙无暇进行针灸治疗者，还可以选用皮内针留置的方法予以解决。

总之，针灸的疗效是多方面因素决定的，缺一不可，不能偏废，必须全面掌握，方可在针灸治疗肺系病中蹚出一条新路。

针灸治疗眩晕

毛雪文

从取穴角度看，古代与现代临床治疗眩晕均常用的穴位有风池、上星、神庭、囟会、前顶、百会、丰隆、天柱、昆仑、申脉、足临泣等。中医认为风、痰、虚是眩晕发病的三个重要因素。《素问玄机原病式·五运主病》中解释"诸风掉眩，皆属于肝"曰："掉，摇也；眩，昏乱旋运也，风主动故也。"即指眩晕由风而生。

风池、上星、神庭、囟会、前顶、足临泣具有祛风明目、清头健脑的作用。《丹溪心法·头眩》指出："无痰则不作眩。"丰隆即具有化痰利湿、清头止晕之效果，如《玉龙歌》云："痰多宜向丰隆泻。"《灵枢·卫气》曰："上虚则眩。"百会穴为补虚之要穴，具有宣通气血，振奋阳气，祛风止眩的功效。其他诸穴也有治疗眩晕的功效，如天柱穴所在处为足太阳膀胱经"从巅入络脑，还出别下项"的关键部位。昆仑穴乃足太阳膀胱之经穴，在足外踝部。《灵枢·官针》曰："远道刺者，病在上，取之下，刺腑腧也。"眩晕病位在头即"病在上"，取昆仑，即"取之下"，其依据就是四肢肘膝关节以下腧穴的远治作用。申脉属足太阳膀胱经，又通阳跷脉，既能治疗所属经脉的病证，又具有阳跷脉的特殊作用，故针刺申脉可调补阳跷脉，调理气血，平衡脑中阴阳，益髓止眩。现代研究亦表明，风池、百会、天柱、昆仑、申脉能改善椎-基底动脉的血液供应，足临泣可增加脑血流量，从而减轻甚至消除眩晕的症状。

从腧穴配伍的角度看，古代与现代均用到本经配穴、局部配穴以及上下配穴法。其中运用最多的配穴方法是局部配穴法。上星、风池、天柱都在头部，位置邻近，为典型的局部配穴法。从选经角度看，以足太阳膀胱经、督脉、足少阳胆经为主。《黄帝内经》认为外风入脑导致眩晕，足太阳膀胱经统摄营卫，主一身之大表，具有抵抗外邪侵袭的功能，因此，它成为古代医家治疗眩晕的首选。眩晕病病位在头窍，头为诸阳之会，"督脉入属于脑""督率诸阳"，刺激督脉，可通达一身之阳，振奋全身机能，且其分支与膀胱经相合，并通过膀胱经背俞穴与体内脏腑相连，所以对督脉的选用也居多。《素问·至真要大论》将眩晕病因病机的脏腑归属于肝，肝胆互为表里，且胆经循行过头部，根据"经脉所过，主治所及"的基本原则，应选用足少阳胆经经穴。

指导老师点评

古代医家认为"无痰不作眩""无虚不作眩"，临证中切记关注这两大方面。目前不少医生临证中很容易受西医诊断的限制，被"颈椎病""脑供血不足""高血压病"所困扰，处方用药总会在不经意之间根据西医诊断对号入座，严重影响了中医思维和判断，疗效受到很大影响。当然，目前眩晕的病因并不局限于痰和虚，还与气滞、血瘀等有关，但临床上可以将这两者作为引领眩晕辨治的主要纲领。优秀的中医要善于知常达变，才能对复杂的病证作出准确的判断，才可避免治疗的方向有偏差。

程海英教授针灸治疗复视经验

毛雪文

一、局部取穴，循经取穴

程海英教授认为复视的病机是气血失和，经络阻滞，治宜调养气血。疏通经络。局部取穴以疏通局部经气。"经脉所在，主治所在"，主穴瞳子髎、丝竹空、太阳、阳白，再根据具体麻痹的眼肌配穴，例如内直肌麻痹取患侧睛明、攒竹以及内直肌在皮部的投影；下斜肌麻痹配以患侧承泣、四白以及下斜肌在皮部的投影。另外，循经取穴以调节全身气血。复视尤与足少阳胆经、足阳明胃经、手太阳小肠经、足厥阴肝经、足少阴肾经关系密切。光明为足少阳胆经之络穴，有联络肝胆气血的作用，是治疗眼部疾病的要穴；足三里为足阳明胃经合穴，调脾和胃，以补养气血；养老为手太阳小肠经的郄穴，有活血通络，调气养血之功；太冲为足厥阴肝经的输穴及原穴，针刺太冲，可解郁疏肝，调养气血；太溪为足少阴肾经的输穴及原穴，有补肾养精，填精益髓的作用。再选取足少阳胆经风池、足阳明胃经人迎，改善头部血液循环，缓解复视患者头晕、头痛之症。

二、重视脏腑调节

程海英教授针灸治疗复视主张从脾论治，兼调肝、肾。脾为后天之本，气血生化之源，在体为肉，司肌肉运动，脾健则气血足，精上注于头目使眼得以滋养，眼周肌肉的收缩能力得以提升。再者，复视眼睑下垂、眼球转动不利等症状是五轮学说中肉轮之病，与脾相对，调脾而治本。肾为先天之本，肾精充足与否影响着复视的进展和恢复。

三、勿忘护"神"

《灵枢·始终》中指出:"必一其神,令志在针。"其要旨在于将神与针刺紧密联系起来,指导临床。程海英教授认为,"神"与复视的关系不仅体现在治疗过程中,医患双方精聚神会,神安自若,还体现在调节患者精神方面。

指导老师点评

复视作为一个症状或体征,从西医学角度分析,涵盖了多种脑部疾病,但从中医学角度考虑可以归于痿证范畴,因此不必花费过多的精力去追究病因的根源,这就是中医诊病"模糊"的特点。然而并不因病因的"模糊"就妨碍了特色的治疗,而是举一反三,借鉴治疗痿病的思路加以完善即可。根据本人的经验,复视的治疗关键是对不同针法的选择,如果操作技术不娴熟就很难有好的疗效。首先应用传统的火针以温通局部经络气血;其次水针穴位注射可以将西药的药理作用引入,实现真真正正的中西医结合;然后进行最基础的毫针治疗;最后进行皮部的撤针留置。绝大多数患者都不可能在发病初期就来接受针刺治疗,面对如此复杂的复视表现,治疗绝非三五天就可以奏效,必须持之以恒。

程海英教授治疗子宫脱垂经验

毛雪文

子宫脱垂,中医文献称之为"阴挺",程老师认为本病属邪实者,多湿热下注,久则夹瘀;属正虚者,多脾虚气陷,穷必及肾。凡子宫脱垂日久不愈者,必然反复发作,并呈现"发作期以邪实为主,缓解期以正虚为主"的病机变化规律。因此她强调,子宫脱垂虽以正虚为本,但临床上因虚致实、虚实夹杂者并不少见,故治疗时绝不可脱离"补虚泻实"的基本治则，一味蛮补，而应遵循仲景"观其脉证，知犯何逆，随证治之"的法则辨证论治。

程老师治疗本病诸穴合用，从外治内，针药并用，内外同治，最终取得理想效果。治疗方法以健脾益气，升阳举陷为主。方用加味补中益气汤。针灸以百会、气海、关元、三阴交（双侧）、足三里为主穴，肾虚可加肾俞、太溪、次髎。百会穴属督脉，位于巅顶，艾条温和灸可升提下陷之中气，符合"虚者补之，陷者举之，脱者固之"的治疗原则；针刺胞宫局部，专主胞胎之任脉要穴气海、关元，调理冲任，益气固胞；足三阴经之交会穴三阴交调理肝、脾、肾三脏以系胞；足三里理脾胃，补虚弱，以助气血生化之源；子宫穴乃经外奇穴，是治疗阴挺的经验穴；次髎穴位于腰骶部，腰骶部与督脉、足少阴经和肾脏关系密切，督脉与冲、任同出胞宫，有"一源三歧"之说，在次髎处针灸可调理冲任，壮腰补肾，理气活血，调经止痛，使冲任之脉通畅，气血旺盛。

此外，需注意调护，治疗期间指导患者做提肛练习，积极治疗引起腹压增高的病变，例如习惯性便秘、慢性支气管炎等。治疗期间患者应注意休息，切勿过于劳累，不宜久蹲及从事担、提重物等体力劳动。

指导老师点评

中医历来认为，任何脏器脱垂均应归于气虚下陷，临证中常见的有胃下垂、子宫脱垂、脱肛等。胃下垂常见于消瘦的群体，脾胃运化失和，食物无法转化为精微物质被人体吸收，长此以往人体处于虚弱状态，最突出的表现就是消瘦。按西医学理论，此类患者脂肪不足，难以发挥支撑脏器的作用，因此气虚表现非常明显。阴挺多由多产众乳、难产、产后没有得到休息所致，最终气血不足；而脱肛常因排便不畅、努挣用力所致，凡此种种均耗伤阳气，导致气虚,治疗的大法应为益气升提。从针灸角度来说,升阳举陷是大法,百会是必选之穴,再根据不同病情配合益气扶正腧穴进行治疗,必要时加用艾灸,取其温通之意,对本病治疗也是非常关键的。

程海英教授讲针灸与内科辨治头痛的特点

李伯华

头痛是以头部疼痛为主要表现的病证,可单独出现,亦可见于多种疾病的过程中。中医针灸学和内科学对于头痛的辨治都有非常详尽的论述,二者虽在病因病机、理法等方面大致相同,但在选方选药与选经选穴的思路上差别较大,各自有一套完整的思维体系。

一、针灸辨治头痛

针灸辨治主要是循经取穴,首先是辨部位,其次是辨经络,再辨证,辨性质。

1.辨部位,辨经络

如前额痛,多属阳明,取合谷、曲池、足三里、解溪、内庭等;偏头痛一般是少阳,取外关、阳陵泉、丘墟等;枕部痛多属太阳,取养老、昆仑、委中等;巅顶痛一般属厥阴,取内关、太冲等。

2.辨证,辨性质

胀痛,并且又有走窜的性质,一般是风邪,外感头痛;沉重的痛、压痛,一般是痰浊、痰湿头痛;刺痛,固定不移,一般是瘀血头痛,注意要除外肿瘤;隐痛、虚痛,病程日久,一般是气血不足头痛。

如是风邪头痛,要遵守"治风先治血"的原则,取膈俞、血海、委中等;痰浊、痰湿头痛,要健脾祛湿化痰,取内关、中脘、天枢、丰隆、太白、阴陵泉、三阴交等,可以使用火针;瘀血头痛，要治血，选厥阴、太阳、阳明、少阴等经穴位，还可使用放血疗法；气血不足，多用原穴和背俞穴，典型的就是"手足十二针方""五脏俞加膈俞方"，可以配合使用火针。

二、内科辨治头痛

内科辨证多以脏腑辨证、气血辨证为主。如外感头痛，风寒证多用川芎茶调散，风热证用芎芷石膏汤；风湿头痛多用羌活胜湿汤；痰湿头痛，可用半夏白术天麻汤；肝火、肝气，可用镇肝熄风汤；肝郁，可用逍遥散和丹栀逍遥散；气血不足，可用八珍汤。以上都是基础方，使用时要灵活加减。内科辨治头痛也辨部位，最经典的为张元素《医学启源》："头痛须用川芎，如不愈，各加引经药。太阳蔓荆，阳明白芷，少阳柴胡，太阴苍术，少阴细辛，厥阴吴茱萸，顶巅痛，用藁本，去川芎。"

由此可见，中医学认识头痛的总体理论是一致的，但是针灸和内科用药的具体思维有很大不同。用使用中药的方法去指导针灸，或是用针灸的理论来指导中药的应用，可能都是欠妥的。

指导老师点评

针药并用治疗疾病是获得良好疗效的最高境界，在具体临证中不同疾病的治疗方法、手段不同，需要医者选用有针对性的治则和治法，当然也包括各种针法。仅就头痛而言，其作为一个症状可以出现在众多疾病中，西医学中很多疾病均可出现本证，中医学中头痛也反映在不同病证中，而且由于病因病证的不同，疼痛的表现形式、剧烈程度以及表现部位有很大差异。因此，在本病的辨证中必须强调经络辨证，根据疼痛部位确定属于何经头痛，根据疼痛的性质辨别属于何种病因的疼痛，最终判断出头痛属于何种类型。一个看似常见普通的症状，如不会运用相关诊病方法，不能将理论与临床结合，很难得出正确的结论，随之而来的治疗也自然难以达到预期的效果。综上所述，头痛需要辨经络、辨性质、辨证型，在此基础上再运用针药加以治之，何愁没有疗效呢？

程海英教授治疗带状疱疹经验

李伯华

带状疱疹急性期西药主要用抗病毒、营养神经药治疗，中医治疗应针药并用。急性期中药尽可能开汤药，不要开中成药，治则以清热利湿，活血通络为法，用药不要过于寒凉。选方可以龙胆泻肝汤、银翘散等加减。带状疱疹从中医角度来讲，有两个主要矛盾，一个是有热，一个是有湿。这里要注意，清热不能过度，否则会不利于去除湿邪，湿是阴邪，过于寒凉湿就会凝结，尤其对于老年人，用药不宜过分寒凉。清热可用大青叶、栀子等药，如为急性期，一定要加上一些活血通络的药，如川芎、桃仁等，这是为了解决"痛"的问题，即贺老讲的"痛则不通"。

贺氏"三通法"对于带状疱疹治疗有很强的指导意义。

急性期应用强通法，也就是放血疗法，有活血化瘀、解表发汗、清热解毒、醒脑开窍等作用，对缓解带状疱疹急性期疼痛有立竿见影的效果。放血时可以采用采血针，既锋利，又可避免交叉感染。放血后配合拔罐，可以增强疗效。关于放血量的问题，可以适度多放，能立即缓解局部神经的水肿炎症，使疼痛减轻。

微通法，也就是毫针疗法，应贯穿于治疗始终，以局部取穴、远端取穴相结合。局部取穴主要是在皮损周围围刺；远端取穴的原则就是选择特定穴，如绝骨、丘墟、侠溪等。

关于针灸止痛，一定要注意，要养心，要宁神，可取神门、三阴交、神庭等穴位，这就是贺老所说的"住痛""移痛"，即让痛停住，让痛转移（相当于分散注意力）。周德安周老"针灸六治"中有一个"治神"，也是这个意思。对于发作一周左右的皮损，不要用火针，不要用神灯，可以用激光。对于患病一个月以上者，程老师一般仅使用针灸治疗，中药口服应用相对较少，此时可以使用温通法，即火针疗法，可以起到温经散寒，通经活络的作用。

带状疱疹是针刺治疗的优势病种，急性期的强通放血、恢复期的毫针浅刺、后遗症期的火针温通，无一不体现了针刺治疗特色。需要特别要重视的是，急性期治疗必须是针药结合，其中的"药"当然也包括西药，但是中药，特别是饮片的应用必须重视，尤其要叮嘱患者不要用颗粒剂，更不要选择机器代煎，这关系到疗效的好坏。同时，锋针的刺络拔罐是不能遗漏的，这关系到患者的疼痛是否能迅速减轻甚至是消失。毫针的治疗贯穿疾病的始终，火针的干预是在病发一个月以后进行，目的是提高机体的正气，有助于温通经络，调畅气血。大量的临床实践证实，针灸的干预与否及干预时机对本病的疗效至关重要。

通过取类比象来认识湿邪和治湿方法

李伯华

湿邪表现多样，特点不一，且非常抽象，难以理解。我认为取类比象的方法对认识湿邪以及治湿方法非常有帮助。

从中医基础理论来讲，湿邪有内外之分，外湿主要是外感之湿，是自然界中具有水湿之重浊、黏滞、趋下特性的外邪；内湿是指体内水液代谢障碍所形成的病理产物。可以看出，对外湿的定义本身就运用了取类比象的方法。湿邪的特点可以通过自然界之湿来加以类比。比如自然界的湿易生于阴暗、阴冷的环境之中，所以说湿邪为阴邪，易阻滞气机，损伤阳气。再比如自然界的湿污秽、重浊、黏稠，所以湿邪是重浊的。自然界的湿稠厚、黏滞，而且不易去除，所以说湿邪性黏滞，局限在某处长久不去除的话，就可以形成赵炳南先生所说的"顽湿"，成为如结节性痒疹、慢性湿疹、耳部湿疹等皮肤病。湿性趋下，如果湿邪侵犯人体的下部，如下肢、阴囊等处，就会形成下肢湿疹、阴囊湿疹、流火（下肢丹毒）、足癣等。在此基础之上，如果湿与其他邪气（如风、寒、热等）结合，就会形成风湿、寒湿、湿热等合邪，这也是湿邪一个非常大的特点。

　　自然界的湿有不同的形态，皮肤病中的湿邪也就有各种各样的形态，我们同样可以通过自然界之湿的形态来理解皮肤病中湿邪的形态。首先，自然界中有液态之湿，就像江河湖海一样，这种湿有水量大、流动性强的特点，而且水往低处走，这种湿就好比是我们身体上的局部水肿性的皮损，它有大量的渗出，而且多发生于身体的下部。其次，自然界中有气态之湿，最有代表性的就是水蒸气，这种气态之湿有弥漫、轻宣、向上的特点，就好比皮肤病中那些局部气肿性的皮损。第三是固态之湿，如自然界的冰块。其特点就是形质比较坚厚，而且长期不变，好比皮肤病中局部的肥厚、顽固性的皮损。第四是温热之湿，最有代表性的就是热水、沸水，它是滚烫的、沸腾的，好比皮肤病中的急性皮损——炎症性的红斑、渗出、水疱等。第五，有热就有凉，自然界中还有寒冷之湿，就是冰水、凉水等，它是冰冷的、凝滞的，好比皮肤病中的慢性皮损——淡红色、干燥、迁延不愈。

　　通过了解自然界各种湿的特点和性质，我们就可以对皮肤病当中湿邪的形态有一个取类比象的认识和了解。如果用一个疾病来诠释湿邪这种多样性的特点的话，那最典型的就是湿疹了，它基本上符合以上湿邪的绝大部分特点。比如说湿疹皮损多样性，符合湿邪多样性的特点；湿疹急性期渗出明显，就是液态的、温热之湿；慢性期增生肥厚、迁延不愈，那就是固态寒冷之湿；由于湿性黏滞，所以它又易成慢性病，而且反复发作。可以说湿疹是最能反映湿邪这些特点的一个疾病。

　　自然界中去湿的方法也对应了中医学中祛湿的治法。比如说挖沟引水，这种直接把湿邪祛除的方法，就好比中医所谓的淡渗利湿法，它适合于湿邪比较多，而且多位于身体下部的这些情况，一般是通过利小便的方法，直接把湿邪利走就可以了，这叫淡渗利湿法。又如，拖把擦水的方法增加了湿邪的表面积，使之易于蒸发，它比较像我们中医学中的行气化湿法和芳香化湿法，适合于气滞水停，三焦不利，水湿内停的情况。再比如，用空调或者暖气给水加温，就是增加湿邪的温度，加快其蒸发速度，这就是温阳法，适合于寒湿日久的情况。如果用电风扇对水吹风，那就是增强了水表面的空气流动，这就是祛风胜湿法和芳香化湿法，适用于风湿证或者发生在人体上部的风肿证。

　　以上，通过对日常生活当中的一些现象的观察和描述，可以更加有利于我们理解中医学当中的湿邪和祛湿的方法，对湿邪以及祛湿方法有更为清晰的认识。

指导老师点评

　　湿邪是临证中极为常见的致病因素，也是机体功能失调后产生的病理产物。由于湿邪本身的特点为重着黏腻，缠绵难愈，因此在各类疾病的治疗中都必须认真对待。特别是皮肤科疾病中，大部分病证都有湿邪。在中药学、方剂学中有很多药物、方剂是经过几千年的临床验证得出的，有很多经验可以供我们借鉴，但是在具体运用中必须要灵活施治，兼顾其他病邪，全面分析，方可达到满意的疗效。而对于针灸选穴来说，要注意主穴的确定，然后有针对性地选择不同的配穴，组成体现辨证思维、有明确治疗目的的方穴。临床中与湿邪相关的不外乎风痰、痰湿、痰瘀、痰热、痰凝等，要善于在复杂的病证中确立正确的治疗大法，配合相应腧穴和不同的针法，方能发挥针灸的作用。作为中医医生，不仅要熟知中药、方剂，对针灸腧穴、针刺手法也要心知肚明，只有如此才能真正做到手到病除。

针刺在瘙痒性皮肤病中的应用

李伯华

瘙痒是许多皮肤病共有的一种自觉症状，常见于湿疹、荨麻疹、神经性皮炎等，如仅有皮肤瘙痒而无原发性皮肤损害则称为瘙痒症。另外，一些系统性疾病也会同时伴有瘙痒，如严重的肾病、肝病、肿瘤等。针灸可以治疗许多疾病的瘙痒症状，尤其是针对一些由于各种原因不适宜采用药物治疗的患者，如哺乳期、肝肾功能不佳、其他治疗用药已经非常复杂或效果不佳的患者。

一、程海英老师针灸治疗瘙痒经验

中医学认为痒有"风""湿""热""瘀""虚"等之分。临床表现不同，病因病机辨证不同，取穴治疗也不同。

1.风痒

瘙痒游走不定，时发时止，遍体作痒，皮肤多干燥。如慢性荨麻疹、银屑病、神经性皮炎、皮肤瘙痒症等。

治则：散风止痒。

选穴：曲池、风池、合谷等。

2.湿痒

皮疹浸淫、渗出，或起水疱，或潮红糜烂，可泛发亦可局限于局部。如急性、亚急性湿疹、接触性皮炎等。

治则：祛湿止痒。

选穴：三阴交、阴陵泉、水分等。

3.热痒

皮疹鲜红，炎症明显，局部灼热，瘙痒剧烈，遇热加剧，得冷则轻，或风团色鲜红，呈水肿性。如急性荨麻疹、接触性皮炎、过敏性皮炎、银屑病进行期、药疹等。

治则：清热凉血止痒。

选穴：行间、合谷、内庭等。

4.瘀痒

皮疹色紫，肥厚、角化，肌肤甲错，色素沉着，长期慢性不愈。瘙痒剧烈，如结节性痒疹、斑块型银屑病、皮肤淀粉样变等。

治则：活血化瘀止痒。

选穴：血海、膈俞、肝俞。

5.虚痒

皮肤粗糙、干燥、鳞屑细碎。如慢性湿疹、特应性皮炎、银屑病静止期、红皮病、老年皮肤瘙痒症等。

治则：养血息风止痒。

选穴：关元、气海、足三里、三阴交、血海等。

二、王乐亭先生"手足十二针"的应用

"手足十二针"为王乐亭先生治疗中风的一张针方，双侧足三里、三阴交、阳陵泉、合谷、内关、曲池，全部是特定穴，以五输穴为主。以此治疗皮肤病，有调和阴阳，调和气血，散风止痒之功效，可用于治疗荨麻疹、慢性湿疹、瘙痒症属阴阳气血不调，血虚生风者。

三、"治神"与止痒

止痒与止痛一样，要注意治神，因为心主神明，诸痛痒疮皆

属于心。所以止痒要养心，要宁神，故取神门、三阴交、神庭等穴。贺普仁教授治疗疼痛，有"住痛""移痛"之说——也就是让痛停住，让痛转移（相当于分散注意力）。人在睡着时，大脑处于一种抑制的状态，就不觉得痛了。用这个方法也是为了达到一个"凝神"的状态，可以间接地止痛。所以治疗瘙痒，也要"住痒""移痒"，周德安教授"针灸六治"中的"治神"也是此意。

🌊 指导老师点评

针刺对于皮肤科疾病的治疗优势在于止痒。皮肤病的痒常是游走性、全身性的，令患者苦不堪言，中药的内服、外用方法固然很多，但亦有不少限制，所以如果能融入针灸的治疗，效果应该更好。痒的游走性为风邪之特性，况且临床上瘙痒的发作也与风邪关系密切，因此，在本证的治疗中要抓住两大关键点：其一，治风先治血，血行风自灭；其二，火针点刺。表现在具体应用中就是选穴，要选择诸如血海、委中、膈俞等与血的代谢相关的腧穴，并发挥火针祛风止痒的特性，将以上两点结合运用，会大大减轻痒的症状，改善患者的生活质量。而对于发作有明确季节性的皮肤病患者还可以未病先防，提早进行针灸干预。

对"互联网＋针灸"的思考

王 鹏

随着疾病谱的变化，公立医院开始主动迎接并大力推进互联网医院的建设，我院也是其中之一。近期，医疗保险开始覆盖互联网诊疗，这就意味着大批的医保患者足不出户，便可以享受到和到医院就诊一样的医疗服务和报销的待遇。因此我判断，未来互联网医院也会出现稳定的患者群。而针灸专科却迟迟没有开通线上诊疗，这是什么原因呢？

首先，从针灸临床的现状来看，针灸诊疗技术具有鲜明的中医临床特色和优势，个性化的操作客观上需要和患者一对一、面对面地接触。而互联网诊疗这种打破了诊疗过程的距离限制，甚至是时间限制（只要为双方提供一个交流的平台即可，并不需要即时互动）。目前来看，即使是内科大方脉系统的互联网诊疗，也是牺牲了四诊中的部分信息而勉强促成的（如无法脉诊，无法完整地视诊和闻诊等），更不必说诊后的药品配送等相关问题。因此，失去了针灸临床特色和优势的互联网针灸诊疗短时间内是很难实现的。

其次，从针灸科研的现状来看，针灸的临床疗效在中医界内部是被广泛认可的，但是在西医学界和科学界还是在不断争论中的，尤其是近些年发表的一些大型的RCT研究结果，或围绕的某个具体疾病的Meta分析等，结论不尽相同。如发表在JAMA上关于膝关节痛治疗的文献，结论是针刺治疗和激光刺激的效果无明显差别；但是也有国内学者发表的表明针刺有效的文献，比如刘志顺团队发表在Lancet上关于针刺治疗女性尿失禁的文献，其阳性的结果对于针刺走向世界产生了巨大的推动力。但是整体上看，学界对于针灸的有效性还需要更多的研究。因此，疗效尚还在争论阶段的针灸诊疗，不可能脱离现有的模式，很难有新兴的手段代替现有的方法去完成线上诊疗。当然，目前针灸仪器的研发也是技术研究的一大特点和亮点，如我院针灸科正在推进的电火针和针灸机器人的研发。我在之前的学习思考中也分析过，中医针灸医师的门诊工作量过大、诊疗效率较低等客观原因较大地限制了针灸诊疗的发展，而互联网医疗技术的飞速发展正弥补了中医针灸诊疗发展的限制，通过革新针灸诊疗模式、优化针灸诊疗过程和提升患者健康管理等多个方面提高针灸医师的诊疗效率和精准度，能更好地促进针灸临床的发展。我想未来"互联网+针灸"的模式，除了"打铁还需自身硬"的学科自我发展，还需要相关技术领域的重大突破和患者就诊习惯的转变。

指导老师点评

王鹏提出了一个新的问题：新时期疾病的变化特点如何应对？在这个背景下，互联网诊疗无疑弥补了不小缺憾。

就一般病症而言，互联网诊疗平台可以与患者直接交流获得信息，即使没有四诊中极为重要的脉诊，似乎也可以通过三诊合参加以分析推断，从而作出基本贴切的诊断，为后续的处方用药奠定基础。至于皮肤科等比较重视望诊的科室，通过这个媒介加之医者丰富的经验，进行诊疗应该也并非难事。但是如果说到极为重视实操的针灸专科，就目前而言，互联网远程治疗尚难以实现。临床上同一个病症，确定同一组方穴，不同医者进行操作，患者的感觉、疗效常常是不同的，这个问题如果出现在两位临证经验有较大距离的医者身上会更加明显。进针的技巧是否娴熟、手法是否精良、不同针法的敏捷度和准确性等，无一不是影响疗效的因素。况且，即便是同一位医者，面对同一位患者，在不同的节气，不同的外环境等诸多因素影响下，进针的深浅、腧穴的选取、手法的应用等亦有不同。如此复杂而繁多的因素的干扰，决定了针灸技艺是高深的，是要用心揣摩的，是要有时间积淀的。仅就目前而言，任何针灸机械产品都无法替代人的作用，因为机械是固定的、是不会因人而异的。针灸的发展究竟走向何方，仍是需要冷静思考、认真研究的问题。

臂臑治疗眼疾

王　鹏

近期在学习老师的著作《国医传承与感悟》时，无意中看到了关于臂臑治疗眼疾的病案，查阅文献发现，老师曾在2012年发表一篇报道，治疗眼外肌麻痹患者1例，现摘录如下。

　　某男，53岁，平时工作繁忙，用眼过度，持续工作数小时后发现视物模糊，伴有复视、额部疼痛等症状，诊断为左眼外直肌麻痹。西医常规治疗后效果不佳，后到中医院针灸科就诊。局部火针点刺，穴位注射腺苷钴胺注射液并用毫针针刺丝竹空、攒竹、神庭、颧髎、下关、太溪、太阳、臂臑、太冲、阳白、三阴交等穴位，面部穴位用斜刺，四肢穴直刺，并用红外线治疗仪照射患部。第3次来就诊的时候模糊症状减轻，但仍有复视，继续治疗1个半月后患者视物清晰，恢复正常生活及工作，左眼外展运动也恢复正常。

　　对于脑梗死患者出现脑干损伤引起的复视，主任在查房时，也会要求依照贺普仁教授经验，加臂臑以改善复视症状。可见这一穴位在治疗眼部疾患时是有效的，但是究其理论，却不甚明了。

　　臂臑属手阳明大肠经，最初见于《针灸甲乙经》，后《备急千金要方》及《千金翼方》也有记载，对于该穴位的功效，《铜人腧穴针灸图经》记述其主治为颈项拘急、寒热、肩背痛不得举、瘰疬、漏肩风和臂细无力等。而现代高等教育中医院校教材《针灸学》自第4版开始，对臂臑的主治除论及肩臂痛、肩周炎、梅核气等病之外，还提到"目疾"，但具体可治哪些目疾却未详述。

　　经过查阅现代文献发现，针刺臂臑可治疗麦粒肿、急性眼结膜炎、病毒性角膜炎、视神经萎缩、白内障、青光眼、电光性眼炎、弱视、眼外肌病和球结膜下注射所致疼痛等疾病。动物实验研究证实，针刺作用不但能增强视觉中枢神经电生理活动，对视中枢有即时影响，且经过长期针刺治疗，可显著改善视神经传导功能，促进视神经再修复，起到提高视力、增强视功能的作用。但是均没有进行深入的中医理论探讨。臂臑作为手足太阳、阳明经的交会穴，从经脉循行关系上，可以联系到眼目局部，调整臂臑一个穴位，可以调整到眼目的气血，治疗相关疾病。关于这个腧穴特异性的机制，有待核磁共振等新型检测手段进一步验证，这也是对贺老的学术思想的进一步发掘和提炼。

🌊 指导老师点评

臂臑治疗眼部病证是贺老在临证中发现的。我曾经在一部单穴临床治疗经验集（书名不详）中看到很多临床用该穴治疗急性结膜炎的观察报道，但在古籍中始终未查到相关记载。因此，对本穴治疗眼疾的机理尚没有完整的解释，只能存疑待考了。不过近二十多年来，我在近视、远视、复视、眼外肌麻痹的治疗中无一例外地选用了本穴，配合其他腧穴，总体效果是满意的。臂臑治疗眼疾的案例再一次验证了，跟师学习远比单纯课堂学习意义重大，对于拓宽知识结构、开阔思路有极大益处。

程教授治疗疑难病症经验浅析

王　鹏

在跟随程海英教授学习的三年间，我深刻地感受到了程教授深厚的学术积淀，严谨灵活的临床思维体系，重视人文关怀的医学理念。本人不揣冒昧，将体会略述一二，以飨同道。

一、临证时牢牢握好中医和西医的关系

程海英教授认为，医学的发展是随着人类社会的进步而进步的，西医学如此，中医学亦是如此。古人使用的石针、骨针点按穴位治疗疾病，而发展到今日，随着人类技术的进步，不锈钢材质的针具常规直径只有0.2~0.3mm。我们学习中医针灸，不可以排斥西医学的理念和方法，但是要以我为主，衷中参西。时刻以中医思维去审视和分析临床问题，同时要紧跟西医学的进展，让西医学的知识作为中医思维的补充和参考。在接诊很多特殊病例、罕见病

例时，程海英教授重视对于病理机制和疾病转归的判断，但并不拘泥于这些内容，更多的是在了解疾病本身的病理机制、症状及转归后，寻找中医针灸的切入点，思考如何能帮助患者减轻痛苦，提高生活质量。比如，改善多系统萎缩患者的便秘问题，减轻肿瘤患者化疗后的消化道症状等。程海英教授在治疗一例阿斯伯格综合征的患者时，因为西医学对于该病病因、病理等均没有一致结论，亦没有特效治疗方法，她便以中医的四诊为临证依据，结合西医学关于社交障碍、局限性兴趣等临床表现，以"调神"为核心辨证论治，最终取得了满意的疗效。

二、以"合施论治"为核心的"分调辨证"体系

《灵枢·九针十二原》曰："言不可治者，未得其术也。"程海英教授认为，针灸的生命力在于临床疗效，疗效则是来源于医者临床思维体系。在针灸临床思维的各个环节中，疾病不同，各种辨证方法对病位、病性等论治要素的权重也不尽相同。针灸临床中各种辨证方法的使用范围并无严格的区分，应以最终的论治方案为目标，各种辨证方法各有特色和优势，又互为补充。程海英教授在临床上，以获得疗效为核心，运用多种辨证方法进行综合性的"分调辨证"，提倡选用多种治疗方法"合施论治"。这套临床辨证体系以经络辨证为基础，突出脏腑辨证对于针灸临床的指导作用，并以八纲辨证等多种辨证方法为补充。

1. 以经络辨证为基础

（1）经络辨证是针灸的根基。"经脉所过，主治所及。"经络是病邪传注人体的途径，具有反映病候的特点。《扁鹊心书》云："盖经络不明，无以识病证之根源，究阴阳之传变。"程教授在治疗疼痛类疾病，如偏头痛、三叉神经痛、顽固性面瘫、耳鸣时，首先根据症状所在的部位，由循行关系确定对应的经络，不单纯看正经的

循行，还包括络脉、皮部、孙络等。

（2）注重对经脉诊察，判断疾病的病位病性。这方面突出体现在一些慢性病、难治性疾病的治疗上。在常规的四诊后，程教授常常会在治疗施针前进行特定经络的观察和切诊，通过局部经络颜色的变化，患者对切诊的感受（如疼痛、麻木、酸楚等）以及医者手下的感觉（如温度、筋节、条索、结节等），判断疾病的病位，以及寒、热、虚、实的病性等，根据相关信息指导治疗。

（3）重视奇经八脉。明代医家吴崑云："以八穴交会奇经八脉，而分主乎表，主乎里，主乎表里之间也。仲景妙于伤寒，以其有六经之辨，予今以八法为妙者，以其分主八脉，而该乎十二经也，创为针灸一大法门……"根据八脉生理功能及其所系奇恒之腑、五脏六腑、十二经脉、气血津液的病变而反映于外的症状、体征，进行全面综合分析，从而诊断其病位、病机、病性，为治疗提供依据。程海英教授在临床时更加注重症状与奇经八脉的联系，在特殊的病例中，强调奇经八脉对分析病因病机的特殊作用，确定了奇经八脉与疾病或症状的关系后，再结合八脉交会穴与正经和相关症状的内在联系，对于选穴和论治的指导就更加直接和具体。

指导老师点评

针灸诊病、治病有其特殊性，临证中要注重经络诊查及辨证、辨经。临床上无论何病都会与相关的脏腑经络有关联，因此，作为针灸医生切不可忽视经络辨证。个别针灸医生不习惯八纲辨证、脏腑辨证，又忽略经络辨证，治疗的效果恐怕不佳。真正优秀的针灸医生在诊病中遵循辨经、辨证、辨脏腑、辨性质等几个步骤来进行，完成辨证的阶段后，在选方配穴中特别要重视对特定穴的应用，同时结合循经、远近、表里、对症选穴，方可以形成一个完整全面的诊治过程。对于很多疑难顽疾来说，即便如此也需要一定的周期才可治愈，如"按寸不及尺，握手不及足""相对斯须，便处汤药"，疗效从何而来呢？

2.以脏腑辨证完善"分调"辨证

《灵枢·海论》指出："夫十二经脉者，内属于脏腑，外络于肢节。"经络和脏腑的内在联系决定了在疾病的发生发展变化中两者的相关性，程海英教授认为针灸医生切不可忽略脏腑辨证。但是，程老师临床思维体系下的脏腑辨证，不是简单地通过外经的腧穴治疗脏腑病症，还包括三个方面的细节。第一，对于一些特殊的，没有明确外经症状表现的病症，如发热、失眠等，以脏腑辨证为出发点，按照五行、五脏等配属关系，明确病因病机，再根据脏腑经络的联系，利用外经的腧穴进行治疗。治疗咳嗽时，根据患者的症状之"咳""痰""喘"的不同，将疾病归为"手太阴经""足太阴经"或是"足少阴经"的病症。第二，程海英教授以深厚的内科功底，结合自己的针灸临床实践，在经络辨证的基础上，再结合脏腑辨证特定证候，配以针对脏腑证候腧穴。比如在治疗内伤头痛时，在经络辨证取穴的基础上，对肝阳上亢、木火刑金的咳嗽加用合谷、太冲，体现了针灸临床中的"同证同治"。总之，这个临床思维在程海英教授治疗内科杂症（如癫痫、动眼神经麻痹等）中有不同程度的体现。

3.以八纲辨证补充"分调辨证"

程海英教授认为，八纲辨证是临床上对于疑难病症辨证的重要补充，是从整体上把握疾病，认识疾病，进行论治的有效方法，是对病位病性的辨识有着最直接的指导意义，是针灸选穴、定术的重要参考。八纲辨证最直接的目的是为针灸的处方确定刺灸法。比如，对于表热证多采用浅刺、点刺、毛刺等，采用泻法，强刺激；对于里热证多选用的是深刺、齐刺、输刺等，采用补法，温和刺激。

　　"分调辨证"是以论治为出发点和落脚点的，在临床上，程教授注重多种刺灸方法的联合使用，即"合施"论治。

　　（1）三通法合施。作为国医大师贺普仁教授的亲传弟子，在发扬贺老三通法治疗疾病的学术思想上，程海英教授更加重视"合施"，以"毫针微通、火针温通、放血强通"作用机制为依据，根据病证与病程"合施"，临证多取三法协同之力治愈疾病。

　　（2）重视火针的操作。《灵枢·官针》有"焠刺者，刺燔针则取痹也"的记载。程海英教授在近十余年的临床医疗实践中，对应用火针疗法治疗面部疾患、痹证、麻木、痿证和部分热证等均有很深的体会，同时指出火针疗法在皮肤科、外科、妇科以及五官科等疾病的治疗中也发挥着重要的作用。程教授认为，随着针灸学的日益发展以及火针疗法的不断推广，火针的应用范围还会不断扩大。

　　（3）强调针刺、艾灸、汤药"合施"。孙思邈《备急千金要方》言："针灸而不药，药不针灸，皆非良医。"针药并用是程海英教授临床的一大特色。在针灸方面，除了师承国医大师贺普仁教授的衣钵，善用火针治疗各种疑难杂症外，还会运用水针、揿针、拔罐、放血等多种操作。"尺有所短，寸有所长"，我们针灸临床不能只是拘泥于火针或者毫针，根据病情需要，只要是能够为患者产生好的效果的方法，我们都该应用，不得保留。临床上，程海英教授在北京中医医院呼吸科开设了呼吸康复门诊，主要以针药并用的治疗方案接诊难治性咳嗽的患者。治疗过程中，她独重火针，以火针点刺手、足阳明经，以温通气血，温化寒饮，健运脾胃。同时，毫针为主，兼以水针、揿针、耳针等多种刺灸方法，最后再辅以中药汤剂随证治之，临床效果甚著。

指导老师点评

针灸治疗的另一个需要特别关注的点就是多种针法的联合、灵活应用。20世纪中期，贺老之所以潜心研究火针的临床应用，就是因为很多顽疾采用单纯毫针疗效不佳。按照贺氏三通的理论，毫针如涓涓细流，名为微痛，虽是基础用针，但遇疑难顽疾奏效困难；而火针温通气血，疏通经络；锋针对瘀血涩脉之证有"大刀阔斧"之力。凡此种种证实，临证酌情选用多种针法意义深远而重大。

王鹏所言肺系疾病的针灸治疗，除古代医籍记载以外，17年前贺老率先运用火针救治传染性非典型肺炎患者，大大提高了患者的生活质量，为针灸的临床应用又开创了新的途径。结合近年新一轮以肺系疾患为主的病证而言，众多专家认为是"湿毒"，湿本为阴邪，肺系疾病患者多痰多湿随处可见，何况起病多值三九冬季，温热除湿之法是治疗大法，火针在此更有用武之地。近年来呼吸门诊的病例也充分证实，扶正、祛湿、通络的确是治疗肺系病的重要法则。

中医的发展不仅在于继承，更重要的是如何发扬和创新，只有这样才能永葆青春，不断繁衍生息，从而彰显其强大的生命力。

程师针药融合治疗肺系疾患恢复期的思路与方法

张 圆

跟随老师出诊期间，老师根据传染性非典型肺炎期间贺老针刺治疗"瘟病"的经验，总结出针对肺系疾患恢复期患者的针药结合治疗思路与方法。

一、辨证论治

很多患者在肺系疾患治愈出院后仍存在乏力、喘憋、咳嗽等症状，程师认为，此时应辨证为余邪未尽，正气亏虚，病位在肺。肺虚不能佐心治节血脉之运行，又因肺金病及肾水，肾虚不能助肺行气而致气虚血瘀，出现气短喘促、心悸唇紫等症状，此时在扶助正气的同时还要注重血分药物的配伍，换言之就是迁延期的中药治疗至关重要，对避免或减少遗留的肺纤维化改变、提高生活质量有重要临床意义。临证中下列两个证型最具代表性：

1.肺肾两虚证

肺主气，司呼吸，为气之主；肾为阴阳之本，主纳气，为气之根。肺肾乃母子关系，母病及子，金水两虚。症见干咳少痰或咯吐涎沫，动则短气不足以息，胸痛心悸，神疲乏力，纳呆食少，夜尿频数，舌质暗淡苔白，脉虚弱。治宜补益肺肾，止咳平喘。金水六君煎合人参蛤蚧散化裁。

2.气虚血瘀证

本病机本质为气虚血瘀，多因大病后气虚、运血无力而渐致瘀血内停所致，多见于肺系疾患导致的肺间质纤维化。症见气短喘息，动辄喘甚，胸闷气短，心悸乏力，面色晦暗，口唇爪甲发绀，舌质暗或有瘀斑，脉沉细或涩。治宜补益肺气，活血化瘀，保元汤与桃仁四物汤化裁。

二、针刺方法

中医历来认为瘀血、痰浊、水湿均为病理产物，其有形属阴，善凝聚，肺系疾患发于冬季，寒湿为患在所难免，导致湿痰停滞，寒凝脉络，血运受阻，如不彻底根除，日久必成痼疾顽症。程师尤注重运用其恩师贺普仁的针灸三通法，借火针热力助阳通络，疏导气血，引邪外出，使经络通，气血调，诸疾自愈；锋针放血尤其适用于瘀血证，出现咳嗽带血或口唇、舌质紫暗者的治疗，所谓"菀陈以除之"，邪去脉通经络顺畅；毫针刺法适用于各种证型，程师多选用相关特定穴以使脏腑相合，阴阳相配，扶正则脉通。

1.肺肾两虚证

火针为先，再配毫针合温针灸，选取太溪、肺俞、肾俞、膏肓、平喘。痰多者加丰隆、太白；畏寒者加风门艾灸；喘甚者加定喘；咳甚遗尿者加中极。

2.气虚血瘀证

锋针膈俞放血，再配毫针刺法，选取孔最、合谷、曲池、三阴交。心悸不舒者加内关；短气者加气海；口唇发绀者加地机；纳呆者加中脘。

总之，程师以针药融合为基础，多种治法兼施，以达除邪务尽、邪尽病愈之目的。

指导老师点评

肺系疾患患者的治愈标准是参照西医学的指南判定的，整个治疗过程理论上是可以按图索骥进行的，但突发、重症疾病愈后给机体带来的负面影响却比较长。如何及时干预，提高患者生活质量，这是作为中医人必须高度重视的。正是基于这个理念，多年来我将针药治疗的重心逐渐向"肺系"等疑难顽疾进行转化，古代有俗语："内科不治喘、外科不治癣。"明代张三锡《医学六要》曾言："百病唯咳嗽难医。"古籍记载中极少看到针药并用治疗肺系疾患者。中医针灸学日益发展，为何不能将针药融合进行治疗呢？况且，即便是针刺也融入了多种针具、针法，治疗的过程不正是继承、发扬、开创的路径吗？可喜的是，临床疗效是最真实的答案。由此看来，中医学的优势病种恰恰是西医学诊断明确但又没有明确治疗手段的病症，这些疾病应当作为相当一段时期内中医临证的突破点。

"程氏肺八穴" 治疗间质性肺疾病稳定期经验

张　圆

跟老师出门诊时，曾遇到不少间质性肺疾病称定期患者。老师认为，中医治咳不应局限于以药调之，而应针药融合。故根据国医大师贺普仁教授针灸治咳方法，结合多年临床经验，创立"程氏肺八穴"。老师应用"程氏肺八穴"治疗肺间质疾病稳定期患者上百人次，疗效肯定，积累了一定的经验，在此进行总结。

"程氏肺八穴"包括肺俞、足三里、三阴交、列缺、膻中、气海、关元、太溪。以上八穴具有以下特点：第一，从定位来看，此八穴分布于腹部、背部、四肢，而不仅仅局限于胸肺部；第二，从归属经络来看，以阴经腧穴为主；第三，其穴性来看，均为特定穴。

肺俞归属足太阳膀胱经，是肺脏经脉之气输注于背部之背俞穴，与肺脏有直接内外相应的关系，其内应肺脏，是肺气转输、输注之处，为治疗肺病之要穴。足三里为足阳明胃经之合穴，是五输穴之一，其性属土经土穴。"五脏六腑皆令人咳，非独肺也"，"合治内腑"，"足三里"为足阳明经之要穴，具有有理脾胃，调气血，主消化，补虚弱之功效。三阴交，顾名思义，是三条阴经（足太阴脾经、足厥阴肝经、足少阴肾经）的交会点，脾统血液，肝藏血行气，肾藏精，三阴交最终归属于脾经。"脾为生痰之源，肺为贮痰之气"，脾虚则土不胜水，则水液湿气聚集生痰。列缺为手太阴肺经的络穴，可通行表里经之气，具有疏风解表，宣肺理气，止咳平喘之效，是临床上治疗外感病的要穴，本穴也是八脉交会穴，通于任脉，与足少阴经的照海穴相配，可治疗咽喉疾患。膻中为八会穴之"气会"，宗气所汇聚，本穴善于治疗与气机失调有关的各类疾病，可理气宽胸止咳，被程师选为治疗咳嗽的要穴。气海，别名脖胦、下肓、下气海，属任脉，为肓之原穴。关元，别名三结交、下纪、次门、丹田、大中极，为足三阴经、任脉之会，小肠之募穴，具有强壮作用。太溪是足少阴肾经的原穴，本穴属土，主治肾虚证、肺系疾患。此八穴相配，具有补益肺肾，益气通络之功。

程师常言，初学医者常觅奇穴，殊不知五输、原络、八会等特定穴才是针灸取效之基石，由此可见，老师选方配穴之精妙。

指导老师点评

脏腑、阴阳各司其职，大凡轻浅易愈之证，无论药物还是针刺按常规治法即可，对于针药的选取并不强求精准力专。但遇顽疾重症时，医者对治疗思路的把控、针药的选择是否得当就会直接影响疗效，这个过程实质上是检验医者水平的过程。仅就针刺选穴而言，如何在数百个腧穴中选取力专精良的穴位，的确反映出医者基础是否扎实、思路是否开阔、阅历是否丰富。肺系病自古属顽疾，病情迁延多年不愈者随处可见，选择特定穴，特别是其中的阴经穴，不失为一种事半功倍之法。我常说："善用阴经穴者当为针界大医。"就是这个道理。

关于经络和脏腑关系的思考

王　鹏

在临床工作中，我经常会有这样的思考，经络辨证和脏腑辨证的关系如何呢？更为直接的问题是，我们从经络系统入手治疗脏腑疾病是否有效？换句话说，经络内联脏腑的理论能否有效地指导临床？

我个人的体会是，针对个别疾病，经络和腧穴的特殊作用是可以发挥作用，这可能归结于腧穴的特异性效应。而单纯从脏腑的症状而言，指导选穴到同名经脉或表里经脉，除了心、胃两经，其他的经络辨证指导意义并不强。对于脏腑、经络孰先孰后的理论探讨，至今也没有明确定论。在学生时代，在学习《灵枢·经脉》中的"是动病"和"所生病"时，我试图以经络理论或脏腑理论去解释，但都十分牵强，后来看到了李鼎老先生的《针灸学释难》，对于脏腑和经络的关系有了一些粗浅的认识。他根据"五脏为主体"理论提出"是动病"是该经脉异常变动表现出的有关病症，而且这些病症多与证候相关；"所生病"是该经脉循行通路里的腧穴主治的有关病症。大多数经络辨证和脏腑辨证应该是独立的思辨体系，两者不能简单地融合。

在临证之时，看待一个疾病，确定治疗原则，针刺处方，应该更多地从经络辨证、经络循行、功能主治、是动所生考虑，而尽量独立于脏腑功能、五行生克乘侮关系去分析病情。我个人的习惯则多是针灸处方的确立从经络辨证出发，中药处方的确立从脏腑辨证出发。

在学习中医的过程中，应该多从中医学术发展的历史脉络里寻找方法和答案。去探究一种理论、一种技术，最初是哪本经典、哪个病例上引用的，后世医家是如何引证发扬的，往往能跳出矛盾本身，直接从史学和文献的角度去判断，得到更为准确真实的结论。黄龙祥教授主编的《中国针灸学术史大纲》，就是这样一部能够让我眼前突然亮起来的著作，细细研读，一定能够收获颇多。

指导老师点评

临证辨证是治疗的基础，无论是经络辨证还是脏腑辨证，或是三焦辨证、气血津液辨证，任何疾病的治疗都必须有辨证的前提，否则就只能是对症治疗。单纯的对症治疗缺乏坚实的根基，势必影响治疗的效果。药物治疗以脏腑辨证为主，这是毋庸置疑的，当然要根据不同的病证适当考虑药物的归经，所谓"引经药"说的就是这个意思。但是对于针灸治疗来说，仅仅依靠经络辨证是不够的。以头痛病为例：按照不同的疼痛部位辨别病位归经，即前额痛为阳明、偏头痛为少阳、巅顶痛为厥阴、枕部痛为太阳。辨证到这一步进行循经选穴也可以取得疗效，但还远远不够，在此基础上配合其他辨证意义更大。思虑、用脑过度者应辨为气血不足；脾失健运，痰湿内阻者应辨为痰湿上扰；情志不遂，急躁易怒者应辨为肝火上炎等。故要求我们在临证中即便运用单纯针刺治疗，也要在辨清经络病位后进行脏腑辨证，综合分析，选配相应的腧穴进行治疗。以太阳头痛为例：疼痛为钝痛，且有沉重感时，当配丰隆、阴陵泉、太白诸穴；若伴精神萎靡，全身乏力，失眠多梦者当配气海、血海、足三里诸穴；若肝气不舒，口苦目眩者理当加用太冲、行间、内庭诸穴。凡此种种都说明，作为针灸医生，不仅仅要掌握腧穴、经脉等理论，对因脏腑之间的病理变化产生的病证也必须一清二楚，只有这样才能实现真正意义上的病位与病性相结合、近端与远端相结合、经络辨证与脏腑辨证相结合，这是时代赋予我们针灸工作者的使命和责任。

对经筋理论的学习

王 鹏

"经筋"一词首见于《灵枢》，是指十二经筋。它由有形质的条索状的组织组成，与十二经脉、十五络脉、十二经别、十二皮部共同组成人体的经络系统，是十二经脉气血输布于筋骨肌肉关节的体系，是附属于经脉的筋膜系统。其分布路线大致与十二经脉相同，遍及人体的前、后、左、右和头、面、四肢。有所不同的是，如

《黄帝内经太素》所说："十二经筋内行胸腹廓中，不入五脏六腑。"经筋只分布在人的体表，多结于四肢关节部分。汉代许慎《说文解字》对"筋"的解释是："筋，肉之力也。从力，从肉，从竹。"说明"筋"不单纯指肌腱，而是对包含肌肉、肌腱、韧带等在内的附着在骨头周围的软组织的总称。《说文解字》对"经"的解释是："经，织也；从糸，圣声。"其本义是指织物的纵线，所以用"经"总结筋的分布，并用以说明在人体中"筋"的走向多呈纵向分布。经筋的活动有赖于十二经脉气血的濡养和调节，并与十二经脉分布情况相对应，故以手足三阴三阳命名为十二经筋。

一、经筋的功能

《素问·生气通天论》指出："诸筋者，皆属于节。"经筋多结于关节部位。关节的主要组成有关节面、关节囊和关节腔，关节的辅助结构有滑膜皱襞、韧带、关节盂、关节盂缘。经筋涉及解剖学的韧带内容，相当于西医学的全身肌腱、关节部位，包括肌肉、肌膜、肌腱、筋膜、韧带及关节等处的结缔组织。如薛氏认为经筋是肌肉、韧带等软组织系统，是以经脉为纲，对人体肌肉、韧带及其附属组织生理和病理规律的概括和总结。《素问·痿论》指出经筋的主要功能是："主束骨而利机关也宗筋纵，带脉不引，故足痿不用也。"也就是说，十二经筋具有约束骨骼、屈伸关节、维持人体正常运动功能的作用，将十二经脉之气血更完全地输布全身，使周身得以濡养。经筋主要循行于四肢、躯干和胸腹腔，但不像经脉那样是呈线状分布，而是与经脉伴行并呈较宽的立体分布，故补充了十二经脉的未至之处。《灵枢·经脉》曰："筋为刚，肉为墙。"经筋附着、连属于骨关节，对骨关节起到约束和连缀作用，即《类经》所说："筋有刚柔，刚者所以束骨，柔者所以相维。"

二、经筋病的发病

经筋功能异常产生病变，出现疼痛等症状，就叫经筋病。因寒主收引，热则弛张，逢寒则急，逢热则纵，《灵枢·经筋》说："经筋之病，寒则反折筋急，热则筋弛纵不收，阴痿不用。阳急则反折，阴急则俯不伸。"而湿性重浊黏滞，易阻碍气机，经络痹阻，于是《素问·五脏生成》有"因于湿，首如裹，湿热不攘，大筋缑短，小筋弛长。缑短为拘，弛长为痿。有伤于筋，纵，其若不容。汗出偏沮，使人偏枯"之说。此外，风为百病之长，寒、热、湿等邪均可依附风邪而侵袭人体，而"正气存内，邪不可干""邪之所凑，其气必虚"，《诸病源候论·筋急候》说："凡筋中于风热则弛纵，中于风冷则挛急。十二经筋皆起于手足指，循络于身也。体虚弱，若中风寒，随邪所中之筋则挛急，不可屈伸。"外感六淫均可导致经筋病变。肝主筋，并主疏泄，情志异常，则肝的疏泄功能失常，气机不畅，也可出现经筋病变。如《素问·痿论》提出："肝主身之筋膜肝气热，则胆泄口苦，筋膜干，筋膜干则筋急而挛，发为筋痿。"故肝与情志有很密切的关系。《素问·五脏生成》指出："肝之合筋也，其荣爪也多食辛，则筋急而爪枯诸筋者，皆属于节。"说明经筋病也与饮食结构有关。

指导老师点评

经筋是有别于经脉，联缀百骸，维络周身的独立系统。经筋与经脉在机体的阴阳分布定位、循行起止及所经过的部位基本一致。经筋正常生理功能的发挥，离不开脏腑所化生气血的濡养，尤其与肝、脾、胃等脏腑的功能密切相关。"经筋"一词首见于《灵枢经》，杨上善所著《黄帝内经太素》把经筋与经脉分立卷宗，指出经筋与经脉各有其解剖实体与规律，有质的区别。《素问·痿论》

提出："宗筋主束骨而利机关者也。"束者，约束也，束骨即指骨的关节连结问题，经筋主束骨而利机关，即主人体百骸的连接与关节运动。古代医家们对经筋病的认识十分深刻，对经筋疾病诊治也很有深度与广度。《灵枢·经筋》明确提出经筋病的治疗原则为"治在燔针劫刺，以知为数，以痛为腧"，即以痛点、阿是穴、局部病灶火针治疗为主，由此说明经筋病多由风、寒、湿邪所致，而火针能温通阳气，散寒除湿，快速刺入人体，给人以一定的热性刺激，然后又快速将针拔出，从而达到祛病、防病的目的。火针借火助阳，温壮阳气，散结止痛，散寒除湿，对风湿关节炎、腰腿痛及四肢、躯干压痛点尤其是顽固性疾病均有着特殊的疗效。

让针灸回归人文的本质

王　鹏

随着医学模式由单纯的生物医学模式逐渐向生物-心理-社会医学模式的转变，人文关怀这一哲学思维在医疗实践中越来越受到人们的重视。

针灸治疗重视疗效，人文关怀在临床针灸治疗中常被忽视，是否有疗效似乎成了衡量针灸医生水平高低的唯一标准。因此，针灸医生面对患者时，考虑最多的就是如何让患者康复，却较少考虑对患者的人文关怀。还有，现在对针灸医生考核机制大都看重学历、工作年限和科研成果，未将针灸医生对患者的人文关怀纳入考核之中。

最近几次跟随老师出诊的过程中，对此深有感触。程老师在接诊每一个患者的过程中，除了细致入微地问诊，详细地四诊合参，很多时候还会和家属聊上几句家常，一是能够佐证患者表述病情的准确性，二是能更全面地了解患者的情况，不仅仅关注疾病本身，更关注患疾病的那个人。在治疗时，不只解决患者的主要症状，对于影响患者生活治疗和心理状态的兼症，也会认真治疗。可以说，通过跟诊，使我深刻地感受到了程教授将人文医学的本质贯穿于对每一个患者从接诊到调治的每一个环节，让我领略到了一位真正的中医医师的仁心和充满温暖的技艺。古人云："医乃仁术，仁者大医。"一位优秀的针灸医生应该做到人文关怀与针灸技能并重。针灸要求真求实，尊崇理性；人文关怀求善求美，注重人的主观感受。二者合为一体，才能形成完美的医疗服务。人道主义精神是医务人员的必备修养，合格医生必须是"一个专心的倾听者、仔细的观察者、敏锐的交谈者"。在针灸治疗中要多与患者沟通，告知患者疾病的现状、治疗方法、疗程、可能出现的并发症及预后；叮嘱患者放松心情，应在良好的心境中配合治疗；用鼓励性的语言，告诉患者某个穴位的大体解剖结构，强调所选穴位用针灸疗法的安全性及疗效；还要考虑到患者的文化程度，维护患者自尊，尽量少用专业术语和模棱两可的语句，以增强患者对针灸医生的信任度。当然，还要注重非语言形式的人文关怀，比如针灸医生要善于观察患者的神态，并根据患者的语态和表情辨别其情绪状态，从而调整操作手法。

建议把针灸医生在治疗中对患者的人文关怀纳入考评机制，与针灸医生的工作业绩、福利待遇、职称评定等挂钩，使人文关怀成为针灸医生自觉的、必备的行为。

指导老师点评

王鹏学员谈到的人文关怀，实际上就是古代医籍记载的"治神"。所谓治神是要求医生既要观察疾病的表现，又要了解患者的精神状态和思想情绪。医生的心理素质、行为方式、言谈举止都会对针灸疗效产生极大的作用，有着重要的意义。《素问·宝命全形论》曰："凡刺之真，必先治神。"《灵枢·本神》曰："凡刺之法，先必本于神。"又说："是故用针者，察观病人之态，以知精神魂魄之存亡得失之意。"十分强调治神的重要性。医生在针前、针刺治疗过程中及针刺结束后，都可以通过语言、态度、表情、行为、精神状态等对患者施以影响。在治疗前也有一个治神的过程，首先要令患者了解针灸，相信针灸是一种有效的疗法。《标幽赋》曰："凡刺者，使本神朝而后入；既刺也，使本神定而气随。神不朝而勿刺，神已定而可施。"针前良好的医患交流与沟通，既能让医生获得大量重要的信息，也是取得患者信任的有效途径之一；医生还要争取患者家人与亲友配合，尽量避免用不良情绪刺激患者，使其积极配合治疗，重视从医学与人情两方面与其交流，取得患者和家属的配合，才能获得事半功倍的效果。当然，治神的内涵很广，但调节患者的精神、取得患者的配合是极为重要且被不少医生忽略的。

对针灸疗程与疗效的思考

王　鹏

在临床过程中，经常会有患者向我咨询关于治疗疗程的问题，如治疗的频率如何，治疗周期多长等。诚然，针灸临床的核心目的就是疗效，而影响临床疗效的因素有很多，如辨证的思路、取穴的处方、针具和刺灸法的选择、预后调护等，这些因素在目前的临床研究中有着很多的报道，但是针对疗程的这个维度的研究是不足的，而为了提高针灸患者的依从性，疗程的问题是无法回避的。临床上对针灸疗程长短和间隔无严格规定，通常是根据医生的临床经验确定，尚无系统的研究分析和统一的标准，缺少规范性。现从病程、病种、患者体质等因素探讨疗程对针灸疗效的影响。

一、病程

病程短的疾病，治疗得当，疗程相对较短；而病程长的疾病，治疗周期就相对较长。因疾病处于急性期一般邪气旺盛，正气未虚，正邪交争，易于阴邪外出，易于扶助正气，故较为易治，疗程较短。以我们临床上常见的面瘫为例，急性期来就诊的患者，若无并发症，既往体健，大多能在2~4周内治愈；而如果病程相对较长，如发病后数周来诊的，治疗周期往往会延长至2~3个月。

二、疾病本身的因素

病种、病情和辨证分型等具体情况的不同决定了疗程的不同。例如，从疾病的虚实上看，在针刺治疗虚证和慢性病时，刺激量宜小，留针宜长，疗程较长；治疗实证和急性病时刺激量宜大，留针时间短或不留针，疗程较短。因此，应根据患者病情和具体情况确定相应的治疗疗程，遵循不同疾病各自的诊治规律，进行相应的疗程治疗，方可提高疗效。

三、体质

体质是影响疗程的一个重要方面，不同的人对针灸治疗的反应不同，这就决定其针灸治疗的时长存在差异。对于同一种疾病，敏感体质（对针刺治疗的反应性好，交感神经兴奋性较强）和非敏感体质者，老年人、小孩和成年人疗程都存在一定差异性。比如，在治疗腰椎间盘突出症的时候，年轻患者疗程短，年老体弱的患者治疗周期相对较长。相关研究证明，机体对针刺的反应一开始是明显的，但随着针刺的次数增加到某一极限后，机体的反应性就会降低，针刺效应下降，进入相对抑制期，机体对强刺激、弱刺激都丧失了应答能力，也就失去了治疗效果。想要在维持和积累针刺效应的同时又减少针刺耐受，就要求我们对针灸疗程的长短进行科学的划定。反复针刺相同的穴位，容易致穴位"疲劳"，降低针刺效应，不利于提高针刺效率。

综上，虽然优化疗程的长短是提高疗效的重要条件，临床上也有一定规律可循，但因为缺乏相关临床和实验研究，所以未能给各类疾病的最佳疗程提供科学依据，也未形成规范的、可重复的治疗方案。目前，临床上疗程长短的确定依据是医生的诊治经验和习惯，每个医生的经验和习惯不同，疗程也不尽相同，以至针刺疗效也千差万别，缺乏一定的量化标准，因而具有一定的盲目性。只有进行深入的、系统的研究，进一步探求规律，才能更好地把握适宜的疗程，更有利于临床疗效的获得。

🌊 指导老师点评

决定针刺疗效的因素很多，疗程的确是其中之一。大凡急性期病证的治疗密度应该加大，疗程之间的休息期也不宜过长，一般控制在一周左右，目的就是使病患机体对针刺的效应有充分的反映过程。例如，急性期面瘫在治疗10次后应该有休息调整期，不少患者担心停止治疗会影响疗效，但是临床上大量实践证明，这种担心是不必要的，不少患者再次治疗时已有明显改善，况且在针刺休息期，药物的治疗并未中断。对于宿疾疗程势必增加，而对于疑难顽疾疗程就更长。当年跟随贺老临诊时，对于小儿脑瘫的治疗疗程，贺老确定为半年，每周治疗3次左右。后来我在接诊痴呆患者时，将疗程定为3个月，这主要是由于此类疾病的发生发展过程相对漫长，治疗难度增加，非长期治疗无法奏效。因此，在对不同疾病的处置中，医者要充分清楚病情本身的轻重缓急，以此来确定疗程并告知患者，以取得他们的信任，使其保持较高的依从性，为疗效的获得奠定基础。

针灸治疗多系统萎缩

王丽娜

在跟随程海英教授门诊学习过程中，常见到患疑难重症者，如运动神经元病、多系统萎缩、恶性肿瘤术后、肺纤维化等，程师亦多以针灸治疗为主，临床取得良好治疗效果。不仅使我们学习到疑难重症的中医针灸治疗方案，还开阔了我们的眼界和思路，帮助我们树立学习针灸的信心。下面记录程师近日诊治多系统萎缩患者1例。

患者为55岁男性，主因头晕伴行走困难2年，遗尿1年余就诊。患者2019年初无明显诱因出现头晕，感觉行走发飘，性功能障碍，在外院就诊影像学提示腔隙性脑梗，肢体运动大致正常。2020年4月出现行走障碍，行走不稳，5月在外院就诊，进行颈动脉超声等检查，考虑为多系统萎缩，予丁苯酞治疗。2021年开始尿频遗尿加重，近日每夜起夜4~5次，白天尿不净，体位改变时有头晕、摔倒，晨起体位性低血压明显，脉压差大于30mmHg，行走不利加重。曾在北京协和医院、中日友好医院就诊，配合中药治疗。目前行走障碍，夜尿频，尿急，语言謇涩，无吞咽障碍，大便干，2日一行。头颅核磁检查（2019、2020、2021年）显示：小脑萎缩，脑桥十字征。肛门括约肌肌电图：神经源性膀胱。舌质红，舌苔黄，脉弦滑。西医诊断：多系统萎缩（小脑型）。中医诊断：眩晕（髓海不足）、遗尿（肾气不足）。给予火针点刺，配合毫针刺法。取穴：百会、神庭、通里、照海、合谷、天枢、中脘、气海、中极、三阴交、足三里、蠡沟、照海、太冲、太溪。治疗一个月后，患者症状明显缓解，头晕较前减轻，体位性低血压脉压差小于20mmHg，言语较前清晰，尿频症状缓解，夜尿由4~5次减到2~3次，白天有尿不净感觉，仍行走障碍，继续观察治疗。

通过这个病例，学习了程师的针灸处方特点：①善用火针温通：火针疗法为程师治疗多系统萎缩的特色方法。程师采用火针点刺上述腧穴，并强调点刺患者任脉、厥阴、阳明经络，以温通经络使气血调畅，经脉得以濡养，正气充实，达到治疗疾病的作用。②调神为先：程师指出针灸临床中一定要注重"治神"，强调治神是针刺施治的基础和前提，对于痛症、痉病、情志相关疾病治疗都要注意调神，此外，多系统萎缩患者的自主神经症状多与情志、神志相关，也要注重调神，百会、神庭、太阳、神门是程师常用调神腧穴。③通里、照海：通里穴为少阴心经之络穴，"其经脉从心系，上挟咽系目系"，"手少阴之别循经入心中，系舌本"。具有开心窍、利咽喉的功能。照海为肾经之穴，而通阴跷，是八脉交会之一，"其脉循喉咙，挟舌本"，通里、照海耳穴，一上一下相配，均为特定穴，是程师治疗失语的常用对穴。④蠡沟：程师治疗泌尿系统疾病的常用腧穴，蠡沟为足厥阴肝经络穴，《灵枢·经脉》跷："足厥阴之别，名曰蠡沟，去内踝五寸，别走少阳。"足厥阴肝经循行"循股，入阴中，环阴器，抵小腹"。故针刺其络穴蠡沟穴具有治疗泌尿生殖系统疾病的作用，程师在针刺此穴时采用3~4寸毫针，向会阴部方向平刺。⑤中极：膀胱之募穴。⑥合谷、太冲：开四关。⑦天枢、中脘、气海、三阴交、足三里、太冲、太溪：程师在临床注重经络辨证与脏腑辨证结合选穴，选穴侧重特定穴，对本例患者选用太冲、太溪，即肝、肾经原穴，兼顾调补脾胃功能之足三里、三阴交等经典腧穴，以充其肾气，填其髓海，达到治疗效果。

🌊 指导老师点评

多系统萎缩患者最痛苦的表现有两大方面：体位性低血压导致的眩晕、站立不稳和严重的尿频。体位性低血压是多系统萎缩最常见的自主神经功能障碍，常导致患者头晕甚或晕厥，对其生活质量造成严重的影响，其病因仍为肾虚精亏，脏腑功能失于濡养，致心肺气虚，鼓动无力而发。尿频为肾虚导致三焦气化失司，膀胱气化不利，则水液输布失常而发。

针刺方面，火针点刺是重中之重，点刺的部位可以是督脉、任脉和病所，任督二脉相交于脑，阴升阳降，循环往复，才可使阴阳平衡，脑髓得以充养。毫针刺法穴取百会（与四神聪交替取用）安神定智，用手足十二针以调和阴阳，通经活络，气海、中极益气助阳，调经固经，太冲理气疏肝，丰隆健脾化痰，重用肝经络穴蠡沟（因足厥阴肝经循行"过阴器，抵小腹"），根据病情酌情配合汤方。总之，针刺方面以"通督益髓温肾"为根本，重用火针，精选蠡沟；中药方面在益肾的基础上，兼顾诸脏。最终实现针药并用，标本兼治，获取佳效。

程教授温阳利水法治疗顽固性水肿

梁瑞丽

刘某，男，56岁，2020年11月12日初诊。

主诉：反复水肿10余年，加重1个月。

现病史：患者10余年前无明显诱因出现水肿，每年入秋后症状加重。曾于外院诊断为慢性肾小球肾炎，症状反复发作。

刻下症：眼睑、双下肢水肿，白天困倦乏力，饭后胃脘胀满不适，双下肢怕凉，尿频量少，大便稀，每日2~3次。

查体：双膝以下凹陷性水肿（中度）。舌淡暗，胖大有齿痕苔白腻，脉沉滑。

辅助检查：24小时尿蛋白（±）；尿常规：潜血（+）。

西医诊断：慢性肾小球肾炎。

中医诊断：水肿。

辨证：脾肾阳虚，水液失调。

治法：温阳利水。

针药治疗：

①火针疗法：点刺督脉大椎至腰阳关穴区域，任脉中脘、气海、关元、中极。

②毫针留针：中脘、天枢、脾俞、肾俞、水分、蠡沟、三阴交、太溪、百会、神庭、神门，留针20分钟，每周2次。

③汤方以桂附地黄汤合四君子汤化裁，共7剂。

2020年11月19日复诊。针药1周后，患者眼睑水肿明显缓解，仍有足踝轻度水肿，舌脉同前，辨证同前，继续前法治疗2周后患者眼睑、双下肢水肿消失，白天精神佳，饭后无明显胃脘胀满，双下肢怕凉较前明显改善，小便量可，大便成形，每日1~2次。患者复查尿蛋白及尿常规均正常。2个月后进行随访患者，情况稳定。

体会：水肿是内科常见病，其病因复杂，可出现于急、慢性肾病及心脏病、癌症术后等多种疾病发展过程中，部分患者病情顽固难愈。程师看诊本例患者后，四诊合参，认为脾肾阳虚是水肿发病主要病因，故辨证为脾肾阳虚，水液失调。治则：补益脾肾，温阳利水。针灸以火针疗法点刺督脉大椎至腰阳关穴及任脉中脘、气海、关元、中极，重在振奋阳气，尤其要温下焦之阳，使水脏得暖，则水道得通；毫针选穴中，中脘、脾俞健脾化湿；天枢、肾俞补肾利水；水分，《备急千金要方》记录该穴可主肾、膀胱、三焦之患，可以治疗水肿、小便不利。蠡沟属足厥阴肝经的经穴，与三阴交配补益肝肾，调畅气血，缓解阴部潮热汗出。太溪调下元，助气化，通调水道。百会、神庭、神门养血安神。在刺法上针对蠡沟穴，程教授常用3寸针向近端方向平行透刺，以增强活血化瘀之力。

中药方以桂附地黄汤合四君子汤化裁，方中附子为君药，辛甘大热，温助脾肾之阳，以运化水湿、化气行水；以茯苓、白术、山萸肉等为臣，健脾气，通脾阳，宣散水湿，既助附子温阳散寒，又可滋肾填精；以泽泻、牡丹皮为佐，清泄肾火，并制约全方温燥性；全方温补脾肾，通阳利水，配合针刺，力雄效捷。

中医学对水肿的认识历史悠久，但患者多前往内科就诊，来针灸科就诊者较少，故少有针对性的针刺治疗思路。程教授擅长针药结合治疗内科杂病，使用温阳利水法，针药结合治疗水肿，治疗上针刺方面注重应用火针疗法温阳通络，善用特定穴调理脾肾之阳，且注重调神；汤药方面以桂附地黄汤合四君子汤调理脾肾，针药结合，内外兼治，为后辈临床提供了针药结合的治疗思路。

指导老师点评

从中医历史发展看，应该是先有经络腧穴指导下的刺法，后有中药汤方饮片，二者相隔久远。因此，自古中医更多的是运用砭石针刺作为主要的治疗方法。几千年后的今日，由于中医学科的变迁、细化，针灸只是作为其中一个学科，而更多的则是中医内、外、妇、儿等学科，久而久之，中医人将针灸治疗学忽略了，甚至即便是针灸科也更多是关注中风、疼痛等局限病症，而其他学科庞大的疾病谱竟被忘却了，这不能不说是一种倒退。因此，运用中医基础理论，结合针灸学的特点，将脏腑辨证、经络辨证、气血津液辨证有机结合起来，拓宽治疗范围是本世纪中医针灸学科发展创新的必由之路，真正掌握了精髓就会发现，针刺在疑难顽疾的治疗中同样具有举足轻重的地位和作用。

开颅术后神经损伤，中医针灸有奇招

杜 鑫

　　跟师程海英老师以来，发现程老师门诊患者中有较大比例的开颅术后神经损伤的患者，如颅脑外伤、颅脑肿瘤等手术后出现的动眼神经损伤、面神经损伤、视神经损伤等，开颅手术中不可避免地会发生不同程度、不同部位的神经损伤，但西医治疗方法有限而且疗效不佳。中医针灸填补了这类疾病治疗康复中的空白，同时拓宽了针灸治疗的范围，为针灸学的发展作出了巨大的贡献。

　　程老师对于开颅术后神经损伤患者，常采用火针、水针（穴位注射）、毫针等多种针法相结合的治疗方式，临床效果满意，受到广大患者欢迎。程老师建议该类患者手术后尽早进行治疗，如错过了最佳的治疗时机再进行治疗则对预后的影响较大。程老师认为，开颅术后神经损伤病机为气血瘀阻，经脉失养，治疗大法为激发经气，化瘀通络。通过多种针法的应用，采取有针对性的治疗。首先采用火针点刺，鼓舞阳气，激发经气，改善局部气血。患者术后气血耗损，经络不畅，正气亏虚，细火针点刺是治本之法，此为《素问·阴阳应象大论》"治病必求于本"的具体体现。其次进行穴位注射，选取腺苷钴胺注射液，选取面部腧穴，有针刺和药物对穴位的双重刺激作用。水针（穴位注射）的特点是以中医理论为指导，以中、西药药理为基础，经穴位给药，发挥经络腧穴及药物的药效作用，更有利于调整机体的功能状态，从而达到治疗疾病的目的。从安全性角度讲，穴位注射用药量较小，药物的毒副作用大为降低，安全性强；从量效关系角度讲，较小的药物剂量配合较大的穴位的刺激量，穴位与药物相结合，效果更显著；从时效关系角度讲，药物在穴位滞留的时间较长，药物对穴位刺激时间延长，时效性更强。穴位注射补充了内服营养神经药物之不足，尤其对体质虚弱、老人及儿童等不便服药者更为适宜。临床治病取穴应重视整体观，程老师对于该病的治疗取穴方面即体现了整体观念，针刺取穴时注重调神，调气机，调理脏腑。

跟随程老师学到了很多，在今后的临床诊疗过程中，针刺取穴在腧穴的选择上要重视特定穴、经验穴以及病变部位相结合的原则，真正做到取穴精准，疗效明确。

指导老师点评

多种针法的联合应用是治疗顽疾的利器，大量临床实践证明，火针是国医大师贺普仁留给后人的宝贵财富，疑难宿疾非火针不足以祛病。给药途径的变换是治疗方法的创新，变换了给药途径，通过经络腧穴的作用使药性的发挥达到最大，是西药与经络腧穴功用的组合。通过同时发挥二者的优势，让西药为我所用，实现真正意义上的中西医结合，这也是今后中西医结合的方向和研究的重点。

针灸同道要合理、规范地运用多种针法，发挥各自的优势，既注重利用针法的特性，又考虑延长针刺的效应，最大限度地使病患受益，取得最佳的疗效。

针刺治疗呃逆何以取肺经之孔最

杜　鑫

近期在跟诊期间，程老师在一次门诊结束后向我们讲解了针刺取穴的要点，并介绍了一些我科老中医经验和取穴特点。其中，讲到了已故老中医张如心在诊治疾病过程中的一例典型病例。患者突发呃逆，当时的主治医师尝试了各种针刺方法治疗后均未取到疗效，张老查房过程中当即给予患者针刺孔最，患者呃逆症状马上解除，针到病除，疗效确切。程老师擅长启发学生的中医思维，常常教诲我们多问"为什么"，针刺呃逆为何取孔最？为何治疗呃逆取肺经穴位？为何能起效？现详细阐述我对这些问题的思考。

首先，谈一下"呃逆"。呃逆，古称"哕"，又称"哕逆"。《中医内科学》将"呃逆"定义为：胃气上逆动膈，以气逆上冲，喉间呃呃连声，声短而频，难以自制为主要表现的病证。病机为胃失和降，膈间气逆不利，胃气上逆动膈。而《针灸治疗学》对"呃逆"的阐述更加全面，将"呃逆"定义为因气逆动膈，致喉间呃呃有声，声短而频，不能自控的病症。临床上以胃气上逆动膈最为常见，多由饮食不当、情志不舒和突然吸入冷空气而引发。

其次，谈一下呃逆的常规针灸治疗。针对呃逆的针灸治疗，应以辨证论治为基础，明确分型，分清虚实，胃寒积滞、脾胃阳虚者温中散寒、通降腑气，针灸并用，虚补实泻；肝郁气滞、胃火上逆者疏肝理气、和胃降逆，只针不灸，用泻法；胃阴不足者养阴清热、降逆止呃，只针不灸，平补平泻。选穴：膈俞、内关、中脘、足三里、天突、膻中等。呃逆病位在膈，取膈俞可利膈止呃；内关为八脉交会穴，通阴维脉，且为手厥阴心包经络穴，可宽胸利膈，畅通三焦气机；中脘为腑会、胃经募穴，足三里为胃经合穴、下合穴，中脘、足三里可和胃降逆，不论寒热虚实所致胃气上逆动膈者用之均宜；天突位于咽喉，可利咽止呃；膻中位置近膈，为气会穴，可理气降逆，气调则呃止。胃寒积滞、胃火上逆、胃阴不足者加胃俞和胃止呃；脾胃阳虚者加脾俞、胃俞温补脾胃；肝气郁滞者加期门、太冲疏肝理气。

再谈一下本医案中呃逆的针灸治疗，取肺经孔最，取穴独特，不按常理。孔最为肺经郄穴，常用于治疗哮喘急性发作、咯血、痔疮下血等。呃逆取穴孔最，起效迅速，体现了郄穴的主治特点，但从呃逆的病机上不容易解释。当时患者的具体发病过程、具体病情现尚不得而知，但从前文呃逆的定义、病因病机的阐述中似乎有所启发。呃逆的病机之一，即上焦肺气或虚或郁，失于肃降，肺气上逆动膈而发呃逆。孔最为肺经郄穴，郄穴主要用于治疗本经脉、本脏腑的急性、发作性、疼痛性病症，肺的急性、发作性病症常表现为咳嗽、咳喘等肺系病症。本医案中患者的病机非肺气虚上逆动膈所致呃逆，故只能从肺经经脉循行的角度进行探究。《灵枢·经脉》记载肺经循行为"肺手太阴之脉，起于中焦，下络大肠，还循胃口，上膈属肺"。肺经经脉起始于中焦，向下联络大肠，返回向上沿着胃的上口，穿过横膈。呃逆病位在膈，病机为气逆动膈，肺经经脉循行穿过横膈，郄穴可用于治疗本经脉的急性、发作性、疼痛性病症，故肺经郄穴孔最能治疗呃逆。

程老师在临床治疗疾病的过程中常取特定穴，取穴少，但效果却很神奇。通过这则医案我能体会到老师对我们的教诲和良苦用心，在以后针灸诊治疾病的过程中，辨证、取穴仍需要自己去慢慢总结沉淀。

🌊 指导老师点评

呃逆是消化科、针灸科的常见病，但是如果没有被针灸治疗的经历，很多患者是不会首选针灸治疗的。即便患者选择针灸治疗，大多数医生也是以中脘、内关、足三里为主穴进行治疗，从理论上分析思路基本正确，但是如果遇见顽固性呃逆，经过常规治疗无效的病症就必须调整思路，拓宽治疗理念，依据不同腧穴的特殊性进行优化组合了。张如心前辈临证取穴精准，对腧穴的把控能力极强，选取孔最治疗顽固性呃逆恰恰是利用郄穴治疗急症的特点，即使以往普遍认为阴经郄穴偏于治疗血证，也不能忽略其治疗其急证的固有特性，临证中我们和前辈的差距就体现在对于疑难顽疾的诊疗理念和治疗水平上，由此再一次印证跟名师、勤临证的确是中医成才的必由之路。杜鑫能够及时认真学习我所讲的内容，值得赞扬。还有一点必须强调，临证中对既往治疗经过的问诊很重要，只有详细地了解既往治疗经历才能从中发现问题，为下一步治疗方案的确定提供依据。前面已经证实无效的方法就是调整治法的参考，后续的疗效也是在总结的基础上取得的，因此应该感谢他们之前的工作为后续的疗效奠定了基础，此时切记不要沾沾自喜，认为自己高明。没有前人的失败，哪能促使你改变思路，成就你的疗效？

耳聋治肺新解

姬 旭

在治聋的汤药中，程海英教授往往会加上陈皮、桔梗、杏仁和郁金四味药，体现其"耳聋治肺"的学术思想。"耳聋治肺"首载于刘河间《素问病机气宜保命集》："耳者，盖非一也，以窍言之是水也，以声言之金也……假令耳聋者，肾也，何以治肺？肺主声，鼻塞者，肺也。"南京中医药大学干祖望教授常取三拗汤加菖蒲、路路通宣肺解表治疗新发耳聋患者。在前人治疗耳聋的记载中，耳聋治肺的应用多体现在治疗外感引起的耳聋耳鸣，如《景岳全书》载："邪闭者，因风寒外感，乱其营卫而然，解其邪而闭自开。"《静香楼医案》曰："肺之络，会于耳中，肺受风火，久而不清，窍与络俱为之闭……耳聋耳鸣不闻音声也，兹当清通肺气，药用苍耳、薄荷、桔梗、连翘、辛夷……"

耳与肺有着密切的关系。

1.所属关系

两者通过经络发生联系。手足三阴经通过经别合于阳经而与耳相通，手太阴肺经别出的络脉亦循行于耳。根据五脏生克关系，肺为肾之母，而肾主耳，故耳与肺相关。

2.生理关系

肺主气，肺气贯于耳；肺与肾，金水相生。如《杂病源流犀烛》说："然肾窍于耳，所以聪听，实因水生于金，盖肺主气，一身之气贯于耳，故能为听。"

3.病理关系

风邪犯肺，肺气不得宣肃，可导致耳胀痛、耳堵塞感、耳鸣耳聋等病；肺气虚弱，不能上贯于耳，亦可导致耳病。

"耳聋治肺"理论同样适用于神经性耳聋患者的治疗，因此，除了传统的活血化瘀中药外，汤药中还可加上陈皮、桔梗、杏仁、郁金等药。陈皮，味苦辛，性温，归肺脾经，具有理气健脾，燥湿化痰之功效。《本草备要》中记录陈皮可调中快膈，导滞消痰，利水破癥，宣通五脏；桔梗，味辛苦，归肺经，它能载药上行，有宣肺祛痰之效，《医学心悟》曰桔梗善于开宣肺气；杏仁味苦，性微温，归肺、大肠经，可降气止咳平喘，润肠通便。陈皮、桔梗、杏仁三味药共用可化痰理气，取"怪病多痰"之意。郁金，归属心、肺二经，《本草备要》谓其有行气解郁，泄血破瘀之效，《本草从新》指出其能开肺金之郁。

🐋 指导老师点评

中医治病要以五行、脏腑关联为基础，耳疾治疗的着眼点一般在肾脏。这一点不难理解，肾开窍于耳，加之临床上耳疾的患者以年龄偏大的居多，无论从脏腑的功能特点还是《素问·上古天真论》中有关天癸的论述，选择从肾论治都是正确的。但是临床上耳疾患者常自觉乏力精神差，特别是到针灸科寻求治疗的患者因其病程较长，一般病程都在半年、一年甚至数年，兼夹症就更多，仅仅从肾论治就显得不够了。肺肾乃母子关系，生理上一为气之主，一为气之根，病理上母（子）病及子（母），因此肺肾双调是治本之法。耳疾的表现不同，病因不同，辨证不同，采用的治法不同，但肺肾同治很关键。实际上，对于顽疾的耳疾，不仅要注重肺、肾，心、肝也是不能忽略的，具体治疗的核心仍然是调神。当然，在具体腧穴的选择上要依据循经特点及局部与整体的关系综合考量，最终应用切实有思维、有理论、有疗效的饮片汤方和精准的配穴，成为天衣无缝的针药结合治法。

第三章　针法感悟

程海英教授讲穴位注射的基本知识

陈　鹏

在跟诊过程中，我发现程老师使用穴位注射的频率比较高，特别是在对痿证的患者进行治疗时，多以毫针、火针、水针（穴位注射）相配合。现将程老师讲授穴位注射相关知识简要归纳，并结合自己检索到相关文献加以总结。

穴位注射疗法，是在经络、腧穴或压痛点、皮下阳性反应物上，适量注射液体药物，以防治各类疾病的方法。

一、穴位注射的特点

1. 效应放大性

大量实验观察证实，在选穴适当的情况下，穴位注射疗效优于口服、肌肉注射，甚至接近或超过静脉注射给药。

2. 穴位特异性

穴位的特异性是指在同样条件下，穴位注射等量的同种物质，穴位与非穴位，此穴位与彼穴位的作用有显著的差别。有人在动物实验中选择不同的中、西药物进行穴位注射，结果发现有些药物的穴位注射比同等剂量皮下或肌肉注射作用起效快且药效强。但如果将药物注射于穴位旁边，上述现象就不会发生，表明穴位对药物效应的发挥具有重要的影响。

3. 三重效应

有学者把穴位注射的疗效过程总结为"三重效应"：即时效应、慢效应和后作用。即时效应是在治疗后数小时以内产生的针刺和药物局部作用，也称机械刺激效应，与经络的传导相关；慢反应是指治疗后短期内药物所发生的生物化学作用；后作用是治疗后期在前两者的基础上通过自身的调节而获得的治疗效应。三重效应可有效延长穴位注射的有效期，从而使疾病的治疗更有效、更彻底。

二、穴位注射作用方式分析

穴位注射法可通过注射针具对经穴的机械性刺激发挥针刺样治疗作用。其一是药物发挥其自身特有的治疗作用；其二是所注药物对局部产生的刺激，通过类针感样作用，达到和加强针刺持续治疗作用；其三是穴注药物的循经作用，药物可循相应经络直达患处，最大限度地发挥药物效应；其四是进行穴位注射的腧穴或腧穴处的针刺样作用和药物自身作用之间，可能存在着某种交互作用，当交互作用表现为协同作用时可提高疗效，如果交互作用表现为拮抗作用时则可导致药效降低，因此，穴位注射注法效应，其实是针刺样作用、药物作用、药物的循经作用、腧穴和药物间的交互作用等共同作用的结果。另有一部分学者认为穴注的高效性源自腧穴和药效的整合作用，有研究发现药效的"高效性"与"速效性"不依赖于药物在穴位局部迅速吸收作用于靶器官，和血药浓度并不相关。穴位注射的血药浓度远远低于静脉注射，但药效却与静脉注射相当甚或更强。因此，穴位注射药效的发挥很有可能是通过经络的一种未知的途径到达病所。也有研究认为经脉是一种以液相为主的连续多孔介质通道，而穴位注射的药物将通过这一液体通道特异性地作用于靶点。

大量研究表明，穴位注射具有高效性、快速性、穴位和药物特异性等特点，与血药浓度和神经系统无明确相关性，而与腧穴自身对药物的辨别性和经络的特殊传感性关系密切。

指导老师点评

穴位注射的最大特点就是发挥针刺和药物的双重作用，大量临床实践证明同样的药物，给药途径不同，效果就各异。如果将药物注射在腧穴上还可以在提高药物疗效的基础上大大减少药物的用量，既经济又减轻了副作用，是应用前景极佳的一种针刺治疗方法，值得推广。不过由于本操作要求选穴精准、进针技巧较高，因此，目前临床的使用率较低，有必要全面进行相关技术的规范化推广，不断扩大其使用范围，提高疗效。

程教授谈"贺氏三通法"

李伯华

一、微通法

本法为什么叫微通法？其一，它的针具相对火针、三棱针来讲是微小的；其二，它的作用相对是轻微的，所以叫微通。虽然说它的针具相对微小，但是在一定程度上它也能起到四两拨千斤的作用。微通法在临床上也是最常用的方法，基本上可以用于临床上内外妇儿多种疾病，有300多种疾病都可以用微通法、用毫针治疗，所以微通法可以说是中国针灸学的基础方法。

二、强通法

气血循环不畅，出现了瘀滞，贺老就会用此法强制使瘀滞的气血通畅，主要的方法就是用三棱针放血。放血疗法的有关记载最早出现在《黄帝内经》中，放血的工具叫锋针，"锋"是先锋的锋，有"突击队"的意思。三棱针所代表的强通法，有活血化瘀、解表发汗、清热解毒、醒脑开窍等作用，对于一些疾病有立竿见影的效果。如带状疱疹急性期，最突出的症状就是疼痛，而且是剧痛，通过强通法放血后可以立刻缓解疼痛；又如急性的脑血管病昏迷，发热，体温39℃甚至更高，牙关紧闭，神志不清，这个时候我们也可以用强通法；还有下肢静脉曲张，患者往往比较痛苦，重度者西医主张手术治疗，而贺老通过强通法可以在一定程度上缓解症状。关于强通法（也就是放血疗法）放血量的问题，要具体情况具体分析。有些情况放出几滴就可以；但是对于有些情况，比如下肢静脉曲张，放血量太少则达不到治疗效果。据程老师回忆，当年贺老行针时，让患者把旧报纸铺在地上，之后贺老把三棱针往曲张的静脉上一刺，血就如同小柱子一样喷出来了，当时程老师赶紧拿棉球要去按压止血，可贺老说不要动，不要去按，让血自己慢慢停止。每个人都有自己的凝血机制，刚出来的血是黑色的，随着时间的延长，血的颜色逐渐逐渐变成鲜红，到最后血就自己就停了。所以强通法究竟放多少血，要根据病情决定。

三、温通法

温通法有温经散寒，通经活络的作用。贺老临证多年，治疗了大量的疾病，在临床实践当中他就发现，有很多疑难病种，单纯用一种方法、一种针具治疗效果不是很满意。贺老就是在这个发现的基础上，从大量的文献当中发现火针对治疗这些疑难杂症效果非常好，可以起到温经散寒，通经活络的作用。贺老从20世纪60年代起，就开始研究火针疗法的治病机理，进行了多方面的尝试和探讨，并大力推广火针疗法的行业标准，使这种濒临失传的针法，再次焕发了新的活力。

指导老师点评

三通法是对前人经验的高度概括，意义深远，要注重挖掘。针灸贺氏三通法理论是贺教授几十年临床实践的总结，提出针灸临床的疾病病机与脏腑病机不同，针灸治疗疾病是基于经络腧穴理论，经络不可不通。根据《素问·调经论》中"血气不和，百病乃变化而生"等论述，从几十种针法灸法中筛选出毫针、火针、三棱针为基本工具和操作方法。"以通为本"是针灸治疗的基本原则，是针灸三通法之精髓。

程海英教授常用穴位平刺针法经验采撷

李伯华

平刺，又称横刺、沿皮刺。针身与皮肤表面呈15°刺入。该法适于皮肉浅薄处穴位，如头面部、胸部正中线上的穴位；也适用于透穴治疗。程老师在临床实践中，常用平刺疗法，除用于以上情况外，还经常在一些需要较强刺激、进针较长的病症中使用，常有神奇的疗效。

一、平刺内关穴、膻中穴治疗心律失常案

程老师曾治疗一位古稀男性，每天室性期前收缩30000多次，经西医院治疗无明显疗效，寻求针灸治疗。程老师取左侧内关穴及膻中等穴，两穴皆平刺，左侧内关穴用3寸针向近心端平刺以加强刺激，治疗后患者临床痊愈。内关穴是手厥阴心包经络穴，又是八脉交会穴之一，通于阴维脉，主治本经经病和胃、心、心包络疾患以及与情志失和、气机阻滞有关的脏腑器官、肢体病变，广泛应用于临床。现代常用于治疗心绞痛、心肌炎、心律不齐、胃炎、癔病等，有很好的效果。一般临床上针刺内关穴，都是直刺0.5~1寸，而程老师治疗此例心律失常患者采用向近心端平刺手法，且进针长度长，刺激量大，起到了很好的治疗效果。膻中为任脉穴，是足太阴、少阴经，手太阳、少

阳经与任脉之会，为气会穴、心包募穴。主治胸痹心痛、腹部疼痛、心悸、心烦、呼吸困难、呃逆、咳嗽、气喘等。本穴位于胸部，须采用平刺手法。

二、平刺蠡沟治疗癃闭案

男性患者，91岁，因尿潴留就诊。既往4次手术史，2种癌症病史。严重的前列腺肥大病史，长期留置的尿管使局部很容易出现感染，因此常因尿管堵塞而重复插管。选穴：蠡沟、气海、关元、中极、气海、关元、足三里、太溪、三阴交等。采用火针及毫针刺法，其中蠡沟用3寸平刺。另加用皮内针，每天反复多次按压。治疗6次可撤掉尿管，可以自主排尿，又巩固治疗2次，患者排尿基本恢复正常。

此病例从经络辨证入手，根据经脉的循行路线与病所的位置选用足厥阴经和任脉穴为主。首先选肝经络穴蠡沟，其原理是肝经的经脉循行"过阴器，抵小腹"，临床中很多男性生殖系统疾患均可选用本穴。该穴位于小腿内侧足内踝尖上5寸，胫骨内侧面的中央。要注意针刺时采用平刺，由远端向近端刺入，可用3寸针进行针刺，以加强刺激。其次选择任脉的气海、关元、中极，其中气海、关元温振肾阳，有助气化；中极本为膀胱募穴，专攻小便排泄障碍疾患。太溪、三阴交补肾养血。以上穴位均为阴经腧穴，属治本之法，在此基础上再配合强壮要穴足三里。全方坚持以扶正为大法。此外给患者加用皮内针，每天反复多次按压，以保持针灸作用的连续性，故仅治疗数次就有很好的疗效。

🌊 指导老师点评

平刺的选择与病证本身有关，操作时注意针尖朝向病所。以上两个病例的共同点是病证属顽疾，且经其他治疗无效，所不同的是病位。病例一病位在心，病例二病位在膀胱。从病位的角度选择腧穴一般会考虑用本经腧穴，病例一就选择了心包经，但是病例二没有选择膀胱经，反而选择了足厥阴经之穴，究其原因，在十二条经脉中只此一经循行路线是"过阴器，抵小腹"，阴器的范围很宽泛，因此采用蠡沟治之。由此反映出中医"知常达变"的内涵。大凡用平刺，选择的针具不应短于2寸，针过短则达不到平刺的作用。两个病例均治疗数次便痊愈，更说明了针刺治疗范围之宽，作用之大，取效之速，关键是对腧穴、针具以及进针角度的选择要正确。

放血疗法工具简述

李伯华

随着时代的发展和生产力水平的提高，放血疗法所使用的工具也不断发展。砭石、三棱针（锋针）、刀片、采血针、注射器、真空采血器等工具先后作为放血的工具被广泛应用。

一、砭石

砭石是人类最早使用的放血工具。由于当时生产力水平低下，锋利的、坚硬的生产工具多是由石、骨等材料制成，如石刀、石簇、骨针等。先民以之狩猎、切割食物等等，同时逐渐应用于治疗疾病。砭石者，以石治病也，用现在的话说就是"可以治病的石头"。《说文解字》记载："砭，以石刺病也。"以砭石治疗的技术称为"砭术"，其主要的适应证是外科病。砭石作为放血疗法的主要工具，在历史上持续应用了相当长的时间。随着生产力的发展，铜、铁等材料的出现，放血工具也有了一大飞跃，战国至两汉时期出现的青铜砭针就是仿效砭石制成的。《黄帝内经》记载的"九针"，就有"锋针""镵针""铍针"等用来刺络放血。在历史上，针石混用的情况持续了相当长的时间。《黄帝内经》时期则针、砭混用，刺法以浅刺为主。大约至汉代或其以后，砭石才逐渐少用，而多用金属针具放血。除此之外，在古代陶片、竹片和骨针等工具也用来代替砭石用作放血工具。

二、三棱针

随着时代及生产力水平的发展，金属制工具逐渐取代石质器具进行放血治疗。《灵枢·九针十二原》中记载了当时常用的镵针、员针、鍉针、锋针、铍针、员利针、毫针、长针和大针等九种常用的金属针具。其中，"锋针"是"刃三隅，以发痼疾"，故又称为"三棱针"，是用以刺破皮肤、排出血液或其他液体的工具。在砭石之后，三棱针作为最主要的放血工具被长期使用，临床应用多根据患者病情虚实、年龄大小、体质强弱、形体胖瘦、针刺部位及放血量多少等各方面综合考虑选用。所用的手法，包括点刺法、散刺法、络刺法、叩刺法等。

三、采血针、注射器等

随着时代的发展以及对于消毒隔离的重视，以往反复使用的三棱针已经逐渐被淘汰，代之以一次性三棱针或采血针等，普通的毫针、注射器、真空采血针等也广泛地应用于放血治疗中，效果满意。

1.一次性采血针

一般多用于采集指尖的血样，由针头、针杆和护套组成，针头设在针杆的头部。临床上采集指尖血样（如测快速血糖）时，是将针头、针杆装入带有弹簧的护套中，通过弹力刺破皮肤采血。而当采用一次性采血针进行皮肤放血时，只需要用到针头、针杆，直接在皮肤上点刺即可。

2.注射器、一次性真空采血器

注射器由针头和针管组成；真空采血器由真空采血管、采血针（包括直针和头皮式采血针）、持针器3个部分组成。二者的针头和采血针部分是放血的主要工具，他们都非常锋利，且有一定粗度，是放血操作中主要应用的部分，适用于较厚皮损及放血量较大的情况。尤其是注射器针管、真空采血器有负压回吸作用，可直接将中、大静脉内血液抽吸于注射器及采血器内，从而起到放血的治疗效果，可用于某些血液系统疾患或需要大量放血者，具有使用方便、放血量准确等优点。

四、梅花针

"梅花针"又名"七星针"。是在古代"九针"中的镵针基础上发展而来的针具，目前在临床中广泛应用。它的刺激方法与作用和《灵枢》中所载的"络刺""赞刺""豹文刺"基本相似，都是用于浅刺体表淤血的细小络脉并使之出血的一种方法。

五、火针

火针也是临床上放血疗法经常使用的工具，烧红的针具更容易刺穿皮肤直达病所。所用针具可以采用常规火针，也可以采用毫火针。

六、手术刀、小眉刀

有些情况还可以采用刀片放血，如古代中医采用的小眉刀，便是一种由古代"九针"中的"铍针"发展而来的刀具。《灵枢·九针论》中记载："被针取法于剑锋，广二分半，长四寸，主大痈脓，两热争者也。"小眉刀的形状为柄粗而圆，针身扁平，口如刀刃，锋刃锐利，近代多用于割破皮肤浅表络脉，使之出血以治疗疾病。目前临床上多直接采用手术刀进行类似操作，相较传统小眉刀，手术刀更加锋利，且一次性使用可避免交叉感染。

七、火罐

临床运用三棱针、采血针等放血时还常配以拔罐辅助放血。其中玻璃火罐最常用，竹罐、负压吸引罐也常使用。火罐的使用，可以使出血顺畅，促进脓血的排出，还可避免用手挤压的不便，有温经通络等作用。

指导老师点评

《灵枢·九针十二原》中记述了多种针具，其中锋针就是指当今的放血疗法，也就是贺老所说的强通法。无论年代如何变迁，放血所使用的针具相对是比较粗的，刺激量自然也大，要根据患者的体型、体质、部位等多因素来酌情选用合适的针具。贺老基本用火针替代了锋针，如静脉曲张、带状疱疹等病都是选用粗火针烧红后刺破皮肤。目前我在临床为了最大限度地保证安全性，已经不再用火针进行放血治疗，取而代之的是采血针，原因是这种针为一次性使用的，且针尖锋利，便于操作，同时对局部的损伤极小，利于修复。三棱针是近代最初应用的放血针具，但因其针体太粗，对于头面部放血或者体质、皮肤状态略差的患者来说刺激量就显得太大了。总结来说，放血首选针具是一次性采血针，其次是一次性注射器针头，最后才是三棱针。由此可以看出，不仅针灸治疗技术不断发展，针具也不断完善，只有将两者有机结合才能取得满意的疗效。

放血疗法治疗带状疱疹的操作技巧

李伯华

带状疱疹，中医称之为"蛇串疮"，是一种皮肤上出现成簇水疱、呈带状分布、痛如火燎的急性疱疹性皮肤病。古代文献称之为

"蜘蛛疮""火带疮""腰缠火丹"等。放血疗法治疗蛇串疮具有清热解毒，活血通络，消肿止痛的功效。对于蛇串疮初期，红斑、水疱明显时，可以通过放血迅速减轻局部神经的水肿及炎症，从而避免神经的进一步损伤，进而减轻急性期的疼痛及后遗神经痛。对于蛇串疮后遗神经痛，由于瘀血阻络，故疼痛明显，所谓"瘀血不去，新血不生"，通过放血疗法，可以起到活血化瘀，祛瘀生新的作用，从而减轻疼痛。

临床上，由于带状疱疹发病位置各异，患病时间长短不同，放血的工具、手法等也不尽相同。如发于四肢、腰腹等肌肉丰厚部位者，多使用粗大而锋利的一次性采血器等，采用刺络放血的方法，放血量较大；发于胸背、头面等皮肉浅薄部位者，多用指尖采血针，采用点刺或散刺的方法，放血量相对较少。发生在一些特殊部位者，如手、面部，还可以在指尖、耳尖、太阳穴等特殊部位进行放血。

一、辨证分型治疗

放血治疗前准备：依据皮损部位或腧穴位置，嘱患者取坐位或卧位，充分暴露皮损区或腧穴位置。治疗以皮损区域为主，局部行常规消毒，治疗手法以辨证分型为依据。

1.肝经郁热证

证候：皮损鲜红，疱壁紧张，灼热刺痛，口苦咽干，烦躁易怒，大便干或小便黄。舌红，苔薄黄或厚，脉弦滑数。

治则：引热外达，清热解毒。

操作要点：

（1）散刺法：放血部位选取皮损水肿、炎症及水疱明显或疼痛剧烈部位。局部消毒。施术者用一手固定被刺部位，捏起被刺部位皮肤以减少针刺时的疼痛；另一手持三棱针、采血针等在施术部位多点散刺，随即拔火罐，留罐3~5分钟，吸出血量1~3ml，适量多放有助于皮疹的减轻及疼痛的缓解。放血后局部消毒、清洁。每日1次或隔日1次，1~2周1个疗程。

（2）刺络放血法：本法适用于皮肤肌肉比较丰厚的部位，放血部位选取皮损水肿、炎症及水疱明显或疼痛剧烈部位。局部消毒。施术者用一手捏起被刺部位皮肤以减少针刺时的疼痛；另一手持一次性采血器斜刺入皮肤0.5~1cm，多点刺入，注意手法要稳、准、快速，以尽量减轻患者疼痛。随即快速在刺络区域拔火罐，留罐3~5分钟，吸出血量3~5ml，适量多放有助于皮疹的减轻及疼痛的缓解。放血后局部消毒、清洁。每日1次或隔日1次，1~2周1个疗程。

（3）太阳穴放血：适用于眼带状疱疹初期，或头面部带状疱疹初期。症见患者头面、眼睑红斑水肿，肿胀明显，眼裂缩小，头痛明显者。选择患侧太阳穴及阿是穴。采用指尖采血针，用点刺法。局部消毒，施术者用一手固定、捏起被刺部位，以减少针刺时的疼痛；另一手持采血针，迅速在太阳穴及阿是穴多点点刺，挤压，随即用75%酒精棉球擦拭挤出的血液，防止出血过快而凝血，直到自然止血为止。放血后局部消毒、清洁。隔日1次，1周1个疗程。

（4）耳尖放血：适应证、工具同太阳穴放血。折耳向前，选用患侧耳郭后上部静脉处。局部消毒，选择一条比较粗大的静脉，施术者用一手固定、捏挤被刺部位，以减少针刺时的疼痛；另一手持采血针，迅速点刺，随即用75%酒精棉球擦拭挤出的血液，防止出血过快而凝血，直到自然止血为止。放血后局部消毒、清洁。每日1次，1周为1个疗程。

2.气滞血瘀证

证候：皮疹消退后，局部疼痛不止，甚至放射到附近部位，痛不可忍，坐卧不安，严重者持续数月或更长。舌淡黯，苔白，脉弦细。

治则：温经通络，散瘀止痛。

操作要点：

（1）散刺法：放血部位选择疼痛仍明显的部位；若皮损结痂，可选择痂皮深厚、内陷、久不脱痂、痂缘炎症明显的部位。局部消毒。施术者用一手固定被刺部位，捏起被刺部位皮肤以减少针刺时的疼痛；另一手持三棱针、采血针等在施术部位多点点刺，随即拔火罐，留罐3~5分钟，吸出血量1~3ml。放血后局部消毒、清洁。隔日1次，2周1个疗程。可结合火针、艾灸等治疗。

（2）梅花针叩刺放血法：一般选疼痛部位，按常规消毒，用弹刺法，以手腕弹力上下叩打，每次5~10分钟，以轻微出血为度。每日1次，2周1个疗程。

（3）指尖点刺放血：适用于上肢带状疱疹，累及手指，症见皮疹基本结痂、消退，但手指麻木、胀痛仍较明显者。使用工具：指尖采血针。放血部位选择胀痛、麻木的手指指尖或指腹，局部消毒。施术者用一手固定被刺部位，捏挤相应手指指尖，以减少针刺时的疼痛；另一手持采血针，迅速在指尖、指腹多点点刺，随即挤压手指，要由近端向远端挤压，同时以75%酒精棉球擦拭挤出的血液，酒精有扩张血管作用，可防止过快凝血。一般以挤出50~100滴血为度。放血后局部消毒、清洁，再换下一个手指操作。隔日1次，2周1个疗程。

二、名家治疗经验

诸多名老中医对于放血疗法治疗带状疱疹也有独特的经验。

1.金针王乐亭"龙眼""龙头""龙尾"放血法

（1）"龙眼"放血：龙眼穴位于小指近端指关节尺侧面上，握拳取之。局部常规消毒后，用三棱针点刺，然后进行挤压，即有黄色黏液或恶血溢出，挤出1~2滴即可。

（2）"龙头""龙尾"点刺放血：疱疹首先出现处为"龙尾"，疱疹延伸方向之端称为"龙头"。其放血部位应在"龙头"之前，"龙尾"之后。经常规消毒后，以三棱针点刺出血，在针刺部位拔火罐，以求恶血尽祛，起罐后，用酒精棉球擦净该处，不必包扎。

2.国医大师贺普仁"强通法"经验

强通法是贺普仁教授"三通法"之一，即放血疗法，"强"表明放血的方法使用三棱针强刺激皮肤血络，迫使其恶血外出，达到活血调气的作用。

操作要点：用75%酒精棉球消毒皮损及周围皮肤，不擦破水疱，用三棱针沿皮损边缘点刺，间隔0.5~1.5cm，病重者间隔小，病轻者间隔大。点刺完毕，以闪火法在其上拔罐1~4个，罐内可见少许血液拔出，10分钟左右起罐。起罐后用消毒棉球将血液擦净。并用三棱针点刺龙眼穴，出血3~5滴后擦净。隔日1次，2周1个疗程。同时应配合微通法（毫针刺法）、温通法（火针、艾灸）等。

总之，放血疗法对于带状疱疹及其后遗神经痛疗效确切，应该学习掌握。

指导老师点评

带状疱疹是针灸治疗的优势病种，特别是急性期，如果能够把控时机运用汤药、针灸进行治疗，不仅能缩短病程，减轻患者的症状，更重要的是能降低后遗神经痛的发生率，其中合理地运用三棱针的强通放血方法最为关键。本病在急性期主要表现为疼痛（常为难以忍受的剧痛），局部皮温增高，有时会出现体温的变化，体质越强壮的患者症状越明显，严重影响患者的生存质量。一般来说，急性期在疱疹两端进行点刺放血，即"龙头""龙尾"放血，根据病灶的区域酌情点刺3~5下，然后局部拔罐，留罐5分钟左右，进行局部处理后再行其他针法。发病第1周可以隔天治疗1次，也可根据病情灵活调整间隔，针刺前应做相关检查，对凝血时间、血小板计数等指标必须予以关注。放血是针对瘀血阻络的病机采用的给邪以出路的治法，使血瘀散，经络通，疼痛止，此法屡用屡验。但要想达到预期的效果还必须注意几个细节：消毒要规范，针具要优良，手法要敏捷，放血量要适中，同时起罐后要注意局部避免沾水，保持干燥。此外，还要根据疱疹的部位灵活运用此法，例如疱疹出于耳部、面部时就不要再拔罐了。

火针的针刺手法

王　鹏

火针疗法，是用一种特制的针具，经加热烧红后采用一定的手法刺入人体的腧穴或患处，以达到祛疾除病的一种针灸治疗方法。早在《灵枢·官针》中就记载："焠刺者，刺燔针则取痹也。"《伤寒论》中也论述了火针的适应证和不宜用火针医治的病候。《千金翼方》有"处疖痈疽，针惟令极热"的论述。《针灸大成》中总结了明以前用火针治疗的经验，可以参考。本法具有温经散寒，通经活络作用，因此在临床可用于对虚寒痈肿等症的治疗。其操作便捷，治疗效果明显，患者所承受的痛苦较小，是当今临床中医针灸中使用较多的一种治疗方法。随着现代消毒卫生水平的提高，人们对火针治疗效果的认可加深，火针治疗疾病的范围得到拓展，从内科、外科扩展到妇科、皮肤科、肿瘤科、耳鼻喉科、眼科、口腔科等。火针的标准操作流程如下。

1.选穴与消毒

火针选穴与毫针选穴的基本规律相同，根据病症不同而辨证取穴。选定穴位后要采取适当体位以防止患者改变姿势而影响取穴的准确性。取穴应根据病情而定，一般宜少，实证和青壮年患者取穴可略多。选定穴位后进行严密消毒。消毒方法宜先用碘酒消毒，后用酒精棉球脱碘，以防感染。

2.烧针

烧针是使用火针的关键步骤，《针灸大成·火针》说："灯上烧，令通红，用方有功。若不红，不能去病，反损于人。"因此，在使用前必须把针烧红。较为便捷的方法是用酒精灯烧针，但此法也有不足，有人采用打火机和一次性5ml注射器（戴针头）火针治疗脊椎损伤和小儿脑瘫，疗效确切。

3.针刺与深度

针刺时，用烧红的针具迅速刺入选定的穴位内，随即迅速出针。关于针刺深度，《针灸大成·火针》中说刺针"切忌太深，恐伤经络，太浅不能去病，惟消息取中耳"。火针针刺的深度要根据病情、体质、年龄和针刺部位的肌肉厚薄、血管深浅而定。一般四肢、腰腹针刺稍深，可刺2~5分深；胸背部穴位针刺宜浅，可刺1~2分深；夹脊穴可刺3~5分深。

我在工作中始终认为烧针和针刺时的"稳、准、快"火针操作的是两大核心要素。在和程海英教授学习的过程中，我更加坚定了这个观点。烧针一定要达到通体红透的标准，否则有徒伤好肉之弊。针刺过程务求一个"快"字。我在火针点刺的时候，一次烧针，只能针刺一个穴位，之后必须再次烧针，手法和程教授相比实在是笨拙。程教授在火针点刺的过程中，烧针和点刺穴位手法之快令人称道。

单纯针刺手法和行针手法，是目前临床上被大家忽略的，而不论从针灸典籍的记述还是临床的观察中都可看出，这往往是影响疗效的一个重要方面，其重要性不亚于穴位处方的选择。在下一阶段的学习中，我要更加注重学习老师的针刺手法，要认真地研究体会进针和行针手法，以提升临床疗效。

指导老师点评

　　火针疗法的施术与其他针刺方法有很大的差异，由于它有将针体加热的过程，因此，"红、准、快"是操作的关键。其中"准"是核心，"红"和"快"是保证，只有掌握了这三点，才算掌握了火针操作的技巧。"红"是指烧针时针体一定烧至通红，趁着针体通红迅速将针刺入穴位或部位。这样做，一是针身通红穿透力强，刺入穴位时阻力小，缩短进针时间，减少患者被灼刺的痛苦；二是针身烧得温度越高，刺激量越强，疗效就越好。"准"一是说定穴或寻找反应点要准，二是说进针要准，针要准确无误地刺在所定的穴位上。火针疗法定穴和进针的准确性，比毫针更为重要。毫针进针后，若穴位不准确还可以调整进针方向，而火针进针后则不能变动。进针准确与否决定着疗效，准则效佳，不准则效差。"快"是指进针要快，一般将烧红的针离开火焰，到针体刺入穴位，这一连串的动作要在1秒内完成，只有这样，才能使患者痛苦少或无痛苦。要做到快，应注意两点：一是将火源尽量靠近针刺部位烧针，缩短红针离开火焰的距离；二是要熟练掌握基本功，要有一定的腕力和指力，若能配上气功，疗效更佳。临证应用贺氏火针疗法治疗沉疴顽疾，疗效显著。

如何确定针刺的方向与深度

王　鹏

　　在临床诊疗过程当中，我深深体会到，要想取得好的临床疗效，除了腧穴的合理选用、准确定位以外，针刺的方向与深度也非常重要。因为腧穴定位的准确，不应仅限于体表的位置，还必须与正确的进针角度、方向、深度等有机地结合起来，才能充分发挥其应有的效应，从而增强针感，提高疗效。另外，针刺方向与深度的正确是临床诊疗过程当中防止意外的关键。我对临床中如何确定针刺的方向与深度有以下几点体会。

一、根据腧穴部位确定针刺的方向与深度

腧穴所在部位的局部解剖结构，是决定针刺方向及深度的重要因素。正如《金针梅花诗钞》所说："穴浅则刺浅，穴深则刺深"；"可深而不深，有如隔靴搔痒；不可深而强深，必将祸不旋踵"。《素问·诊要经终论》说："凡刺胸腹，必避五脏。"《素问·刺禁论》说："刺中心，一日死"；"刺中脑户，入脑立死"；"刺跗上中大脉，血出不止，死"；"刺匡上陷骨中脉，为漏为盲"。内脏、脑户、脊髓、重要血管等要害部位不宜针刺，必须避开，否则将出现严重后果。在临床应用时，针刺时遵循如下原则：头面部穴位宜浅刺；眶内穴位宜浅刺；背部腧穴、十二胸椎以上的穴位宜浅刺，大多沿肋间隙平刺或斜刺0.5~0.8寸。膀胱经第一侧线腧穴可向内斜刺0.5~0.8寸；膀胱经第二侧线腧穴可向外斜刺0.5~0.8寸；不宜直刺、深刺。督脉穴宜直刺或向上斜刺0.5~1寸，夹脊穴向内斜刺0.5~1寸，不能深刺、捣针。腹部、腰部的腧穴应根据局部皮下脂肪、肌肉的厚薄直刺0.5~2寸，四肢穴位的针刺深度可根据肌肉厚薄、局部的骨骼、肌腱等组织结构确定，以得气为度。

二、根据病位深浅确定针刺深浅

根据疾病的所在部位，采用适当的深度，这是获得疗效的前提。正如《素问·调经论》所说："其病所居，随而调之，病在脉，调之血；病在血，调之络；病在气，调之卫；病在肉，调之分肉；病在筋，调之筋；病在骨，调之骨。"

临床应用当中，可按病位深浅分为刺皮、络、肉、筋、骨。

1.刺皮下

如果感冒、皮肤病、末梢神经痛等，病在皮毛、肌腠者，宜刺

皮下，行浅刺、平刺或透刺。如神经性皮炎，可在皮损局部浅刺，或从皮损边缘向中心平刺、围刺；末梢神经炎，可以用毫针浅刺或皮肤针叩刺。

2. 刺络

若是外伤瘀滞肿痛、斑疹、痈肿等病在血分者，可用粗毫针刺脉出血、三棱针刺血或皮肤针重叩出血。如血管神经性头痛，可在印堂、中冲点刺放血，太阳刺络出血；颜面部痤疮，可用毫针刺入痤疮根部，委中刺络放血，或肺俞、膈俞点刺放血。

3. 刺肌肉

各种肌肉、软组织急慢性损伤，以及肌肉萎缩、肌无力等，病在肌肉者，可刺入较深，直刺入穴位肌肉间，行针得气后留针。如肩周炎，取肩髃、肩贞、天宗、秉风等穴将毫针刺入分肉，即分刺法，亦可采用合谷刺；慢性腰肌劳损，取肾俞、大肠俞等穴，亦刺入分肉之中。

4. 刺筋

治疗关节病，犊鼻、膝眼应刺入关节腔，膝阳关可透刺曲泉。关节软组织损伤或痉挛，可采用恢刺法，即取痛点或痉挛处直刺进针，疼痛痉挛缓解后，再将针提至皮下，嘱患者活动伸屈关节，寻找痛点及痉挛点后，调整针刺方向，再进针刺到病处。

5. 刺骨

病位较深的各种骨病，如颈、腰椎骨质增生，膝、跟骨骨刺，骨性关节炎等，针刺宜深。如腰椎骨质增生，取夹脊穴，可深刺至患病腰椎附近；跟骨骨刺，可取阿是穴，直刺至骨。

三、根据病情确定针刺的方向与深度

病有表里、寒热、虚实、新旧之分，针刺的方向与深度也应该与之相对应。

①疾病性质不同，针刺深浅不同。热病属阳，宜用浅刺井穴或刺络的方法，以宣泄郁热，通调经气；寒邪深入筋骨，阻滞气血致疼痛者，应深刺加留针，以起到散寒通络的作用；如中暑、高热，可在十二井、大椎点刺放血；寒凝经脉致关节疼痛，宜深刺留针。

②疾病的不同时期，针刺的深浅不同。新病一般都是邪在表而尚未入里，故可浅刺而不宜过深；而久病者，病邪必深入于内，治疗这类重症、宿疾、顽固性疾病，则需用深刺，才能针至病所，散其郁结，调其气血。例如面瘫急性期（即发病一周以内），针刺宜浅，以防引邪深入；恢复期（发病一周至一个月），针刺可较深。后遗症期应予深刺，透刺。

③同一穴位，治疗不同疾病，针刺的方向与深度不同。如翳风穴，治疗外耳病，面瘫，应该浅刺，直刺；治疗下颌病变、牙痛，应该向下颌骨方向斜刺，浅刺；治疗内耳疾病，应微微向上沿耳道方向刺入1.5~2寸，针感直达耳内；治疗偏头痛、眩晕、中风等，应该深刺，向对侧乳突方向直刺。又如风池穴，用1.5寸毫针向鼻尖方向刺入0.5~1.2寸是比较安全的常规刺法，但治一些特殊疾病时，可采用不同的方向与深度。如治疗外风病时，平刺，针尖指向对侧风池；治颈椎病，取2.5寸毫针向对侧风池透刺；治疗假性延髓麻痹等症，针刺指向咽喉方向刺入1.5~2寸。

四、根据得气与补泻决定针刺方向与深度

针刺疗效好不好，与得气与否关系非常密切，针刺的方向和深度亦是重要的影响因素。《灵枢·九针十二原》指出："为刺之要，气至而有效"；"经气已至，慎守勿失"；"刺之而气不至，无问其数"。若气不至，可以调整针刺深度，或者将针稍稍提起，改变针尖方向，促使针下得气。同时，还可在浅、深不同的层次变换针刺

角度与方向，以求得气。对那些针下得气迅速、感应强烈的患者，针刺宜浅；针下得气缓慢、感应迟钝者，刺入宜深。

指导老师点评

针刺的方向与治疗的疾病、病所、病性等多种因素有关。从虚实而言，虚证宜顺经、实证宜逆经；从病位而言，针刺宜直对病所。例如，较少有咳嗽以后即刻寻求针刺治疗者，换言之就是到针灸科寻求治疗的咳嗽患者病程相对较长，宜顺经而取。当然，在临床运用上不必拘泥于此，还应灵活运用。膻中在临床使用率极高，肺系病可用，心系病可用，气机不调可用，气滞血瘀亦可用，还要结合具体病证、病位、病性综合考虑。针刺的深度除了以上因素，还要结合腧穴的部位考虑，面部、躯干针刺要浅；四肢、腰腹脂肪丰满，针刺宜深。有时虽根据病情采用了平刺，但针体进入人体的部分很长，因此要注意甄别应用。如各类心律失常，内关穴是很常用的，我临床上常采用2.5寸以上的针具平刺向近端进针，这里就包含了针刺的方向和针刺的深度两个方面，虽然内关向近端方向针刺属于逆经而刺，但是该法直达病所，又为强化针刺效应而采用了透刺的手法，临床效果满意。总之，治病选穴固然重要，针刺手法、深度、角度的作用亦不可小觑。

多种针具和刺灸方法并用的体会

王　鹏

我在最近跟诊中发现，来诊的患者有几个特点，一个是久病的患者居多，还有就是怪病患者居多，而师父妙手起沉疴，虽不能使病症立即痊愈，但往往能看到病情转佳的征象。总结来说，针具的多样和刺灸方法的不拘一格是获效的重要原因。

从针灸的发展史上看，从骨针、石针到现代的合金针灸，工具越来越精细，在不影响临床疗效的前提下，针刺对患者造成的痛苦也越来越小。但是，当下针具的精致，反而让一些针灸工作者"懒惰"了起来，一根毫针使到底，甚至连长短规格都不因人、因病而异。

《灵枢·官针》言："九针之宜，各有所为，长短大小，各有所施也"。从始至终"一根银针治百病"的医生，一定没有洞悉针灸的真谛。虽然现今，因为针具的制作材料和技术水平的发展，以及治病方法的进步等因素，九针中部分针具已经不再使用，部分针具有所演变，对针具的分类方法更为科学合理。但古医籍中有关九针的载述，对人们认识针刺疗法及其理论，仍具有重要意义。《灵枢·外揣》言："夫九针者，小之则无内，大之则无外，深不可为下，高不可为盖，恍惚无穷，流溢无极，余知其合于天道、人事、四时之变也，然余愿杂之毫毛，浑束为一，可乎？岐伯曰：明乎哉问也，非独针道焉，夫治国亦然。"不同针具，配合不同的刺灸方法，针对不同的疾病或相同疾病的不同证候，才能达到切中要害的临床疗效，这不单单是"九针"之道，更是"针道"。正如《灸法秘传·凡例》言："古圣用九针，失传久矣。今人偶用者不但不谙针法，亦且不熟《明堂》，至于灸法亦然也。"

程海英教授在这方面就给我们作出了表率，近期就诊的几个患者，均是久病不治，或病情疑难，诊断不明确。在治疗上，老师往往是先用火针点刺，起到激发经气，温通气血的作用。尽管火针点刺的创伤性比毫针大，但是程老师在手法上快速轻浅，减轻了患者的痛苦，使其产生舒适的感觉。之后，再根据辨病辨证，给予毫针的刺法，期间会配合水针等治疗。起针之后，再加用揿针，使患者离院之后，刺激还能持续，巩固疗效。今后，我自己在临床上，也要根据患者的情况选择多种针刺方法相配合，提升临床疗效。

　　针灸学的精华需要靠临证的治疗来体现，几十年来，针灸前辈运用不同针法为后人积累了大量的临床经验。享誉盛名的金针大师王乐亭、三通大家贺普仁等，均在不同疾病中娴熟地运用多种针法，为众多患者解除了痛苦。目前由于门诊量较大，很多医者无暇对患者进行不同针法治疗，随之产生的问题就是疗效受到影响，复诊率不断攀升。因此，适时合理地采用多种针法的综合治疗，能极大限度地提升治疗质量，减少不必要的复诊率，有重要价值。毫针刺是针刺的基础；火针用于顽症和阳虚类疾患；锋针偏于泻实，祛邪除瘀；而水针适应于病程长、病情反复迁延的顽疾，利用针法特点将药注入腧穴，实现腧穴与药物的双重作用；揿针对行动不便、老、幼患者以及工作繁忙、不便按时就诊者则不失为一种替代针法，还可延长针刺效应。此外，梅花针及多种灸法也有很广的适用范围。因此，一个合格的针灸医生应该全面掌握不同针法，并将其广泛应用在各科疾病的治疗中，真正使针灸成为对抗疾病的绝佳武器。

董氏奇穴与脏腑别通

王　鹏

　　董氏奇穴作为一个针灸的学术流派，近些年来受到了更多针灸从业者的重视，因其操作简便，易于掌握，在民间中医师队伍中有着很广泛的受众群体。经常有进修医生和实习医师和我探讨董氏奇穴的问题，故最近粗略地学习了董氏奇穴的相关内容。其无论是理论基础，还是针具针法，都与师爷贺普仁的"三通法"有着相似之处。《医贯》有云："夫有医术，有医道，术可暂行一时，道则流芳千古。"董氏奇穴的穴位体系、刺灸方法、理论创新等，可以说不是简简单单的"术"的层面，而是可以自成体系的针灸流派。董氏后人将董氏奇穴的理论和实践不断总结，不断完善，逐步融入《黄帝内经》《难经》的理论体系，比如全息通应、同气相求、脏腑别通、络病理论等。其中我最为认同的是"脏腑别通"理论，可谓发《黄帝内经》之未发。该理论认为肺与膀胱通、脾与小肠通、心与胆通、肾与三焦通、肝与大肠通、心包与胃通，脏腑之间的气化相通、气化作用最能体现"四两拨千斤"之妙。

一般认为，脏腑之间的关系是阴阳表里关系，即心与小肠、肺与大肠、脾与胃、肝与胆、肾与膀胱相表里，其机制则是脏为阴，腑为阳，相关脏腑之间通过经络相互联系。明朝李梴的《医学入门》最早记载了不同于阴阳表里关系的脏腑关联方式——脏腑别通，拓展了脏与腑之间的关系，丰富了藏象学说的内容，尤其是为经络腧穴学提供了新的理论依据。董氏奇穴传人杨维杰先生认为脏腑别通实乃气化相通，由六经开阖枢理论推演而来。互通脏腑之经气相互连通，则一条经上的穴位可治疗相通经的主治或循行部位的疾病，这样可以对一些穴位的功用从理论上作出更合理、更系统的解释。如内关治疗胃痛，伏兔、足三里治疗心悸，传统上一般从心包经的体内支脉联络三焦与足三里的强壮作用来说明其机制，而"胃与心包通"则提供了更具特异性的解释；针刺曲池可治疗肝阳上亢所致的高血压，其机制可从"肝与大肠通"得到很好的说明；开四关堪称经典配穴，具有开关宣窍，调畅气机，活血通络之功，临床应用广泛，其机制除与气血、阴阳、标本等有关外，"肝与大肠通"亦是一个不容忽视的因素；腕骨是小肠经的原穴，具清脾湿、退黄疸之功，自古为治黄要穴"脾与小肠通"便可解释这一功效的原理。脏腑互通理论还可以扩展穴位的治疗范围。中渚在三焦经上，由于"肾与三焦通"，扩展其功用可以治疗肾虚腰痛；胃经通过膝部，因为"胃与心包通"，扩展其功用以治疗膝痛，可取得很好的疗效；秩边、承扶在膀胱经上，通过"肺与膀胱通"，成为治疗扁桃体疾病的有效穴位。

此外，脏腑别通理论，为配穴提供了新的思路。传统的配穴方法有本经配穴、表里配穴、上下配穴、前后配穴和左右配穴等，根据脏腑别通理论，选择互通两经上的穴位配伍应用，可以确立新的"别通配穴法"。如此配穴可以同时调节互通两经的气血，协调互用，扩大治疗范围，提高治疗效果。如"胃与心包通"，分别选取胃经的足三里和心包经的内关配穴，既可以治疗胃痛、呕吐，又可以治疗胸痹、心悸；"脾与小肠通"，选取腕骨配伍阴陵泉，共奏健脾利湿之功；"肺与膀胱通"，选取尺泽、委中点刺放血，既可以治疗水液运化失常所致的吐泻，又对手足干燥皲裂卓有疗效。

指导老师点评

先贤张仲景特别主张"博采众长"，真正的大家都会广泛学习不同流派的方法。面对当今复杂多变的疾病谱，单纯固守一家一派是有局限的，应该不断总结、挖掘同业中禁得住临证考验的经验，说到底就是要不断学习，充实、完善自我。从我个人的从医经历来看，首先接受了正规的院校教育，然后学习了针灸组方配穴大家王乐亭的数十个处方、夏寿人的经络诊察理念和思路、杨甲三独特的腧穴定位方法、于书庄的针灸与科研之间的切入点、贺普仁多种针法并用的"三通法"以及周德安主任的针灸六治等，这些都是宝贵的财富，临证中如果能适时地将这些内容融合使用，何愁疾病不愈呢？王鹏文中所表述的内容说明了一个道理：海纳百川，虚怀若谷，善于发现、学习、总结各位医家所长，使自我的功底不断扎实、强大，才能真正做一名值得患者信赖的好医生。

蠡沟穴定位取穴体会

杜 鑫

跟师以来，我经总结发现程老师擅长用3寸毫针针刺蠡沟穴治疗泌尿生殖系统病症，如尿潴留、小便不利等。因自己用蠡沟穴少，故跟师后查阅教科书《经络腧穴学》，对蠡沟穴的定位有一些疑惑和不同的见解。

首先说一下蠡沟穴的定位和解剖，《经络腧穴学》在"足厥阴经络与腧穴"一节说蠡沟穴的定位在小腿内侧，当足内踝尖上5寸，胫骨内侧面的中央。解剖位置为皮肤→皮下组织→胫骨骨面。浅层布有隐神经的小腿内侧皮支和大隐静脉。教科书对蠡沟穴的定位和解剖位置介绍详细而容易理解学习。再来说一下蠡沟穴的针刺角度，本穴在针刺时进针角度稍大就特别容易刺到胫骨骨面，《经络腧穴学》规定为平刺0.5~0.8寸。关于针刺角度，《刺法灸法学》在"毫针基本操作技术"一节"针刺角度和方向"中将进针角度分为直刺、斜刺和横刺，横刺又称沿皮刺、平刺或卧针法，具体操作为：沿皮下进针，横刺腧穴，使针体与皮肤呈15°角左右，针体几乎贴近皮肤。适用于头面、胸背及皮肉浅薄处。所以，在横刺（平刺）蠡沟穴时对进针角度的把握尤为关键，进针角度小于15°便不容易进针，而且很容易刺破皮肤，进针角度大于15°就特别容易刺到胫骨骨面。所以当选取3寸毫针或5寸芒针针刺时，由于进针深度的原因，就特别容易出现针尖刺到胫骨骨面而不能继续进针的情况，这就是我对蠡沟穴的定位进行详细查询资料的原因。通过查询资料，我认为蠡沟穴的位置应该在胫骨后缘，现详述如下。

1.蠡沟穴出处

本穴自《灵枢·经脉》："足厥阴之别，名曰蠡沟。"

2.穴位命名及穴名释义

《经络腧穴学》关于该穴的命名注释为：蠡，瓢勺也。穴在内踝上5寸，因喻近处之腿肚形如蠡勺，胫骨之内犹似渠沟，故而得名。穴名释义：本穴适当胫骨与腓肠肌之间，有如狭小之溪沟，又因主治阴门瘙痒，有如虫行，故名之。本穴在胫骨与腓肠肌之间，为足厥阴经之络，与足少阳之络光明相应，喻光明犹如明珠，腓肠肌覆伏如蠡（蚌壳），故名蠡沟。而《经络腧穴学》中言光明位于小腿外侧，当外踝尖上5寸，腓骨前缘。蠡沟与光明相应，即对称，蠡沟定位在胫骨内侧面的说法就显得不太严谨了。

综上，蠡沟穴在胫骨与腓肠肌之间，取穴在小腿内侧，当足内踝尖上5寸，胫骨内侧后缘，胫骨与腓肠肌之间。

🌊 指导老师点评

蠡沟穴不是常用穴，甚至有很多针灸医生多年不用此穴，杜鑫能认真学习蠡沟的定位，参考古籍文献进行论证分析，提出对本穴定位的看法，非常好。需要考虑的问题是，蠡沟穴在目前教材中统一的定位在胫骨内侧面，只不过临床上有时由于患者体位变化，内踝尖直上在胫骨后缘，也可选取，但本穴的针刺角度是平刺且刺入针体比较长，这才是临床应用的关键，所以将本穴定位在胫骨后缘并不准确。至于蠡沟与光明的对应关系也是大致的，并不绝对，蠡沟在胫骨后侧，光明在腓骨前侧，如何对应？

放血疗法量效关系之我见

杜 鑫

量效关系一般是指是指药物的剂量与效应之间的关系。《黄帝内经》中已有量效关系概念雏形，术语"适其至所"较为直观地阐释了量效关系的概念。科学合理地阐述放血疗法的量效关系有利于放血疗法的进一步发展，推动放血疗法从经验走向科学。笔者以个人对放血疗法的认识，结合有关放血疗法放血量及临床研究的相关文献，对放血疗法的量效关系进行初步探讨，现阐述如下。

一、古人对放血疗法量效关系的认识

《黄帝内经》中将放血量的多少与患者体质强弱相结合，认为"瘦者浅刺少出血，肥者深刺多出血"。《医学源流论》中认为血色由紫暗变为鲜红时的放血量即为起效量，放血量过大则会引起邪不去而伤害身体，即："凡血络有邪者，必尽去之。若血射出而黑，必令变色，见赤血而止，否则病不除而反有害。"

二、对放血疗法"量效关系"之"量"的理解

笔者认为放血疗法"量效关系"中"量"不单单指放血量，应该是指刺激量，放血疗法量效关系不应该单单指放血量的多少与效应之间的关系，而是指放血治疗中刺激量的大小与效应之间的关系。放血疗法作为一种刺激疗法，放血操作过程中也存在刺激量的概念，刺激量的大小与放血量的多少、放血部位的多少等因素相关。

三、放血疗法量效关系的影响因素

刺激量的大小与效应（或称疗效）关系密切，刺激量的大小与放血量的多少、放血部位的不同及多少、机体所处的机能状态等因素有关。放血量的多少是决定刺激量大小的主要因素之一，两者呈正相关。放血部位的不同与放血量关系密切，亦是决定刺激量大小的另一主要因素。因此，正确掌握穴位的主治特性，明确穴位所处部位特性能更好地控制放血量，取得更好的临床效应。

四、机体的状态与量效关系

在放血疗法中，决定刺激量大小的关键是机体的机能状态，它也直接决定放血治疗的临床效应。在临床应用放血疗法时，需了解机体的机能状态，决定放血刺激量，从而产生最佳临床效应。

五、放血量的确定

临床中放血量的随意性比较大，缺乏一个有效的理论基础，缺乏统一标准。在理论上多以滴数、毫升等计量单位作为放血量的衡量指标，但在实际临床治疗过程中受多因素干扰，可行性不强。笔者认为，《医学源流论》中把放血血色变化作为治疗起效衡量标准还是可取的。国医大师贺普仁教授起草的国家中医药管理局农村中医适宜技术推广项目——"贺氏针灸三通法治疗缺血性中风病技术"中"强通法–放血疗法"指出，放血量的确定标准为：放血后如发现血色暗红，令其淤血流尽，血色逐渐转为鲜红时出血自止，不予特殊压迫止血。一项基于现代文献研究的结果指出，目前大多数医师认同放血量的标准为"血色由暗红变为鲜红色，或颜色变浅"或"淤血流尽"之时即应止血。

六、放血针具与量效关系

现代临床中刺络放血针具已不再局限于三棱针、梅花针，文献研究结果显示，注射针头、皮肤针、采血针、火针、针刀、毫针等针具也被应用于临床放血治疗中，其中以三棱针应用最为普遍。现代的三棱针针身结构决定了它可以成为刺络放血中最常应用工具，三棱针是由锋利的针尖和三个边组成的尖利的三棱锥，当刺入组织时，针孔处则形成一个三棱锥形空腔，空腔的每一个横断面及侧面均为三角形，三角形具有结构的稳定性，有利于淤血流出。

放血疗法是针灸技术中的一种特色疗法，应当重视对放血疗法标准化和规范化的研究，可以从放血疗法治疗各种疾病的最佳放血时机、有效刺激量、治疗间隔时间、有效疗程等角度进一步进行深入细致的研究，从而使放血疗法更具有可操作性和可推广性，有助于进一步推动放血疗法从经验走向科学。

🌊 指导老师点评

放血疗法是针灸临床上常用的针刺方法，国医大师贺老的"贺氏三通法"之一的锋针强通法即是本法。有关放血量的问题，从20世纪以来，不少针灸界大家酝酿此事，但时至今日尚未见相关标准出台。究其原因，我认为是中医诊治需要考虑的因素众多，且不可能千篇一律，所以要想如同西医学一般制定量效标准，实在是强人所难。杜鑫考虑到放血量与疗效之间的关系，说明是动脑用心了。仅就本法而言，若辨证属于单纯虚证就不适用，贺老之所以称之为强通，其内涵就是泻实。就病证来说，放血量也不尽相同。为筋瘤患者放血，血色必须由乌黑暗红变为鲜红才算是达到了治疗效果；对高热患者的大椎放血，小儿数滴即可，壮汉自然量要大；疱疹、丹毒一类病患的放血量与皮损的范围大小密切相关，为了达到最佳疗效不仅是单纯点刺放血，还要加用血罐，此时的放血量自然不会小；而对于四末痿麻之症，不必刻意追求"量"的多少，"四两拨千斤"也是常事。可见，把握好放血疗法应用时机，并能掌控好放血量，是极为关键的。

程教授多种针法治疗痹证之补泻探讨

梁瑞丽

针刺法有补泻不同，不同的针法亦有补泻之别，补泻得当是取得临床疗效的关键。笔者在跟诊程教授临床实践时，发现其非常重视不同针法的补泻，现以痹证为例，总结探讨不同针法的补泻特点。

　　针灸科常见痹证有肩痹、项痹、膝痹、腰痹、肘痹等，多由机体劳损，感风寒湿邪，外邪同营卫相搏，阻滞气血，不通而痛或不荣而痛。《黄帝内经》指出："实则泻之，虚则补之"；"有余泻之，不足补之"。虚证通常使用补法，实证使用泻法。但痹证多反复发作，部分患者病程较长，究其病机多属虚实夹杂，因此程教授常根据患者临床表现，补泻同时应用。临床常火针疗法、毫针刺法、刺络放血疗法联合使用，通过不同针法的组合达到不同的补泻目的，进而调节脏腑功能，使人体阴平阳秘，达到治病防病目的。

　　火针疗法属温通法，为"针法"和"灸法"二者的结合，故根据不同的刺激量以及腧穴配伍，既可以有补益功效，又可以达到祛邪目的。程师认为细火针浅刺，既可以祛除寒湿之邪，又可以温振阳气，无论是"不通则痛"的实证，还是"不荣则痛"的虚证，抑或是虚实夹杂之证，均可以通过火针疗法达到治疗目的。因此，火针疗法是程师治疗痹证必用针法。刺络放血法属强通法，痹证主因经脉气血运行不畅而发疼痛，《灵枢·小针解》："菀陈则除之者，去血脉也。邪盛则虚之者，言诸经有盛者，皆泻其邪也。"故程师指出刺络放血法多为泻法，多用于以实邪为主的痹证治疗。毫针刺法属微通法，可细调经脉，须手法轻盈，操作细腻，是针灸临床最常应用的针法。毫针刺法的补泻手法，历代医家仁者见仁，程师在临床过程，常指导我们在掌握毫针补泻手法的基础上，应该重视通过配合其他针法联合应用，达到补泻目的，从而提高临床疗效。

　　针对痹证急性起病，疼痛剧烈，痛点单一，位置固定不移的临床表现，以泻法为主，宜使用刺络放血，再使用毫针刺法调和经络，和顺气血，达到止痛目的；针对痹证临床表现为久病，疼痛反复发作，疼痛位置较多者，局部怕冷或受凉后加重者，以补法为主，先使用火针温通振奋阳气，濡养营血，再配合毫针刺法疏通经脉。

指导老师点评

关于针刺的补泻，实际上没有精准的定性，一般是以手法的力度、频率的快慢以及针具的特性来判定。大凡选用的针具较粗、运用的手法频率较快、幅度较大者为泻法，反之即为补法。仅就痹证而言，热痹呈现一派红肿热痛的阳热表现，大法自然是"热者清之"，属泻法，锋针放血是治疗热痹最佳也是最常用之法。风、寒、湿痹辨证时理论上可区分，但临证中兼夹很常见，病情之所以迁延反复，湿邪是主要病因之一。因此，除了疏通经络，温通助阳除阴邪就显得至关重要了，火针必定要担此重任，此时其温补之功非其他针具可比。由此可见，临证中针家不仅要善于精准地选取腧穴，也必须善用合适的针具，二者缺一不可。

附录 程海英教授大事记

1963 年 9 月	上小学
1969 年 9 月	上初中（后期因改为春季入学，学制延长半年）
1973 年 2 月	上高中
1975 年 6 月	进入北京化工厂担任仪表工
1977 年 12 月 11 日	参加恢复高考后首次高考
1978 年 3 月 8 日	考入北京第二医学院（现首都医科大学）中医系
1982 年 12 月	大学毕业分配至北京中医医院工作
1983 年	在医院妇科、外科、眼科、内科病房轮转
1984 年	进入针灸科病房工作
1985 年	开启临床带教工作
1987 年	在科室安排下跟随贺普仁主任出诊
1987 年	开始承担学院课堂授课工作
1987 年 9 月	在北京中医医院首届教师节上荣获优秀教师称号
1987 年	与王德凤等医生联合撰写贺普仁第一部书籍——《针灸治痛》
1988 年 1 月	晋升为主治医师
1991 年	在教研室周德安主任领导下进行十段教学法的研究，完成了全部文案撰写、影像资料拍摄以及整理工作，并撰写论文发表在《中医教育》杂志上，该项目获得北京联合大学教学科研一等奖
1991 年	入选北京市第六届青联委员
1992 年 6 月	调任医院教育处从事教学管理工作
1994 年 11 月	晋升副主任医师，同年 12 月调回针灸科
1997 年 5 月	被（原）中华人民共和国人事部、（原）中华人民共和国卫生部、国家中医药管理局确定为贺普仁教授学术继承人
1997 年 11 月	获得（原）国家教育委员会颁发的高校教师资格证书，同年被北京联合大学中医药学院聘为副教授

续表

2000 年 9 月	成为硕士研究生导师
2000 年 12 月	晋升主任医师
2003 年 10 月 19 日	参加国家中医药管理局全国优秀中医临床人才研修项目全国统考
2004 年 3 月 18 日	参加国家中医药管理局首批全国优秀中医临床人才项目
2004 年 4 月至 5 月	参加国务院侨务办公室组织的中国中医专家团赴澳大利亚、新西兰、斐济讲学义诊
2004 年 12 月	晋升教授
2006 年 9 月	任北京中医医院教学督导专家组组长
2007 年 10 月	获得首批"全国优秀中医临床人才"称号
2007 年 11 月	荣获全国首届中医药传承高徒奖
2008 年 7 月	当选北京针灸学会第三届理事会副会长
2009 年	获得北京市中医管理局"125"Ⅰ类人才称号
2009 年 9 月	作为负责人承担的《针灸学》课程被首都医科大学评为校级精品课程
2010 年 9 月	被评为北京市卫生系统十百千卫生人才"十"层次人选
2010 年 9 月	受世界中医药学会联合会委派赴巴西讲学
2011 年	被评为二级主任医师
2011 年	当选中国针灸学会科普工作委员会副主任委员
2011 年 6 月	作为团队带头人领导的"针灸学"教学团队被评为首都医科大学优秀教学团队
2011 年 10 月	荣获"首都市民学习之星"称号
2011 年 11 月	荣获贺氏火针针法优秀传承人称号
2012 年	被国家中医药管理局中医师资格认证中心聘为中医实践技能考试国家首席考官
2012 年 3 月	赴南非参加世界中医药学会联合会首届中医药发展非洲论坛
2012 年 4 月	受邀赴日本冲绳进行学术交流
2012 年 8 月	作为世界中医药学会联合会的特聘专家赴西班牙马德里担任国际中医药专业技术职称考试考官
2013 年 5 月	赴台湾作为分会场主持人参加海峡两岸中医药交流大会
2013 年 10 月	当选北京针灸学会第四理事会常务副会长
2014 年 6 月	被中国科学技术协会聘为全国首席科学传播专家
2014 年 6 月	被评为北京市医院管理局(现北京市医院管理中心)"老有所为"之星
2014 年 10 月	赴俄罗斯参加第十一届世界中医药大会
2015 年	入选第五批北京中医药传承"双百工程"指导老师
2016 年 10 月	北京中医医院成立宽街明医"程海英工作室"

续表

2016 年 12 月	荣获"京城好医生"称号
2017 年 11 月 11 日	成功举办程海英工作室学术论坛
2017 年 12	入选第六批全国老中医药专家学术经验继承工作指导老师
2019 年 2 月	完成"针法奇术——火针"宣传片
2019 年 12 月	当选北京针灸学会第五理事会常务副会长、针法专业委员会主任委员
2020 年	以连续三年获得优秀工作室站的成绩完成宽街明医"程海英工作室"建设项目
2020 年 5 月	完成"启承心悟　仁术针传"这一反映程海英工作室业绩的纪录片
2021 年 4 月	荣获首届"首都名中医"称号
2021 年 12 月	主持《北京中医药》杂志学术专栏——针药兼施　临证辨治，并发表专栏论文 6 篇
2022 年 1 月	入选第六批北京市老中医药专家学术经验继承工作指导老师
2022 年 5 月	入选第七批全国老中医药专家学术经验继承工作指导老师
2022 年 5 月	国家中医药管理局全国名老中医药专家程海英传承工作室建设项目获批